D. Dölcker

Prüfungstraining Körperliche Untersuchung für Heilpraktiker

Dagmar Dölcker

Prüfungstraining

Körperliche Untersuchung für Heilpraktiker

1. Auflage

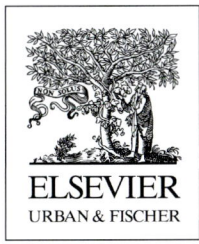

ELSEVIER
URBAN & FISCHER

URBAN & FISCHER München

Zuschriften an:
Elsevier GmbH, Urban & Fischer Verlag, Hackerbrücke 6, 80335 München

Wichtiger Hinweis für den Benutzer

Die Erkenntnisse in der Medizin unterliegen laufendem Wandel durch Forschung und klinische Erfahrungen. Herausgeber und Autoren dieses Werkes haben große Sorgfalt darauf verwendet, dass die in diesem Werk gemachten therapeutischen Angaben (insbesondere hinsichtlich Indikation, Dosierung und unerwünschter Wirkungen) dem derzeitigen Wissensstand entsprechen. Das entbindet den Nutzer dieses Werkes aber nicht von der Verpflichtung, anhand weiterer schriftlicher Informationsquellen zu überprüfen, ob die dort gemachten Angaben von denen in diesem Werk abweichen und seine Verordnung in eigener Verantwortung zu treffen.

Für die Vollständigkeit und Auswahl der aufgeführten Medikamente übernimmt der Verlag keine Gewähr.

Geschützte Warennamen (Warenzeichen) werden in der Regel besonders kenntlich gemacht (®). Aus dem Fehlen eines solchen Hinweises kann jedoch nicht automatisch geschlossen werden, dass es sich um einen freien Warennamen handelt.

Bibliografische Information der Deutschen Nationalbibliothek

Die Deutsche Nationalbibliothek verzeichnet diese Publikation in der Deutschen Nationalbibliografie; detaillierte bibliografische Daten sind im Internet über http://www.d-nb.de/ abrufbar.

Um den Textfluss nicht zu stören, wurde bei Patienten und Berufsbezeichnungen die grammatikalisch maskuline Form gewählt. Selbstverständlich sind in diesen Fällen immer Frauen und Männer gemeint.

Planung und Lektorat: Ingrid Puchner, München
Projektmanagement: Dr. Andreas Dubitzky, München
Redaktion: Dr. med. Stefanie Gräfin v. Pfeil, Kirchheim/Teck
Herstellung: Ulrike Schmidt, München; Andrea Mogwitz, München
Satz: abavo GmbH, Buchloe/Deutschland; TnQ, Chennai/Indien
Druck und Bindung: Printer Trento, Trient/Italien
Fotos/Zeichnungen: siehe Abbildungsnachweis
Umschlaggestaltung: SpieszDesign, Neu-Ulm
Titelfotografie: Fotolia

ISBN Print   978-3-437-58705-4
ISBN e-Book 978-3-437-29378-8

Aktuelle Informationen finden Sie im Internet unter **www.elsevier.de** und **www.elsevier.com**

Vorwort

Das vorliegende Buch umfasst sämtliche Untersuchungstechniken, die prüfungsrelevant und im praktischen Alltag unabdingbar sind. Durch die unzähligen Möglichkeiten der apparativen Untersuchungen droht die direkte körperliche Untersuchung zu verkümmern. Dieses Phänomen hat bedauerlicherweise nicht nur in der Schulmedizin (z. B. durch Sonographie und andere bildgebende Verfahren), sondern auch im naturheilkundlichen Sektor (etwa durch Irisdiagnostik, kinesiologische Verfahren) immer mehr Gewicht bekommen, nicht zuletzt dadurch, dass Patienten apparativen Untersuchungen eine überaus große Wertschätzung entgegenbringen.

Die direkte körperliche Untersuchung kann jedoch durch apparative Verfahren nicht ersetzt werden. Sie ist und bleibt das erste und wichtigste Werkzeug bei der Diagnostik von Erkrankungen und liefert dem aufmerksamen Therapeuten eine ganze Flut von Befunden, Eindrücken und Besonderheiten des Körpers.

Es ist ratsam, zunächst die anatomischen Gegebenheiten des menschlichen Körpers zu verinnerlichen und dann die Technik der körperlichen Untersuchung zunächst geduldig an mehreren gesunden Menschen zu üben. Jeder Körper erzählt andere Geschichten, hat Eigenheiten und Besonderheiten, z. B. unterschiedlichen Haut-turgor, Muskelspannung, Verteilung vom Fettgewebe usw., die als Normvarianten angesehen werden können. Wenn man weiß, was „Normalbefunde" sind, können auch pathologische Veränderungen wahrgenommen und interpretiert werden.

Die Prüfungsrelevanz ist zu Beginn jeden Kapitels erfasst und dient als Leitlinie. In der mündlich-praktischen Prüfung werden häufig Fragen zur körperlichen Untersuchung gestellt, die entweder theoretisch oder praktisch, am Torso oder an einer Untersuchungspuppe erläutert und demonstriert werden müssen.

Ich wünsche Ihnen viel Freude und Ausdauer beim Studieren, eine erfolgreiche Überprüfung und Erfüllung bei Ihrer Praxistätigkeit.

An dieser Stelle möchte ich Frau Puchner und Herrn Dr. Dubitzky für die besondere, überaus harmonische und konstruktive Zusammenarbeit der letzten Jahre danken. Ganz besonders danke ich meiner Kollegin Frau Dr. Gräfin von Pfeil für die wunderbare und effiziente redaktionelle Bearbeitung des Manuskriptes.

München, im März 2013
Dagmar Dölcker

Abkürzungen

A.	Arteria	**ISG**	Iliosakralgelenk
AP	alkalische Phosphatase	**KHK**	koronare Herzkrankheit
BWS	Brustwirbelsäule	**LWS**	Lendenwirbelsäule
CLL	chronisch lymphatische Leukämie	**MCL**	Medioklavikularlinie
CML	chronisch myeloische Leukämie	**Min.**	Minute
COPD	chronic obstructive pulmonary disease	**N.**	Nervus
CVI	chronisch venöse Insuffizienz	**o. B.**	ohne Befund
ERCP	endoskopisch-retrograde Cholangiopankreatikografie	**pAVK**	periphrer arterielle Verschlusskrankheit
GOT	Glutamat-Oxalacetet-Transaminase	**PCHE**	Phosphocholinesterase
GPT	Glutamat-Pyruvat-Transaminase	**V.**	Vena
γ-GT	γ-Glutamyltranspeptidase	**V. a.**	Verdacht auf
HWS	Halswirbelsäule	↑	erhöht
ICR	Interkostalraum	↓	erniedrigt

Abbildungsnachweis

Der Verweis auf die jeweilige Abbildungsquelle befindet sich bei allen Abbildungen im Werk am Ende des Legendentextes in eckigen Klammern. Alle nicht besonders gekennzeichneten Grafiken und Abbildungen © Elsevier GmbH, München.

A400 Reihe Pflege konkret. München: Elsevier/Urban & Fischer

E273 Mir A. Atlas of Clinical Diagnosis. 2nd ed. Philadelphia: Elsevier/Saunders; 2003. ISBN 97890702026689

E402 Drake R et al. Gray's Anatomy for Students. Philadelphia: Elsevier/Churchill Livingstone; 2005. ISBN 9780443066122

E420 Talley N. Clinical Examination. 6th ed. Philadelphia: Elsevier/Churchill Livingstone; 2010. ISBN 9780729539050

E426 Kanski J. Clinical Diagnosis in Ophthalmology. Maryland Heights: Elsevier/Mosby; 2006. ISBN 9780323037617

E427 De Wit S. Medical-Surgical Nursing – Concepts & Practice. Philadelphia: Elsevier/Saunders; 2009. ISBN 97801416032236

E451 Rich R et al. Clinical Immunology: Principles and Practice. 3rd ed. Philadelphia: Elsevier/Saunders; 2008. ISBN 9780323044042

E454 Carey W. Current Clinical Medicine. 2nd ed. Philadelphia: Elsevier/Saunders; 2010. ISBN 978141606643

E508 Swartz M. Textbook of Physical Diagnosis: History and Examination. 5th ed. Philadelphia: Elsevier/Saunders; 2010. ISBN 978–1416003076,

E570 Colledge D et al. Davidson's Principles and Practice of Medicine. 21st ed. Philadelphia: Elsevier/Churchill Livingstone; 2010. ISBN 9780702030857

E748 Seidel H et al. Mosby's Guide to Physical Examination. 7th ed. Maryland Heights: Elsevier/Mosby; 2010. ISBN 9780323055703

E772 Regezi J et al. Oral Pathology. 5th ed. Philadelphia: Elsevier/Saunders; 2007. ISBN 9781416045700

E894 Sorrentino S. Mosby's Textbook for Long-Term Care Nursing Assistants. 5th ed. Maryland Heights: Elsevier/Mosby; 2007. ISBN 9780323045186

E900 Habif T et al. Clinical Dermatology: A Color Guide to Diagnosis and Therapy. 5th ed. Maryland Heights: Elsevier/Mosby; 2010. ISBN 978072343541

E948 James W et al. Andrews' Diseases of the Skin: Clinical Dermatology. 10th ed. Philadelphia: Elsevier/Saunders; 2006. ISBN 9780721629216

E987 des Jardins T. Clinical Manifestations and Assessment of Respiratory Disease. 6th ed. Maryland Heights: Elsevier/Mosby; 2010. ISBN 9780323057271

E988 Wilson S, Giddens J. Health Assessment for Nursing Practice. 4th ed. Maryland Heights: Elsevier/Mosby; 2008. ISBN 9780323053228

E989 Magee D. Orthopedic Physical Assessment. 5th ed. Philadelphia: Elsevier/Saunders; 2008. ISBN 978072160571

E990 Arndt K. Procedures in Cosmetic Dermatology: Scar Revision. Philadelphia Elsevier/Saunders; 2006. ISBN 978141603131

E991 Nour K. Techniques in Dermatologic Surgery. Maryland Heights: Elsevier/Mosby; 2003. ISBN 978032301856

E992 Firestein G et al. Kelley's Textbook of Rheumatology. 9th ed. Philadelphia: Elsevier/Saunders; 2013. ISBN 9781437717389

F500 Aguilar-Bernier M et al. Presence of perineuritis in a case of papular purpuric gloves. Journal of the American Academy of Dermatology. 54 (5): 896–899

F501 Minsue Chen T. A much-delayed complication. The American Journal of Medicine. 118 (8): 833–835

K116 G. Kaiser, München

K183 E. Weimer, Würselen

L106 H. Rintelen, Velbert

L126 K. Dalkowski, Buckenhof

L138 M. Kosthorst, Broken

L141 S. Elsberger, Planegg

L157 S. Adler, Lübeck

L190 G. Raichle, Ulm

L231 S. Dangl, München

L238 S. Klebe, Großhelfendorf

M108 H. J. Frercks, Bad Malente

M111 A. Amon, Hohenstadt

M123 T. Dirschka, Wuppertal

M180 V. Hach-Wunderle, Frankfurt/Main

M537 G. Gruber, Leipzig

S007-1-23 Paulsen F, Waschke J. Sobotta – Atlas der Anatomie des Menschen. Band 1. 23. Aufl. München: Elsevier/Urban & Fischer; 2010. ISBN 9783437440717

S007-3-23 Paulsen F, Waschke J. Sobotta – Atlas der Anatomie des Menschen. Band 3. 23. Aufl. München: Elsevier/Urban & Fischer; 2010. ISBN 9783437440731

T127 P. Scriba, München

Inhaltsverzeichnis

1 Anamnese

Die Anamnese (gr. Anamnesis = Erinnerung) hat das Ziel, die **Symptome** und die **Krankengeschichte** des Patienten zu erfassen und durch gezielte Nachfrage eine (Verdachts-)Diagnose zu ermitteln. Ferner sollen eventuelle persönliche oder berufliche **Probleme** aufgedeckt und das Krankheitsverständnis eruiert werden.

Sie kann in Form einer Eigenanamnese oder Fremdanamnese erfolgen. Bei der **Eigenanamnese** führt der Therapeut ein Gespräch mit dem Patienten selbst, die **Fremdanamnese** erfolgt unter Einbeziehung von Dritten (z.B. bei Kindern, Jugendlichen, Bewusstlosen oder desorientierten Patienten).

1.1 Voraussetzungen für eine erfolgreiche Anamnese

- Ruhigen und hellen Raum wählen.
- Den Patienten mit Händedruck, Namen und formaler Anrede begrüßen.
- Unterbrechungen (z.B. durch Telefonklingeln, private Unterhaltungen oder E-Mail-Abfragen) vermeiden.
- Gesprächsführung sollte auf gleicher Augenhöhe und in ausreichender Distanz stattfinden. Dem Patienten zugewandt sitzen (nicht den Rücken oder die Seite zuwenden) und ausrei-

chend Zeit für die Anamnese nehmen. Erst anschließend die Symptome und Befunde im Computer dokumentieren, da sonst wichtige Informationen aus der Beobachtung verloren gehen können.
- Ein angemessenes Sprachniveau wählen und eine Überlastung mit medizinischen Termini vermeiden.
- Offene Fragen stellen, z.B. „Was führt Sie zu mir?", „Wie kann ich Ihnen helfen?" oder „Was kann ich für Sie tun?" Die Antwort dann geduldig abwarten, Vorabantworten verfälschen die Angaben und lassen Unruhe aufkommen.
- Suggestivfragen wie „Ihr Urin ist doch dunkel, nicht wahr?" vermeiden.
- Zum Schluss des Gespräches eine Zusammenfassung der Beschwerden aufstellen.

1.2 Erster Eindruck

Den ersten Eindruck vom Patienten gewinnt man bereits, wenn der Patient zur Tür hineinkommt. Dieser Ersteindruck ist wichtig, weil er zum einen wichtige Informationen zur Erkrankung liefert, aber zum anderen auch auf ein potenzielles Notfallgeschehen hindeuten kann. Auf die folgenden Kriterien sollte ein Augenmerk gelegt werden.

1.2.1 Konstitution des Patienten

Die Konstitution eines Menschen wird nach Kretschmer in drei Typen unterteilt. Das Ziel der Typeneinteilung ist die Zuordnung von Charaktermerkmalen, psychischen Varianten des Verhaltens oder auch somatischen Erkrankungen zum jeweiligen Typus. Diese Methode der Typenzuordnung ist allerdings umstritten.

- **Leptosomer (asthenischer) Typ:** Hagerer Mensch mit dünnen Gliedmaßen und ohne Neigung, an Gewicht zuzunehmen. Dieser Typ neigt u. a. zum abstrakten Denken und zur Detailforschung.
- **Athletischer Typ:** Kräftig-sportlicher, muskelbetonter Typ mit breiten Schultern und Brustkorb, der u. a. als wenig innovativ, aber durchsetzungsfähig gilt.
- **Pyknischer Typ:** Er hat weiche, runde Formen – besonders des Gesichts und des Bauches – und eine besondere Neigung zur Gewichtszunahme. Der Hals ist kurz und die Gliedmaßen sind dünn. Dieser Typ zeichnet sich u. a. durch Geselligkeit, Ruhe bis hin zu Trägheit aus.

1.2.2 Wuchs

Der Wuchs des Menschen kann auf Erkrankungen oder mögliche psychische Belastungen hinweisen.

- **Minderwuchs:** Kann familiär gehäuft vorkommen oder bei Turner-Syndrom, Zöliakie, Hypophysenerkrankungen oder Achondroplasie.
- **Hochwuchs:** Kann familiär gehäuft vorkommen oder bei Hypophysenerkrankungen (Gigantismus).

1.2.3 Ernährungszustand

Der Ernährungszustand liefert Informationen u. a. über mögliche (Folge-)Erkrankungen, z. B. das metabolische Syndrom oder Tumorgeschehen.

- **Übergewicht:** Bei übermäßiger Zufuhr von energiedichten Lebensmitteln, aber auch bei Hypothyreose, Cushing-Syndrom, Niereninsuffizienz oder psychiatrischen Erkrankungen.
- **Untergewicht:** Kann ein Hinweis auf eine Anorexia nervosa, Bulimie oder Depression sein. Um keine voreiligen Schlüssen zu ziehen, ist eine genaue Befragung des Patienten nötig. Konsumierende Erkrankungen, wie z. B. Tumorerkrankungen oder chronisch-entzündliche Erkrankungen, gehen meist auch mit einer starken Gewichtsabnahme einher.

1.2.4 Körperhaltung

Die Körperhaltung kann wertvolle Hinweise auf diverse Erkrankung geben, u. a.

- **Gebückte Haltung:** als Schonhaltung bei Schmerzzuständen, Morbus Bechterew oder Morbus Parkinson

- **Schwankende Haltung:** bei Intoxikationen jeglicher Art, Innenohr- oder Kleinhirnerkrankungen
- **Schnelle Einnahme einer sitzenden Position:** bei Dyspnoe oder Erschöpfungszuständen
- **Unruhige Haltung:** begleitend bei Kolikschmerzen, Verwirrtheitszuständen oder Hyperthyreose

1.2.5 Gangbild

Auffälligkeiten im Gangbild können Hinweise auf neuromuskuläre Erkrankungen geben, u. a.

- **Wernicke-Gang:** bei spastischer Hemiparese nach Schlaganfall
- **Scherengang:** bei beidseitiger Spastik der Beine
- **Steppergang:** bei Peroneuslähmung
- **Kleinschrittiger, vornübergebeugter Gang:** typisch für Morbus Parkinson

1.2.6 Gesichtsfarbe

Die unterschiedliche Gesichtsfarbe kann Hinweise auf bestehende Erkrankungen geben, u. a.

- **Blässe:** bei Anämie, konsumierenden Erkrankungen oder Schockgeschehen
- **Röte:** bei Polyglobulie, Aufregung, Hypertonie, Cushing-Syndrom oder Diabetes mellitus
- **Ikterus:** bei Lebererkrankungen, Erkrankungen der ableitenden Gallenwege oder Hämolyse
- **Auffällige Bräune:** nach Auslandsaufenthalten, bei Hämochromatose oder Morbus Addison

1.2.7 Gesichtsausdruck, Veränderungen der Haut

Der Gesichtsausdruck und Hautveränderungen besonders im Gesicht sind das erste, was die Aufmerksamkeit des Therapeuten auf ein potenzielles Krankheitsgeschehen weckt. Dazu zählen:

- **Vollmondgesicht:** typisch für das Cushing-Syndrom
- **Reduzierte Mimik:** kann begleitend bei Depressionen oder Fazialisparese auftreten
- **Tabaksbeutelmund**, kleine Mundöffnung und straffe Haut: bei Sklerodermie
- **Schmetterlingserythem:** bei systemischem Lupus erythematodes oder Rosacea, bei Kindern Hinweis auf Ringelröteln
- **Myxödem:** bei Hypothyreose
- **Quincke-Ödem:** Hinweis auf allergische Disposition
- **Exanthem:** kann Ausdruck einer Infektionskrankheit sein
- **Facies hippocratica** (eingefallenes, blasses Gesicht mit tiefen Nasolabialfalten): Hinweis auf schwere abdominale Erkrankung oder bei Agonie
- **Facies mitralis** (rötlich-livide Verfärbung der Wangen und Lippenzyanose): bei Herzerkrankungen, v. a. Mitralstenose

- **Facies adenoidea** (Rachenmandelgesicht): Kennzeichnend sind ein offener Mund, eine hängende Unterlippe, Mundatmung und meist sichtbare Zungenspitze. Das Rachenmandelgesicht ist bei Kindern ein häufiger Befund bei Verlegung des Nasen-Rachen-Raums durch eine hyperplastische Rachenmandel.

Weiterhin wird der Eindruck des Patienten durch das äußere Erscheinungsbild, Kleidung, persönlicher Hygiene, Sprache, Mimik, Gestik und viele andere Faktoren bestimmt.

1.3 Ausschluss eines Notfalls

Patienten, die mit akuten Erkrankungen einen Therapeuten aufsuchen, können sich in Lebensgefahr befinden und müssen zeitnah vom Notarzt versorgt werden und ggf. in die nächstgelegene Klinik gebracht werden. ➤ Tabelle 1.1 bietet eine Hilfestellung bei der Entscheidung, ob es sich um einen Notfall handelt oder nicht. Die Überprüfung der **Vitalparameter** dient dazu, objektive Befunde zu bekommen. Dazu zählen Vigilanz, Blutdruck, Pulsfrequenz, Temperatur und Atemfrequenz.

Tab. 1.1 Übersicht über die Vitalparameter.

Vitalpara-meter	Normbereich	Pathologischer Bereich	Besonderheiten
Vigilanz	• Wach • Ansprechbar	• Benommenheit • Somnolenz • Sopor • Koma	Jede Vigilanzänderung stellt einen Notfall dar
Pulsfrequenz	60–100/Min.	• Tachykardie (> 100/Min.) • Bradykardie (< 60/Min.) • Arrhythmie	Bei gut Trainierten Bradykardie physiologisch
Blutdruck	• Systolisch 100–139 mmHg • Diastolisch bis 90 mmHg	• Hypertonie: > 140 mmHg systolisch bzw. > 90 mmHg diastolisch • Hypotonie: systolisch < 100 mmHg	• Beidseitig Blutdruck messen • Schockindex = Pulsfrequenz ÷ systolischer Blutdruck (Merkhilfe: Pussy) – Schockindex > 1: Schockgefahr – Schockindex > 1,5: manifester Schock
Temperatur	36–37,5 °C	• Subfebrile Temperaturen 37,5–38,5 °C • Fieber > 38,5 °C	Tagesschwankungen und Schwankungen zwischen den Messorten beachten
Atemfrequenz	7–16/Min.	• Tachypnoe > 17/Min. • Bradypnoe < 7/Min.	

Jeder Patient, der über

- **Akute Schmerzen** unabhängig von der Region,
- **Akute Dyspnoe,**
- **Akute neurologische Ausfälle,** inkl. eines epileptischen Anfalls,
- **Akute Blutungen,**
- **Akutes hohes Fieber,**
- **Entgleisten Blutdruck** im Sinne einer hypertensiven Krise oder eines hypertensiven Notfalls,
- **Traumata,**
- **Akute Herzrhythmusstörungen** oder
- **Suizidalität**

berichtet, sollte zunächst einem Arzt vorgestellt werden.

1.4 Aktuelle Anamnese

Im Mittelpunkt der Anamnese steht zunächst die **subjektive Hauptsymptomatik.** Die Beschreibung der Symptome sollte in chronologischer Reihenfolge geschildert und vom Therapeuten stichpunktartig dokumentiert werden. Die aktuellen Symptome kann man anhand der **5 W's** abfragen:

- **Was** führt Sie zu mir?
- **Wo** genau haben Sie Schmerzen?
- **Seit wann** bestehen die Schmerzen? Ist der Beginn akut oder schleichend gewesen? Haben Sie die gleichen Symptome schon mal gehabt?
- **Wie** ist der Charakter der Beschwerden? Sind die Beschwerden dumpf, pochend, stechend, kolikartig, konstant oder intermittierend?
- **Warum?** Gibt es Auslösefaktoren? Zu den möglichen Auslösern zählen u. a. Unfälle, körperliche Arbeit, Wetter, Nahrungsaufnahme oder Emotionen.
- Weitergehende Fragen:
  - Sind bessernde oder verstärkende Faktoren bekannt?
  - Sind Begleitsymptome, z. B. Übelkeit, Erbrechen, Sehstörungen beim Leitsymptom Kopfschmerz, aufgetreten?
  - Was haben Sie bereits dagegen unternommen?

1.5 Medizinische Vorgeschichte

Die Erfragung der medizinischen Vorgeschichte folgt auf das Eruieren der aktuellen Beschwerdesymptomatik. Sie dient der Erfassung früherer Erkrankungen oder Anfälligkeiten, Operationen und Nebenerkrankungen, die mit dem aktuellen Beschwerdebild zusammenhängen können.

- Vorerkrankungen: Sind Sie in der Vergangenheit krank gewesen? Ist die Erkrankung im Krankenhaus behandelt worden?
- Operationen, Unfälle: Sind sie schon einmal operiert worden? Wenn ja, woran, wann und wo? Hatten Sie größere Unfälle bzw. Verletzungen?
- Bestehen chronische Krankheiten, z. B. Asthma bronchiale, COPD, Stoffwechselerkrankungen, Hypertonie, Herzinsuffizienz?

- Bestehen kardiovaskuläre Risikofaktoren wie Übergewicht, Diabetes mellitus, Hypertonie, Hypercholesterinämie oder eine familiäre Belastung?
- Erkrankungen im Kindesalter: Sind sie als Kind gehäuft krank gewesen? Wenn ja, woran waren sie erkrankt?
- Vorsorgeuntersuchungen, Impfstatus: Nehmen Sie regelmäßig die Vorsorgeuntersuchungen in Anspruch? Welche Impfungen sind bei Ihnen in den letzten 10 Jahren durchgeführt worden?
- Geburtsanamnese: Haben Sie Kinder? Wenn ja, wie viele? Wie war der Verlauf der Schwangerschaften und Geburten? Wie haben sich die Kinder entwickelt?
- Psychiatrische Vorerkrankungen: Hatten Sie schon einmal seelische Probleme? Gibt es in der Familie gehäuft psychiatrische Erkrankungen?

1.6 Medikamentenanamnese

Die Medikamentenanamnese ist wichtig, um die aktuelle Therapie der Erkrankungen und die Compliance des Patienten zu eruieren. Aus einem Medikationsschema kann man ferner auf Erkrankungen schließen, die der Patient nicht angegeben hat oder die ihm nicht bekannt sind. Empfehlenswert ist es, nach rezeptpflichtigen und rezeptfreien Medikamenten sowie nach Nahrungsergänzungsmitteln zu fragen. Ferner ist es sinnvoll, den Patienten nach der subjektiven Wirkung bzw. Nebenwirkungen der Medikamente zu befragen und nach Unverträglichkeiten (Allergien).

Folgende Fragen sind zu stellen: Weswegen nehmen Sie das Medikament? Seit wann? In welcher Dosierung? Wie häufig am Tag? Von wem wurde es empfohlen?

1.7 Vegetative Anamnese

- **B-Symptome:** Fieber, Schweiß bzw. Nachtschweiß, Gewichtsabnahme. B-Symptome können ein Hinweis auf konsumierende, Tumor-, chronisch-infektiöse oder chronisch-entzündliche Erkrankungen sein. Die Gewichtsabnahme ist ungewollt und beträgt meist 10 % des Ausgangsgewichts in den letzten 6 Monaten. Nachtschweiß gilt dann als Nachtschweiß, wenn die Patienten Kleider wechseln müssen. Bei Fieber nach dem genauen Fieberverlauf fragen.
- **Schlaf:** Wie viele Stunden Schlaf brauchen Sie? Gibt es Probleme beim Einschlafen oder Durchschlafen?
- **Dyspnoe:** Leiden Sie unter Atemnot? Wenn ja, in welchen Situationen und seit wann?
- **Husten, Auswurf:** Haben Sie Husten? Wenn ja, wann? Seit wann? Wie häufig? Haben sie Auswurf? Wie viel? Wie sieht der Auswurf aus?
- **Appetit, Gewicht:** Wie ist Ihr Appetit? Haben Sie Gewicht verloren oder zugenommen? Wenn ja, wie viel und in welchem Zeitraum?
- **Durst:** Wie viel trinken Sie pro Tag (ausgenommen Kaffee und alkoholische Getränke)?
- **Übelkeit, Erbrechen:** Leiden Sie unter Übelkeit oder Erbrechen? Wenn ja, wann im Tagesverlauf?
- **Stuhlgang:** Wie häufig haben Sie Stuhlgang? Welche Konsistenz? Welche Menge? Welche Farbe? Beimengungen?
- **Miktion:** Wie häufig? Brennen beim Wasserlassen? Nächtliches Wasserlassen? Besteht Inkontinenz?

1.8 Allergien

Allergien oder Unverträglichkeitsreaktionen sind bei rund 20 % der Patienten zu finden und sind an Häufigkeit zunehmend. Sie können sich als leichte Hautrötung bis zum anaphylaktischen Schock manifestieren.

- **Auslösende Substanzen:** Sind bei Ihnen Allergien bekannt? Wenn ja, auf welche Stoffe (Pollen, Pflaster, Nahrungsmittel, Medikamente, Kontrastmittel)? In welchem zeitlichen Abstand kommt es zu einer Reaktion?
- **Reaktionen:** Wie reagieren Sie auf Allergene (Urtikaria, Angioödem, Asthma, anaphylaktischer Schock)? Wie oft ist eine Reaktion aufgetreten? Was haben Sie dagegen unternommen? Haben sie ein Notfallset?

1.9 Sozialanamnese

Die Sozialanamnese kann Hinweise auf Erkrankungen und Risikofaktoren geben. Sie gibt Informationen über die Integration in das familiäre und soziale Gefüge. Durch die Berufsanamnese erhält man wertvolle Informationen über Risikofaktoren am Arbeitsplatz, die u. U. zur Berufskrankheiten führen können.

- **Beruf:** Was machen Sie beruflich? Wie sieht Ihr Arbeitsplatz aus? Bestehen physische oder psychische Belastungen am Arbeitsplatz? Sind Sie schädlichen Stoffen ausgesetzt? Wenn ja, welchen?
- **Berentung:** Seit wann sind Sie berentet? Weswegen?
- **Familiäre Situation:** Leben Sie alleine oder in einer Partnerschaft? Haben Sie Kinder? Bestehen Belastungen im familiären Umfeld? Sind Sie in der Lage, sich selbst zu versorgen?
- **Wohnsituation:** Haben Sie eine eigene Wohnung? Leben Sie bei Ihren Eltern, mit Ihrer Familie? Sind Sie obdachlos?
- **Freizeitaktivitäten:** Was machen Sie in Ihrer Freizeit? Welcher Aktivität gehen Sie nach? Was sind Ihre Hobbys?
- **Kulturelle und religiöse Überzeugung:** spielen eine wichtige Rolle für das Krankheitsverständnis und bei der Krankheitsbewältigung

1.10 Genussmittelanamnese

Die Genussmittelanamnese (Nikotin- und Alkoholanamnese) ist von eminenter Wichtigkeit, um Risikofaktoren für bestimmte Erkrankungen abschätzen zu können, wie z. B. COPD, Leberzirrhose und chronische Pankreatitis. Weiterhin kann ein Genussmittelgebrauch bzw. -missbrauch bestehende Erkrankungen in ihrer Progredienz und Symptomatik verschlechtern. Auch ein Drogenabusus, besonders der i. v.-Drogenabusus, kann diverse Erkrankungen begünstigen und bestehende verschlechtern, z. B. Hepatitis und HIV.

- **Nikotin:** Rauchen Sie? Wenn ja, seit wann? Wie viel? Wie viele „pack years" sind erreicht (Anzahl der Raucherjahre × Anzahl der täglich gerauchten Zigarettenschachteln)?
- **Drogen:** Nehmen Sie Drogen? Wenn ja, welche? Wie oft? Seit wann?
- **Alkohol:** Trinken Sie Alkohol? Wenn ja, was? Wie viel? Wie oft? Hier ist eine Abschätzung der Alkoholmenge in Gramm wichtig. Bier enthält pro 0,5 l ca. 20–25 g Alkohol, 0,2 l Wein enthalten 20–30 g Alkohol, Schnäpse mit 40–50 % pro 0,02 l 8–10 g Alkohol.

Zur Abschätzung einer möglichen **Alkoholabhängigkeit** haben sich folgende CAGE-Fragen bewährt:

- *C*utting down: Hatte Sie schon einmal das Gefühl, ihren Alkoholgenuss reduzieren zu müssen?
- *A*nnoyance by criticism: Waren Sie über Kritik an Ihrem Trinkverhalten verärgert?
- *G*uilty feelings: Hatten Sie wegen ihres Alkoholkonsums Schuldgefühle?
- *E*ye opener: Haben Sie morgens Alkohol konsumiert, um die Leistungsfähigkeit zu steigern oder den morgendlichen Kater loszuwerden?

1.11 Sexualanamnese

Die Sexualanamnese ist nicht bei jeder Anamnese ein fester Bestandteil. Sie sollte aber bei entsprechender Symptomatik nicht vergessen werden, z. B. bei rezidivierender Zystitis, Fluor vaginalis, entzündlichen Prozesse an Genitalorganen. Weiterhin ist es wichtig die Anzahl der Sexualpartner zu ermitteln, da eine Therapie einer Geschlechtskrankheit auch diese mit erfassen muss.

- **Sexualpartner:** Wie viele Sexualpartner haben Sie? Haben Sie Anhaltspunkte für Erkrankungen?
- **Libido, Potenz:** Wie oft haben Sie Geschlechtsverkehr? Haben Sie Erektionsprobleme? Treten Schmerzen beim Geschlechtsverkehr auf?
- **Verhütung, Schutz vor infektiösen Erkrankungen:** Verhüten Sie? Wenn ja, womit?
- **Übertragbare Krankheiten:** Haben Sie jemals an einer Geschlechtskrankheit oder sexuell übertragbaren Erkrankung gelitten? Wenn ja, welcher Erkrankung? Wie oft? Wie ist sie behandelt worden? Sind alle Sexualpartner behandelt worden?

1.12 Familienanamnese

Die Familienanamnese dient zum einen der Erfassung der im Folgenden genannten Erkrankungen, zum anderen aber auch der Todesursachen von Familienangehörigen.

- Erfassung von Erbkrankheiten: Mukoviszidose, Hämophilie
- Familiär gehäuft auftretenden Erkrankungen: Diabetes mellitus, KHK, Atopieerkrankungen, Hypertonie, Fettstoffwechselstörungen, Gicht
- Tumorerkrankungen: Mamma-, Kolonkarzinom
- Infektiösen Kontaktpersonen z. B. bei Tuberkulose

1.13 Reiseanamnese

Bei Symptomen wie **unklarem Fieber**, **Durchfallerkrankungen**, **Lymphknotenschwellungen**, akuten **Lebererkrankungen** oder unklaren Hautveränderungen kann die Frage nach Auslandsaufenthalten sehr aufschlussreich sein und zur Diagnosefindung beitragen. Von Bedeutung sind:

- Aufenthaltsgebiet
- Dauer des Aufenthalts
- Prophylaktische Maßnahmen
- Erfassung der Sexualpartner

1.14 Dokumentation

Nach erhobener Anamnese die Daten des Patienten dokumentieren. Diese erfolgt in der Regel anhand standardisierter Bögen für Anamnese und körperliche Untersuchung, kann aber auch frei erfolgen. Die Dokumente werden vertraulich behandelt, sodass Dritte (Angehörige, Reinigungspersonal, Freunde usw.) keinen Zugang erhalten, auch nicht aus Versehen.

Folgende Daten müssen festgehalten werden:

- Personalien des Patienten
- Datum und Uhrzeit
- Niederlegung der Anamnese
- Diagnostik und Therapie (geplant und durchgeführt)

> **Merke**
> Nachträgliche Änderungen von Patientendaten, eine partielle Löschung oder unrechtmäßige Verwendungen sind strafbar.

1.15 Zusammenfassung Anamneseschema

1. Erster Eindruck vom Patienten: Habitus, Körperhaltung, Unruhe, Dyspnoe etc.
2. Ausschluss eines Notfalls
3. Anamnese:
- Hauptsymptome: wo genau, seit wann, was, wie, Ausstrahlung, verstärkende bzw. bessernde Faktoren, Begleitsymptome, bisherige Therapie
- Medizinische Vorgeschichte: Vorerkrankungen, Vorsorgeuntersuchungen, Impfstatus

- Vegetative Symptome und B-Symptome (Fieber, Nachtschweiß und Gewichtsabnahme): Trinkmenge, Schlaf, Energie
- Medikamente: verschreibungspflichtige und frei verkäufliche Medikamente
- Allergien: Medikamente, Desinfektionsmittel, Pflaster, Nahrungsmittel, inkl. Reaktionen
- Sozialanamnese: Beruf, Hobbys, Alkohol, Nikotin, Drogen

- Familienanamnese: genetische Erkrankungen, maligne Erkrankungen, Hypertonie, Diabetes mellitus, KHK, Apoplex, Epilepsie, psychiatrische Erkrankungen
- Sexualanamnese: besonders bei Verdacht auf Geschlechtskrankheiten genaue Erfassung der möglichen Sexualpartner
- Reiseanamnese: v. a. bei Verdacht auf reiseassoziierte Erkrankungen genaue Erfassung notwendig

Allgemeines zur körperlichen Untersuchung

Die körperliche Untersuchung ist das erste diagnostische Mittel für die Diagnosestellung. Nachfolgend werden die wichtigsten Grundsätze beschrieben.

2.1 Hände

2.1.1 Händedesinfektion

Vor jeder körperlichen Untersuchung muss eine **hygienische Händedesinfektion** erfolgen. Dabei werden die **Anflugkeime** (*transiente Flora*) der Haut eliminiert. Bei starken Verschmutzungen werden die Hände zunächst desinfiziert, dann gewaschen. Beim Waschen werden Keime verschleppt, aber nicht inaktiviert. Das Waschen dient der Beseitigung von groben Verunreinigungen. Die hygienische Händedesinfektion reduziert die Keimzahl um den Faktor 10^5. Händedesinfektionsmittel enthalten rückfettende Substanzen (im Gegensatz zu Hautdesinfektionsmitteln).

Durchführung

- Mindestens 3 ml Desinfektionsmittel auf trockenen Händen verreiben. Wasserrückstände verdünnen das Desinfektionsmittel, Seifenreste inaktivieren das Desinfektionsmittel.
- Mindesteinwirkzeit von 30 Sekunden beachten.
- Nagelfalzen, Fingerzwischenräumen und Daumen besondere Beachtung schenken.
- Die Desinfektion erfolgt bis über die Handgelenke.

2.1.2 Händehygiene

Die Hände sollten warm sein und die Nägel kurz. Das Tragen von künstlichen oder lackierten Nägeln hat in einer Praxis nichts verloren. Zum einen bringt eine hygienische Händedesinfektion nicht die gewünschte Keimreduktion mit sich, zum anderen besteht Ver-

letzungsgefahr. Ausgefallener Schmuck darf im privaten Leben zum Einsatz kommen, ist aber beim Umgang mit Patienten eher unangebracht.

2.2 Räumliche Voraussetzungen

- Die körperliche Untersuchung im warmen, ruhigen Raum durchführen.
- Telefonklingeln abstellen und sonstige Gespräche nicht während der Untersuchung führen, um die Untersuchungsdauer nicht künstlich auszudehnen, da der Patient zumindest z.T. entkleidet ist.
- Auf eine gute Beleuchtung achten, die den Patienten aber nicht blendet.
- Eine Untersuchungsliege anschaffen.
- Für die Visusprüfung sollte der Raum mindestens 6 m lang sein.

2.3 Ablauf der Untersuchung

2.3.1 Inhalt der Untersuchung

Die körperliche Untersuchung sollte nach der Anamnese erfolgen. Sie trägt neben der genauen Anamnese maßgeblich zur Diagnosestellung bei. Bei der Erstkonsultation erfasst man am besten einen Ganzkörperstatus. Zu beachten ist, dass die Untersuchung immer am entkleideten Patienten erfolgt. Diese beinhaltet:
- Untersuchung von Kopf, Mundhöhle und -schleimhäuten
- Untersuchung des Halses mit Palpation der Schilddrüse und der Lymphknoten
- Untersuchung des Thorax' mit Herz- und Lungenuntersuchung
- Untersuchung der Bauchorgane
- Untersuchung des Rückens mit Wirbelsäule und Nierenlager, ggf. Urinuntersuchung
- Untersuchung der Beine, insbesondere des arteriellen und venösen Systems sowie der Kniegelenke

- Orientierende neurologische Untersuchung
- Orientierende Hautinspektion

2.3.2 Reihenfolge der Untersuchung

HINWEIS PRÜFUNG
Insbesondere die Reihenfolge ist in der Prüfung, bei der neben der Technik auch ein gewisses Schema geprüft wird, wichtig.

Die körperliche Untersuchung sollte einen bestimmten Ablauf haben. Die empfohlene Reihenfolge ist das **IPPAF-Schema:**
- *Inspektion:* Auf gute Lichtverhältnisse achten, insbesondere bei der Begutachtung der Haut.
- *Palpation:* Mit den Kuppen der Finger palpieren bzw. mit der flachen Hand, aber nicht mit dem Daumen.
- *Perkussion:* Sie kann als direkte Perkussion (selten) oder indirekte (häufiger verwendet) erfolgen. Bei der indirekten Perkussion dient ein Finger (bei Rechtshändern ein Finger der linken Hand) als Plessimeterfinger, der an der zu untersuchenden Körperregion fest angelegt wird. Mit der Kuppe des Mittelfingers und/oder Zeigefingers der rechten Hand dann den Plessimeterfinger beklopfen. Die Bewegung erfolgt aus dem Handgelenk. Bei der Perkussion können unterschiedliche Klangqualitäten in Abhängigkeit von dem darunter liegenden Gewebe gehört werden.
- *Auskultation:* Mit dem Stethoskop Geräusche erfassen, die z. B. durch die Herzaktion, Lungendehnung oder Darmbewegungen entstehen.
- *Funktionsprüfung:* Erfolgen im Anschluss, u. a. Laboruntersuchung, Otoskopie usw.

Eine **Ausnahme ist die Untersuchung des Abdomens**. Hier folgt auf die Inspektion zunächst die Auskultation, danach folgen Perkussion und Palpation. Zunächst müssen die Darmgeräusche abgehört werden, um eine eventuelle Darmparalyse nicht zu übersehen. Palpiert man davor, sind immer Darmgeräusche hörbar, weil der Darm mechanisch durch die Palpation angeregt wurde. Tatsächlich sind diese Darmbewegungen aber gar nicht zu verzeichnen.

In den nachfolgenden Kapiteln (Kap. 3–15) werden die jeweiligen Untersuchungstechniken der einzelnen Organsysteme beschrieben, wobei die Reihenfolge der Untersuchung immer eingehalten wird („IPPAF"). Ist eine Auskultation nicht möglich, z. B. bei der orthopädischen Untersuchung, folgt direkt die Beschreibung der Funktionsprüfung.

2.3.3 Untersuchungsutensilien

Das wichtigste Instrumentarium für die körperliche Untersuchung sind die Augen, Hände, Ohren, Nase und ein gesunder Verstand des Untersuchers. Zusätzlich werden einige wenige Hilfsmittel benötigt. Zu achten ist bei den Geräten auf Unversehrtheit, regelmäßige Eichung und ggf. eine Einweisung nach dem Medizinproduktegesetz. Ferner dürfen ausschließlich desinfizierte Geräte verwendet

werden oder ggf. sterile, wenn sie einer invasiven Untersuchung dienen.

Standardhilfsmittel

- **Fieberthermometer** zur Ermittlung der Körpertemperatur. Die Messungen können im Gehörgang, sublingual, axillär oder rektal erfolgen. Die rektale Temperaturmessung ist die genaueste. Vor jeder Verwendung eine Überzughülle verwenden.
- **Maßband** zur Messung der LWS- und BWS-Dehnung beim Schober- und Ott-Zeichen, des Bauch- oder Beinumfangs oder einer Beinumfangsdifferenz.
- **Stablampe** zur Prüfung des Pupillenreflexes und für die Racheninspektion.
- **Reflexhammer** zur Prüfung der Reflexe. Dabei darauf achten, dass der Reflexhammer ein Gewicht von > 200 g hat (optimal sind 220 g). Leichtere Reflexhammer sehen meist eleganter aus, sind aber für den Anfang schwieriger hinsichtlich der Bedienung.
- **Stethoskop** für die Auskultation von Geräuschen. Empfehlenswert sind Stethoskope mit einem Schlauch, der so kurz wie möglich sein sollte. Günstig sind weiche Oliven, die für den Untersucher komfortabel sind.
- **Blutdruckmanschette** zur Blutdruckmessung. Eine Standardmanschette mit einer Manschettenbreite von 12–13 cm ist empfehlenswert. Ist die Praxis v. a. auf Kinder ausgelegt, zusätzlich kleinere Kindermanschetten mit 5–8 cm bereithalten. Für sehr adipöse Arme müssen XL-Manschetten mit 15–18 cm bereitliegen.
- **Holzspatel** (Einmalartikel) zur Untersuchung des Rachens und für die Leberkratzauskultation.
- **Vibrationsgabel** nach Rydel-Seifer mit 128 Hz zur Prüfung der Tiefensensibilität und eine 440 Hz-Gabel zur Prüfung des Gehörs beim Rinne- und Weber-Versuch.
- **Waage** und **Meßlatte** zur Bestimmung des Gewichts und der Körpergröße.
- **Einweghandschuhe.**

Fakultative Utensilien

Zusätzliche, sinnvolle Utensilien sind:
- **Otoskop** zur Untersuchung des äußeren Gehörgangs und des Trommelfells
- **Dermatoskop** zur Untersuchung von Hautefloreszenzen
- **Glasspatel** zur Untersuchung von Hautefloreszenzen

3 Untersuchung des Bewegungsapparates

HINWEIS PRÜFUNG

Prüfungsrelevant sind die Untersuchungstechniken der Wirbelsäule und des Knies. Sie sollten im Hinblick auf Durchführung und Interpretation der Befunde sicher beherrscht werden.

3.1 Erster Eindruck

Bei der allgemeinen Inspektion des Bewegungsapparates soll ein erster Eindruck von der Konstitution des Menschen gewonnen werden. Ferner dient sie der groben Orientierung und Erhebung erster auffälliger Befunde, z.B.

- **Fuß- und Beinachsen** bzw. Abweichungen: können als O- oder X-Beine auffallen
- **Beckenstand:** ungleicher Beckenstand z.B. im Rahmen einer Beinlängendifferenz oder bei Skoliose
- **Schulterstand:** ungleicher Schulterstand bei Skoliose
- **Kopfhaltung:** gerade, vornüber gebeugt, z.B. bei Morbus Bechterew, ausgeprägter Osteoporose oder Morbus Scheuermann
- **Gangart:**
  - Hinkend, z.B. schmerzbedingt bei fortgeschrittener Arthrose
  - Ataktisch, z.B. bei multipler Sklerose
  - Kleinschrittig, z.B. beim Morbus Parkinson
  - Watschelnd, z.B. durch Insuffizienz der Glutealmuskulatur
- **Wirbelsäule:** Kyphosierung

3.2 Ausschluss eines Notfalls

Die wichtigsten und häufigsten Notfälle am Bewegungsapparat sind:

- **Fraktur:** Leitsymptome sind Achsenabweichung, abnorme Beweglichkeit, sichtbare Knochenfragmente und Krepitation.
- **Bandscheibenvorfall:** Leitsymptome sind plötzliche, starke radikuläre Schmerzen (bis zu den Zehen ausstrahlend) und neurologischer Ausfälle, u.a. Sensibilitätsverlust im Deratom, Schwäche der Kennmuskeln und erloschene Eigenreflexe.
- **Septische Arthritis:** Leitsymptome sind plötzliche Entwicklung von Entzündungssymptomen (starke Rötung, Schwellung, Schmerzen, Überwärmung und eingeschränkte Beweglichkeit).

3.3 Anamnestische Anhaltspunkte

Im Rahmen der Anamnese können folgende Angaben Hinweise auf Erkrankungen des Bewegungsapparates liefern:

- Persistierende, rezidivierende oder nächtliche Rückenschmerzen
- Schulterschmerzen beim Ankleiden, Kämmen
- Anlauf- und Belastungsschmerzen der Gelenke
- Lokale Entzündungsreaktionen

3.4 Untersuchung der Wirbelsäule

3.4.1 Inspektion

Die Wirbelsäule wird **von hinten** und **von der Seite** am aufrecht stehenden, entkleideten Patienten inspiziert. Man steht zunächst hinter dem Patienten und beurteilt die Symmetrie des Stamms, den Schulterstand, die Taillendreiecke, den Beckenstand und eventuelle Verkrümmungen der Wirbelsäule. Im Anschluss betrachtet man die Wirbelsäule von lateral und achtet besonders auf die physiologischen Krümmungen (Lordose im Hals- und Lendenbereich, Kyphose im Brust- und Sakralbereich) der Wirbelsäule. Folgende wichtigen Symptome können erhoben werden:

- **Symmetrie des Rumpfes:** Unter physiologischen Bedingungen ist der Rumpf annähernd symmetrisch. Pathologische Veränderungen sind im Rahmen von angeborenen Erkrankungen, chronischen Fehlhaltungen, Traumata oder entzündlicher Prozesse zu finden und können sich manifestieren als
  - Achsenabweichungen
  - Ungerade Beckenstellung
  - Ungleiche Schulterstellung.
- **Skoliose:** Ist entweder am gerade stehenden Patienten von hinten an der S-förmigen Krümmung sowie ungleichen Schulter- und Beckenständen erkennbar oder bei einer ausgeprägten Skoliose an einem Rippenbuckel oder Lendenwulst (➤ Abb. 3.1). Im Vorbeugetest wird der Rippenbuckel sehr deutlich sichtbar.
- **Taillendreieck:** Asymmetrische Taillendreiecke bei Skoliose.
- **Flachrücken:** Kann als funktionelle Haltungsanomalie angesehen werden.
- **Gebeugte Haltung:** Kann u. a. durch Veränderungen der Wirbelkörperhöhe oder Wirbelkörperstruktur im Rahmen einer Osteoporose, eines Morbus Scheuermann (➤ Abb. 3.2) oder Morbus Bechterew (➤ Abb. 3.3) auftreten.

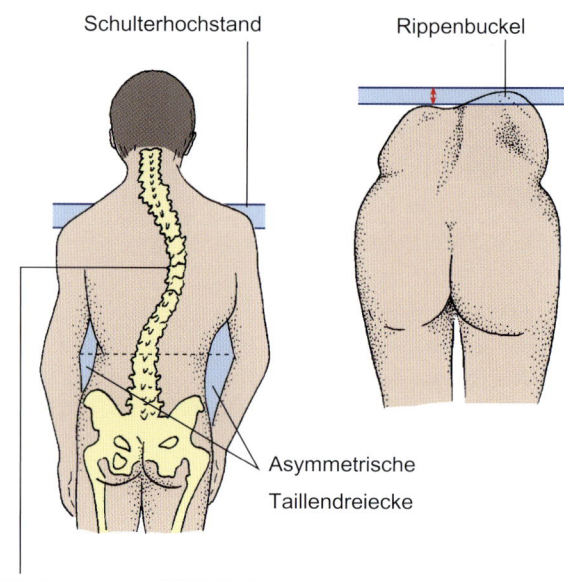

Abb. 3.1 Rechtskonvexe BWS-Skoliose. [L190]

- **Gibbus:** Umschriebene, spitzwinklige Kyphose, die häufig nach entzündlichen Prozessen an den Wirbelkörpern mit anschließender Frakturierung (Höhenminderung und Deformierung) auftritt, z. B. im Rahmen einer Spondylarthritis.
- **Tannenbaumphänomen:** Ist gekennzeichnet durch schräg nach unten verlaufende Hautfalten (➤ Abb. 3.4). Dieses Phänomen resultiert aus der Sinterung der Wirbelkörper bei Osteoporose.

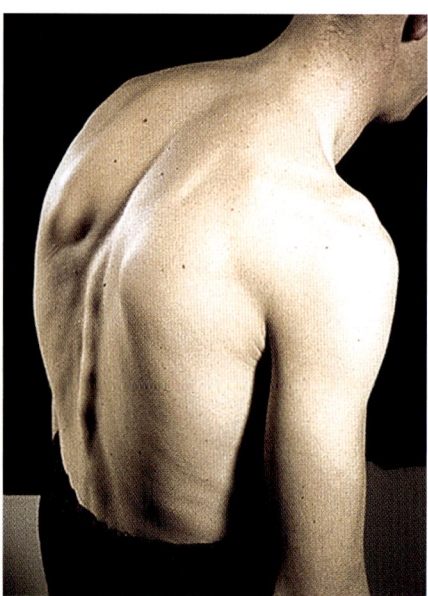

Abb. 3.2 Fixierter Rundrücken bei Zustand nach Morbus Scheuermann. [M537]

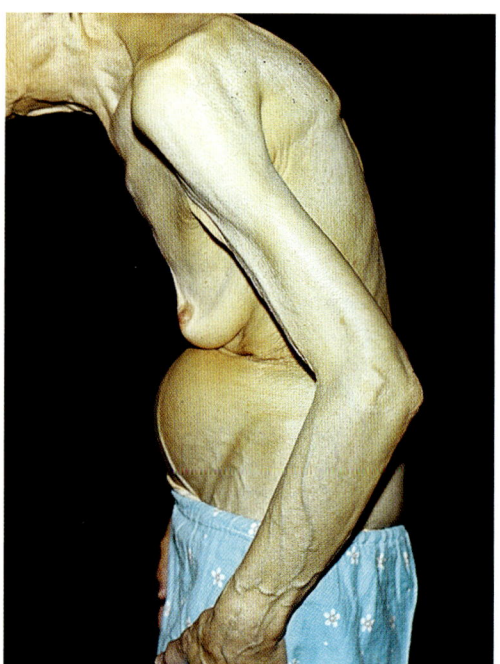

Abb. 3.3 Morbus Bechterew im fortgeschrittenen Stadium mit fixiertem Rundrücken. [M537]

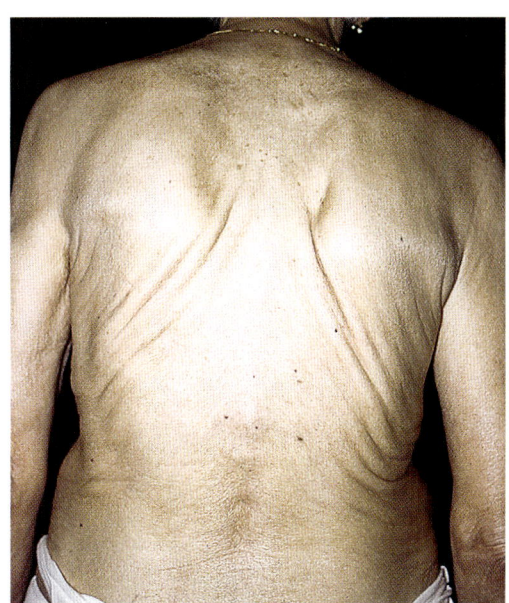

Abb. 3.4 Tannenbaumphänomen [M537]

3.4.2 Palpation

Bei der Palpation der Wirbelsäule werden Dornfortsätze und die paravertebrale Muskulatur untersucht.

Dornfortsätze

Durchführung

Die Dornfortsätze palpiert man mit den Fingerkuppen und achtet dabei auf Schmerzhaftigkeit und die Stellung. Empfehlenswert ist es, am Übergang zwischen der Hals- und Brustwirbelsäule zu beginnen, wo die Dornfortsätze deutlich sichtbar und auch meist sehr gut tastbar sind. Von dort palpiert man zunächst nach kranial, dann nach kaudal.

Normalbefund

Reizfreie Dornfortsätze.

Pathologische Befunde

Druckschmerzhafte Dornfortsätze bei degenerativen und/oder entzündlichen und/oder tumorösen Prozessen.

Paravertebrale Muskulatur

Durchführung

Die paravertebrale Muskulatur untersucht man analog zur Palpation der Dornfortsätze an der gesamten Wirbelsäule. Zu achten ist auf Schmerzhaftigkeit und Verhärtungen.

Normalbefund

Keine tastbaren Verhärtungen, keine Schmerzhaftigkeit der Muskulatur.

Pathologische Befunde

Verhärtungen und schmerzhafte Muskulatur im Rahmen einer Schonhaltung oder bei Myogelosen (Muskelhartspann).

3.4.3 Perkussion

Bei der Perkussion werden die Dornfortsätze mit Fingerkuppen beklopft. Vorgehen, Normalbefunde und pathologische Befunde entsprechen der Palpation (➤ 3.4.2).

3.4.4 Funktionsprüfung

Bei der Funktionsprüfung wird die Dehnungsfähigkeit der Wirbelsäule bzw. der einzelnen Abschnitte untersucht.

Neutral-Null-Methode

Durchführung

Für die Prüfung der Flexion und Extension der Wirbelsäule fordert man den Patienten auf, sich maximal nach vorne und hinten zu beugen. Dabei sollte das Becken fixiert werden, damit die Beweglichkeit nicht vom Hüftgelenk durchgeführt wird. Im Anschluss soll sich der Patient drehen und dann zu beiden Seiten neigen. Die jeweiligen Ausmaße werden in Gradzahlen angegeben (➤ Abb. 3.5).

Normalbefund

- Flexion/Extension 125–0–125
- Rotation 140–0–140
- Seitneigung 75–0–75

Pathologische Befunde

Alle Bewegungsgrade sind bei degenerativen oder entzündlichen Erkrankungen eingeschränkt.

Schober-Zeichen

Mit dem Schober-Zeichen wird die Dehnungsfähigkeit der **Lendenwirbelsäule** überprüft (➤ Abb. 3.6).

3

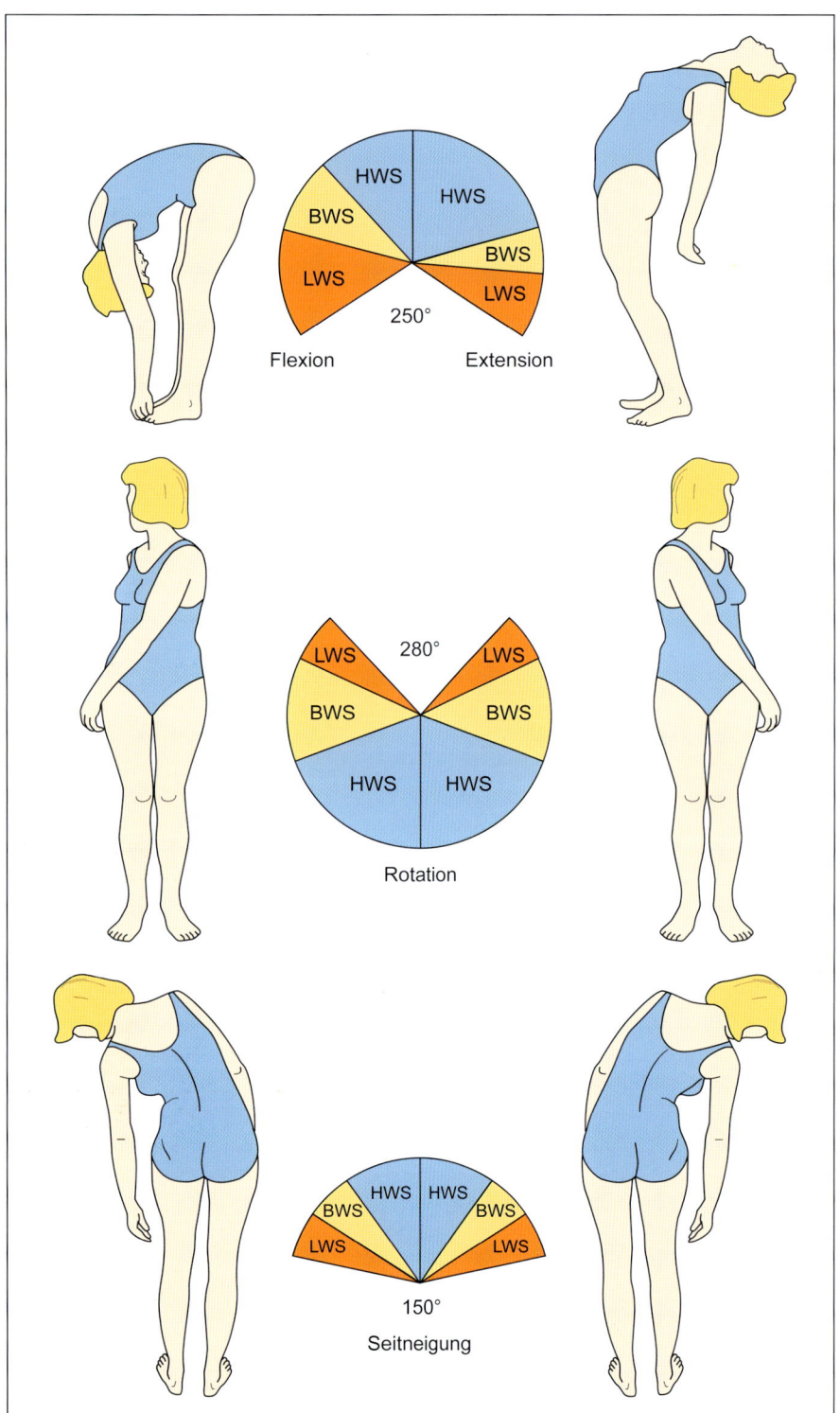

Abb. 3.5 Untersuchung der Wirbelsäule nach der Neutral-Null-Methode. [L143]

Durchführung

Zunächst markiert man am gerade stehenden Patienten den Dornfortsatz S1. Um den Dornfortsatz S1 zu finden, sucht man zunächst auf der Verbindungslinie der beiden Cristae iliacae den Dornfortsatz L4 auf und palpiert von dort zwei Dornfortsätze nach kaudal. Danach misst man mit einem Maßband von S1 10 cm nach kranial und markiert diese Stelle ebenfalls. Im Anschluss wird der Patient aufgefordert, sich so weit wie möglich nach vorne zu bücken (Inklination). Dabei wird die zuvor gekennzeichnete Strecke nochmal abgemessen.

Normalbefund

Die im geraden Stand gemessene Strecke verlängert sich bei maximaler Inklination um 5–6 cm.

Pathologische Befunde

Bei unbeweglicher oder gar versteifter Wirbelsäule ist keine oder eine reduzierte Dehnung feststellbar. Das eingeschränkte Schober-Zeichen ist ein typischer Befund beim Morbus Bechterew oder bei Spondylosen im LWS-Bereich.

Ott-Zeichen

Mit dem Ott-Zeichen wird die Dehnungsfähigkeit der **Brustwirbelsäule** überprüft (➤ Abb. 3.6).

Durchführung

Zunächst sucht man am gerade stehenden Patienten den Dornfortsatz C7 und markiert ihn. Danach misst man mit einem Maßband vom C7 30 cm nach kaudal und markiert diese Stelle ebenfalls. Im Anschluss wird der Patient aufgefordert, sich so weit wie möglich nach vorne zu bücken (Inklination). Dabei wird die zuvor gekennzeichnete Strecke nochmal abgemessen.

Normalbefund

Die im geraden Stand gemessene Strecke verlängert sich bei maximaler Inklination um 3–5 cm.

Pathologische Befunde

Bei einer unbeweglichen Brustwirbelsäule ist keine oder eine reduzierte Dehnung feststellbar. Das eingeschränkte Schober-Zeichen ist ein typischer Befund beim Morbus Bechterew, bei Skoliose, Morbus Scheuermann oder Spondylosen.

Mennell-Zeichen

Mit dem Mennell-Zeichen wird die Beweglichkeit des **Iliosakralgelenks** geprüft. Die Durchführung des Menell-Zeichens kann in Rückenlage oder in Bauchlage erfolgen. Nachfolgend wird die Untersuchung in Bauchlage beschrieben.

Durchführung

Der Patient liegt auf dem Bauch, der Therapeut steht auf der linken Seite. Die linke Handfläche wird am ISG aufgelegt, die rechte Hand wird unter den Oberschenkel des Patienten gelegt und im Hüftgelenk eine Extension herbeigeführt. Dabei ist eine Beweglichkeit im ISG spürbar.

Normalbefund

Während der Extension im Hüftgelenk ist das Iliosakralgelenk schmerzlos beweglich.

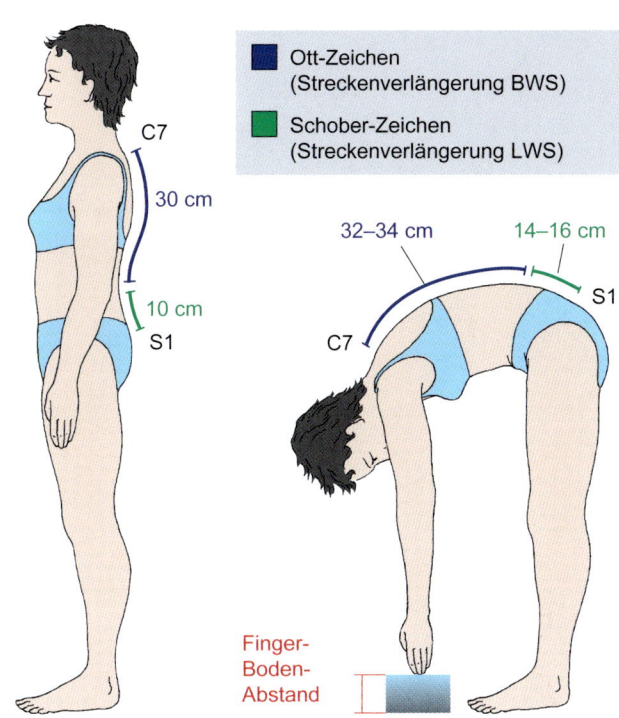

Abb. 3.6 Schober- und Ott-Zeichen. [L190]

Pathologische Befunde

Das Iliosakralgelenk ist schmerzhaft in seiner Beweglichkeit eingeschränkt. Dies ist ein typischer Befund beim Morbus Bechterew, aber auch im Rahmen von ISG-Verschiebungen.

Finger-Boden-Abstand

Mit der Messung des Finger-Boden-Abstandes wird die Beweglichkeit der gesamten Wirbelsäule und des Hüftgelenks gemessen. Die Ergebnisse sind nicht nur von der Dehnungsfähigkeit der Wirbelsäule abhängig, sondern auch vom Trainingszustand des Patienten.

Durchführung

Der Patient wird aufgefordert, aus dem geraden Stand in eine Vorwärtsbeugung zu gehen.

Normalbefund

Die Finger erreichen den Boden, der Abstand beträgt 0 cm.

Pathologische Befunde

Ein vergrößerter Finger-Boden-Abstand kann Hinweise auf Wirbelsäulenerkrankungen geben.

Kinn-Jugulum-Abstand

Mit dem Kinn-Jugulum-Abstand wird die Beweglichkeit der Halswirbelsäule überprüft.

Durchführung

Der Patient wird im geraden Stand aufgefordert, das Kinn zum Brustbein zu führen.

Normalbefund

Bei normaler Beweglichkeit der Halswirbelsäule beträgt der Abstand 0 cm.

Pathologische Befunde

Erkrankungen (z. B. Morbus Bechterew, rheumatoide Arthritis) oder Affektionen der Halswirbelsäule führen zum vergrößerten den Kinn-Jugulum-Abstand.

Okzipitum-Wand-Abstand

Mit dem Okzipitum-Wand-Abstand wird die Beweglichkeit der Halswirbelsäule überprüft.

Durchführung

Der Patient steht im geraden Stand mit dem Rücken zur Wand und wird aufgefordert, das Okzipitum an der Wand anzulehnen.

Normalbefund

Das Okzipitum erreicht die Wand, der Abstand beträgt 0 cm.

Pathologische Befunde

Ein vergrößerter Hinterhaupt-Wand-Abstand kann u. a. bei Morbus Bechterew oder rheumatoider Arthritis bei entzündlicher Beteiligung der Halswirbelsäule zu verzeichnen sein.

3.5 Untersuchung der Schulter

3.5.1 Inspektion

Die Inspektion des Schultergürtels erfolgt von vorne und von hinten. Dabei werden die knöchernen und muskulären Strukturen beurteilt:
- Klavikula
- Akromion
- Skapula
- Schultermuskulatur

Man achtet v. a. auf die Symmetrie der Strukturen, Abweichungen von der Achse (z. B. bei einer Klavikulafraktur), Ausprägung der Muskulatur und lokale entzündliche Veränderungen. Eine eventuell vorhandene Schonhaltung durch persistierende Schmerzen oder Innervationsanomalitäten können ebenfalls erfasst werden.

3.5.2 Palpation

Bei der Palpation werden Klavikula, Bizepssehnenrinne, Akromion, Skapula und die Muskulatur betastet. Dabei wird insbesondere auf Schmerzhaftigkeit und eventuelle Verhärtungen der einzelnen Strukturen geachtet.

3.5.3 Funktionsprüfung

Bei der Funktionsprüfung werden die Bewegungsausmaße untersucht.

Neutral-Null-Methode

Bei der Neutral-Null-Methode werden die natürlichen Bewegungsausmaße beurteilt. Geprüft werden:
- Abduktion und Adduktion
- Anteversion und Retroversion
- Innenrotation und Außenrotation

Durchführung (➤ Abb. 3.7)

Die natürlichen Ausmaße werden aktiv und passiv durchgeführt. Den Patienten auffordern, den Arm seitlich so weit wie möglich zu heben (Abduktion), danach bei leicht gebeugtem Oberkörper so weit wie möglich zum Körper zu führen (Adduktion). Danach wird der Arm maximal nach vorne geführt (Anteversion), im Anschluss maximal nach hinten (Retroversion). Zum Schluss wird das Schultergelenk 90° abduziert, im Ellenbogen 90° gebeugt. Aus dieser Stellung heraus wird der Patient aufgefordert den Unterarm nach innen (Innenrotation) und nach außen zu drehen (Außenrotation), wobei die Hand als Zeiger fungiert.

Normalbefund

- Abduktion 180°, Adduktion 20–40°
- Anteversion 150–170°, Retroversion 40°
- Innenrotation 70°, Außenrotation 70°
- Keine Schmerzen, keine Krepitation bei Bewegung

Pathologische Befunde

Einschränkungen der Bewegungsausmaße, z. B. bei Affektionen der Sehnenansätze, Bursae, Kapsel, arthrotischen Veränderungen oder Polymyalgia rheumatica.

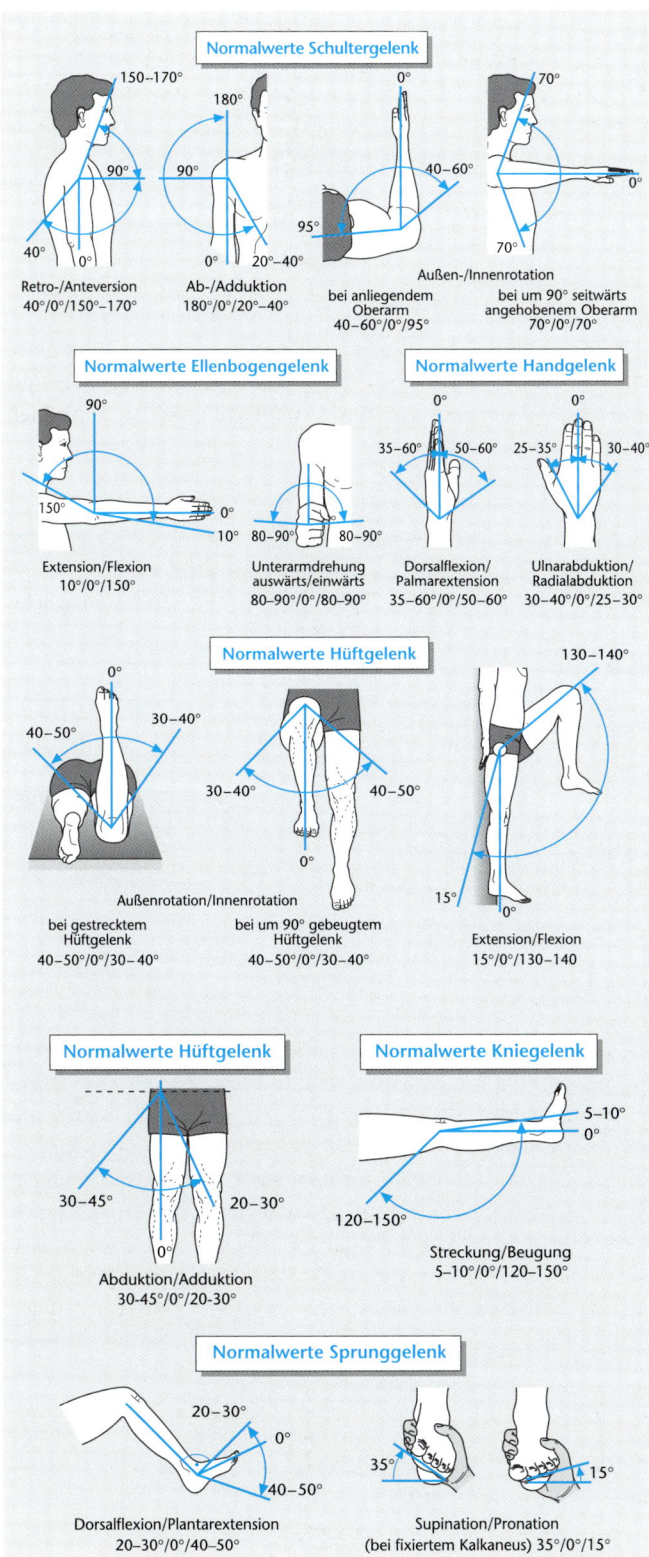

Abb. 3.7 Bewegungsausmaße ausgewählter Gelenke. [L106]

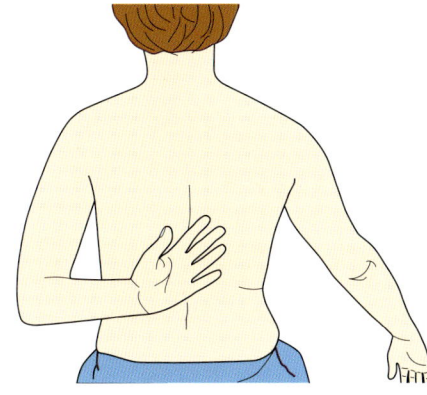

Abb. 3.8 Schürzengriff. [L143]

Schürzengriff

Durchführung

Der Patient führt die Hände auf den Rücken, als ob er eine Schürze zuknoten würde (➤ Abb. 3.8). Während dieser Bewegung wird gleichzeitig eine Adduktion, Innenrotation und Retroversion im Schultergelenk ausgeführt.

Normalbefund

Schmerzfreie Durchführung ohne Krepitation.

Pathologische Befunde

Schmerzhafte Bewegungen können Hinweise auf Irritationen der Sehnenansätze, Bursae, Kapsel oder arthrotische Veränderungen geben.

Nackengriff

Durchführung

Der Patient führt die Hände in den Nacken (➤ Abb. 3.9). Dabei werden gleichzeitig eine Außenrotation, Abduktion und Elevation durchgeführt.

Normalbefund

Schmerzfreie Durchführung ohne Krepitation.

Pathologische Befunde

Schmerzhafte Bewegungen können Hinweise auf Irritationen der Sehnenansätze, Bursae, Kapsel oder arthrotische Veränderungen geben.

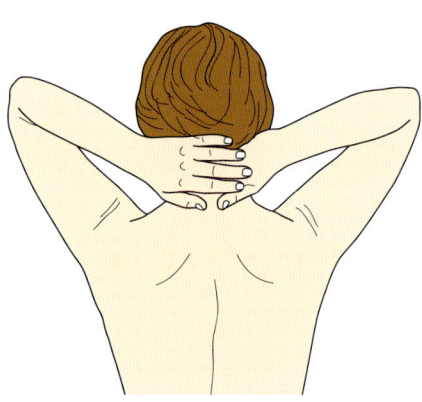

Abb. 3.9 Nackengriff. [L143]

Painful Arc (schmerzhafter Bogen)

Durchführung

Der Patient wird aufgefordert, den Arm maximal zu abduzieren.

Normalbefund

Schmerzfreie Abduktion des Armes ohne Krepitation.

Pathologische Befunde

Bei Erkrankungen der Rotatorenmanschette oder der Bursa subacromialis tritt ein Schmerz zwischen 45° und ca. 150° auf (➤ Abb. 3.10).

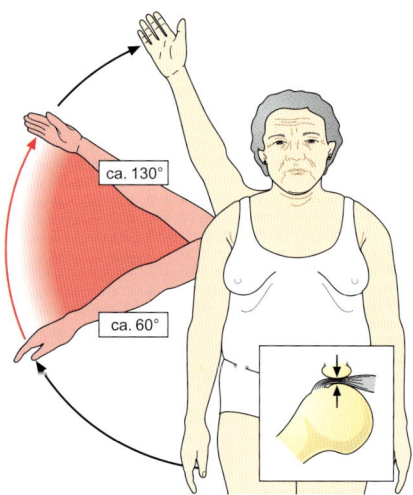

ca. 130°

ca. 60°

Abb. 3.10 Painful arc. [L106]

3.6 Untersuchung der Hüfte

3.6.1 Inspektion

Die Inspektion erfolgt am stehenden Patienten. Beurteilt werden:
- Beckenstellung
- Symmetrie der beiden Beckenschaufeln
- Beinlängendifferenzen
- Beugekontrakturen

Im Liegen können beim Neugeborenen inspektorisch Hinweise auf eine Hüftgelenkdysplasie über asymmetrische Falten sichtbar sein.

3.6.2 Palpation

Bei der Palpation werden Trochanteren, Symphyse sowie Spinae iliacae anteriores superiores und posteriores superiores betastet. Dabei wird insbesondere auf Schmerzhaftigkeit geachtet.

3.6.3 Funktionsprüfung

Neutral-Null-Methode

Bei der Neutral-Null-Methode werden die natürlichen Bewegungsausmaße beurteilt. Geprüft werden:
- Abduktion und Adduktion
- Flexion und Extension
- Innenrotation und Außenrotation

Durchführung

Die Prüfung erfolgt am liegenden Patienten. Für die Abduktion wird das Bein weg vom Körper bewegt; dabei sollte das Becken fixiert werden. Bei der Adduktion wird das Bein zum Körper hin geführt, das andere Bein sollte über von der Untersuchungsliege herabhängen.

Bei der Flexion das Bein im Hüftgelenk beugen. Die Streckung im Hüftgelenk muss in Bauchlage durchgeführt werden. Dabei steht der Therapeut seitlich vom Patienten. Eine Hand wird am Hüftgelenk angelegt, die andere wird unter den Oberschenkel gelegt und eine Extension herbeigeführt.

Die Prüfung der Rotation im Hüftgelenk erfolgt bei 90° Beugung im Knie und im Hüftgelenk (➤ Abb. 3.11). Aus dieser Position wird im Oberschenkel innenrotiert, wobei der Fuß des Patienten wie ein Zeiger nach außen zeigt, danach außenrotiert, sodass der Fuß des Patienten nach innen zeigt.

Normalbefund

- Abduktion 20–30°, Adduktion 20–30°
- Flexion 120–140°, Extension 15°
- Innenrotation 35–45°, Außenrotation 40–50°
- Keine Schmerzen, keine Krepitation bei Bewegung

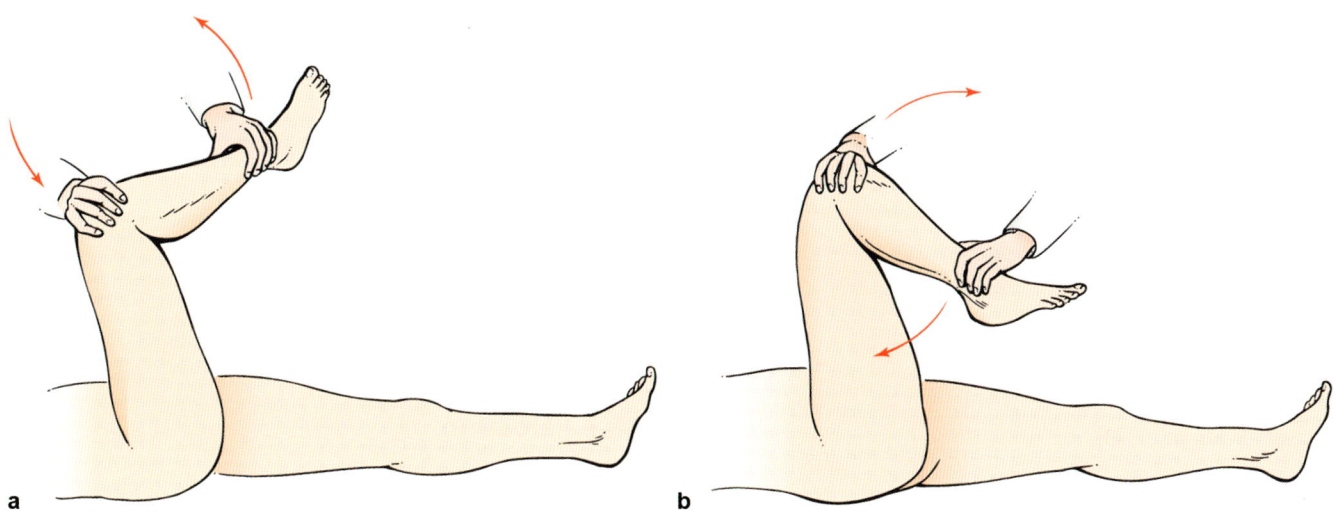

Abb. 3.11 Untersuchung der Außen- (**a**) und Innenrotation (**b**) des Hüftgelenks. [E508]

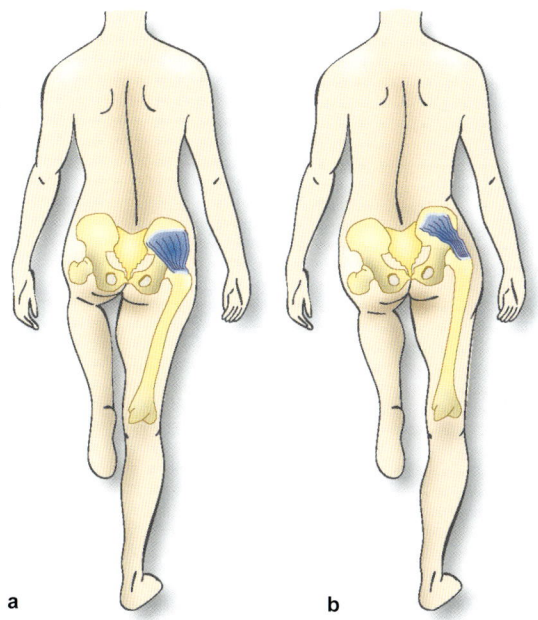

Abb. 3.12 Positives Trendelenburg-Zeichen rechts. [L141]

Pathologische Befunde

Bewegungseinschränkung, insbesondere der Innenrotation bei Koxarthrose.

Trendelenburg-Zeichen

Das Trendelenburg-Zeichen dient der Überprüfung der evtl. insuffizienten **Glutealmuskulatur**.

Durchführung

Der Patient wird aufgefordert, zunächst auf einem Bein zu stehen, dann auf dem anderen Bein. Geachtet wird auf den Beckenstand.

Normalbefund

Gerader Beckenstand im Einbeinstand.

Pathologische Befunde

Bei insuffizienter Muskulatur kann das Becken im Einbeinstand nicht gehalten werden. Das Becken sinkt zur Spielbeinseite ab (> Abb. 3.12).

3.7 Untersuchung des Knies

3.7.1 Inspektion

Die Inspektion erfolgt im Stehen. Es wird geachtet auf:
- Beinachse: O-Beine oder X-Beine
- Hautfarbe und Schwellungen: Hinweis auf entzündliche Geschehen, Gelenkerguss, Kapselschwellung oder Tumoren

3.7.2 Palpation

Bei der Palpation werden Temperatur, Patella mit Patellarsehne, Gelenkspalt, Kniekehle, Fibulaköpfchen und die Epikondylen des distalen Oberschenkels betastet. Zu achten ist dabei auf Schmerzhaftigkeit, Schwellungen und Überwärmung.

Tanzende Patella

Mit dieser Untersuchung können größere **Ergüsse im Kniegelenk** erfasst werden.

Durchführung

Die Untersuchung erfolgt im Liegen am gestreckten Knie (➤ Abb. 3.13). Beide Hände kranial und kaudal der Patella auflegen und mit den Fingern der einen Hand die Patella palpieren.

Normalbefund

Keine besondere Verschieblichkeit der Patella nach lateral und in dorsoventrale Richtung.

Pathologische Befunde

Starke Verschieblichkeit und „Tanzen" der Patella nach dorsal und ventral.

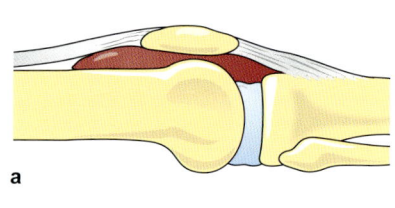

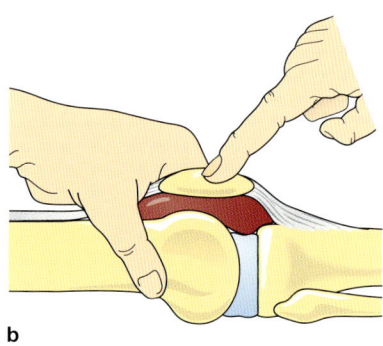

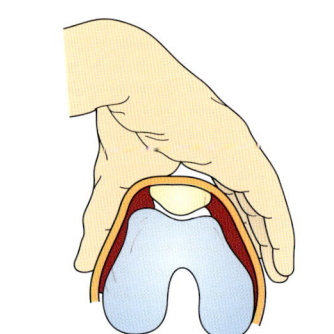

Abb. 3.13 Tanzende Patella bei Kniegelenkerguss. [L106]

3.7.3 Funktionsprüfung

Neutral-Null-Methode

Bei der Neutral-Null-Methode werden die physiologischen Bewegungsausmaße geprüft:
- Flexion und Extension
- Innenrotation und Außenrotation

Durchführung

Die Prüfung erfolgt am liegenden Patienten. Dabei wird das Kniegelenk gebeugt und gestreckt. Im Anschluss wird im Kniegelenk innen- und außenrotiert. Die Rotation im Kniegelenk sollte bei ca. 20° angewinkelten Knie erfolgen.

Normalbefund

- Flexion 120–150°, Extension 5–10°
- Innenrotation 10°, Außenrotation 30°
- Keine Schmerzen, keine Krepitation bei Bewegung

Pathologische Befunde

Bewegungseinschränkung, z.B. bei Gonarthrose, Meniskus-, Kreuzbandschäden oder Affektionen der lateralen Bänder.

Varus-, Valgusstress

Damit werden die Stabilität der **Seitenbänder** und die **Menisci** geprüft.

Durchführung

Die Untersuchung wird bei leichter Kniebeugung durchgeführt. Den Unterschenkel gegen den Oberschenkel abduzieren (Valgusstress) und damit das Innenband dehnen und den lateralen Meniskus komprimieren (➤ Abb. 3.14). Im Anschluss den Unterschenkel gegen den Oberschenkel adduzieren (Varusstress) und damit das laterale Seitenband prüfen und den medialen Meniskus komprimieren.

Normalbefund

Keine Schmerzhaftigkeit während der Abduktion und Adduktion, keine Aufklappbarkeit im Kniegelenk.

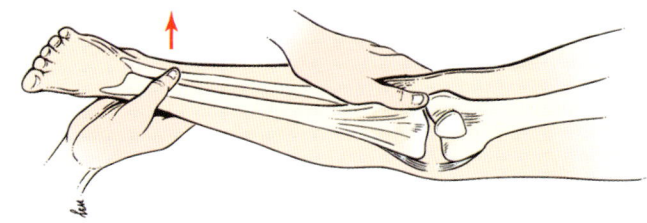

Abb. 3.14 Untersuchung des medialen Seitenbandes. [E508]

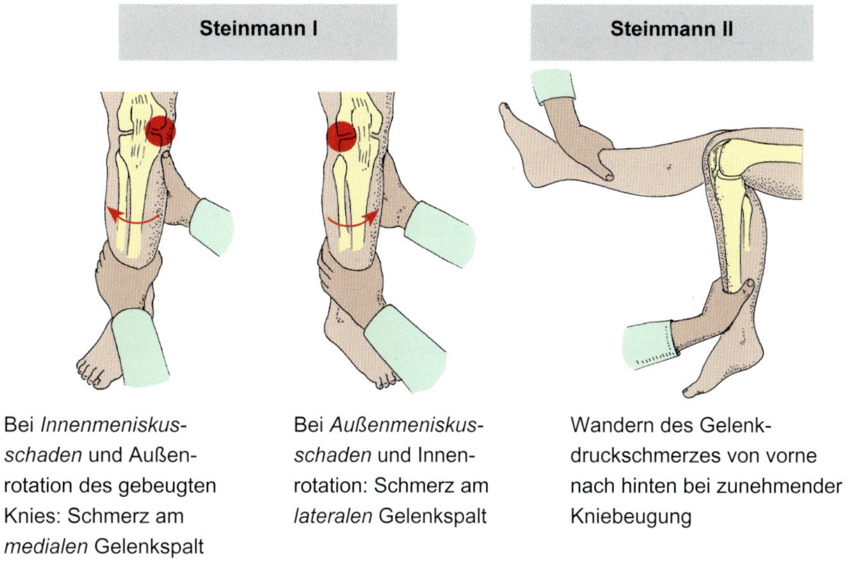

Steinmann I	**Steinmann II**

Bei *Innenmeniskus-schaden* und Außen-rotation des gebeugten Knies: Schmerz am *medialen* Gelenkspalt

Bei *Außenmeniskus-schaden* und Innen-rotation: Schmerz am *lateralen* Gelenkspalt

Wandern des Gelenk-druckschmerzes von vorne nach hinten bei zunehmender Kniebeugung

Abb. 3.15 Steinmann-Zeichen. [L190]

Pathologische Befunde

- Schmerzhaftigkeit kann auf einen Meniskusschaden hinweisen.
- Eine Aufklappbarkeit im Gelenk ist ein Hinweis auf eine Seiten-bandschädigung.

Steinmann I

Das Steinmann-Zeichen I dient der Untersuchung der **Menisci**.

Durchführung

Die Untersuchung erfolgt im Liegen bei 30° gebeugtem Kniegelenk. Eine Hand stabilisiert den Oberschenkel, die andere Hand rotiert im Kniegelenk nach innen und außen (➤ Abb. 3.15).

Normalbefund

Schmerzfreie Rotation.

Pathologische Befunde

Bei Schädigung des Innenmeniskus ist die Außenrotation schmerz-haft, Schädigungen des Außenmeniskus führen zur schmerzhaften Innenrotation.

Steinmann II

Das Steinmann-Zeichen II dient der Beurteilung der **Menisci**.

Durchführung

Beugung im Kniegelenk (➤ Abb. 3.15).

Normalbefund

Keine Schmerzhaftigkeit während der Kniebeugung.

Pathologische Befunde

Wandernde Schmerzen von vorne nach hinten in Richtung Knie-kehle bei Beugung im Kniegelenk sind Hinweis auf eine Hinter-hornschädigung.

Payr-Zeichen

Das Payr-Zeichen dient der **Meniskusprüfung**.

Durchführung

Der Patient sitzt im Schneidersitz, der Untersucher drückt auf den medialen Kniegelenkspalt (➤ Abb. 3.16).

Normalbefund

Keine Schmerzhaftigkeit während der Prüfung.

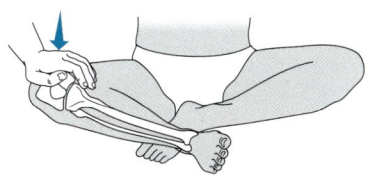

Meniskustest nach Payr

Abb. 3.16 Payr-Zeichen. [L106]

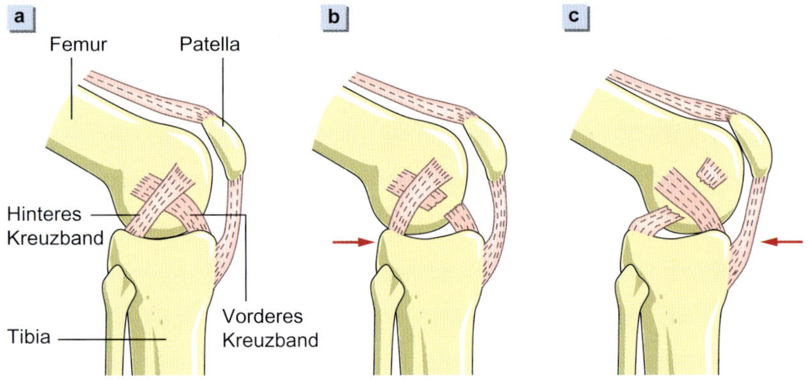

Abb. 3.17 a Intakte Kreuzbänder. **b** Riss des vorderen Kreuzbandes (→ vordere Schublade). **c** Riss des hinteren Kreuzbandes (→ hintere Schublade). [L157]

Pathologische Befunde

Schmerzen am inneren Gelenkspalt bei Varusstress (O-Bein-Stellung) im Schneidersitz sind ein Hinweis auf Innenmeniskusschäden.

Vorderes und hinteres Schubladenphänomen

Mit dem Schubladenphänomen wird die Stabilität der **Kreuzbänder** geprüft.

Durchführung

Die Untersuchung erfolgt am liegenden Patienten, dabei ist das Kniegelenk 90° gebeugt. Der Therapeut sitzt seitlich auf dem Fuß des Patienten und fixiert damit die 90°-Stellung. Mit beiden Händen das Kniegelenk umfassen, wobei die Fingerkuppen in der Kniekehle aufgelegt werden und die Daumen auf der Tuberositas tibiae liegen. Danach eine kräftige Bewegung des Unterschenkels nach vorne und dann nach hinten ausführen.

Normalbefund

Mimimale Beweglichkeit des Unterschenkels gegen den Oberschenkel beim Zug nach vorne und hinten.

Pathologische Befunde

Eine abnorme Beweglichkeit nach vorne ist ein Hinweis auf eine Vorderbandruptur, eine abnorme Beweglichkeit nach hinten auf eine Hinterbandruptur (➤ Abb. 3.17).

3.8 Differenzialdiagnostik (➤ Tab. 3.1)

Tab. 3.1 Ausgewählte Differenzialdiagnosen der orthopädisch-rheumatischen Erkrankungen und deren Befunde.

Differenzialdiagnosen	Schmerzcharakter und Inspektion	Palpation und Perkussion	Funktionsprüfung
Morbus Bechterew	• Tief sitzende nächtliche Kreuzschmerzen • Kyphotische Haltung • Evtl. Hüftbeugekontraktur	Schmerzhafte Palpation und Perkussion der Dornfortsätze	• Eingeschränkte Beweglichkeit bei der Neutral-Null-Methode • Schober- und Ott-Zeichen pathologisch vermindert • Finger-Boden-Abstand vergrößert • Kinn-Jugulum-Abstand vergrößert • Okzipitum-Wandabstand vergrößert • Evtl. HLA B27 positiv, im Schub CRP ↑, BSG ↑, Leukozyten ↑
Osteoporose	• Diffuse Rückenschmerzen • Abnahme der Körpergröße • Rundrückenbildung, v. a. der oberen BWS • Tannenbaumphänomen	Schmerzhafte Palpation und Perkussion der Dornfortsätze	• Eingeschränkte Beweglichkeit bei der Neutral-Null-Methode • Je nach Ausprägung gleiche Befunde wie beim Morbus Bechterew bis auf die Laborbefunde
Koxarthrose	• Belastungs-, Anlauf- und Ruheschmerzen • Schmerzen in der Leiste, Hüfte oder Knieschmerzen als Projektionsschmerzen • Hüftbeugekontraktur durch Schonhaltung • Evtl. Beckenkippung nach vorne und Hyperlordosierung der LWS	Evtl. schmerzhafte Palpation der Leiste (bei aktivierter Koxarthrose)	Eingeschränkte Beweglichkeit bei der Neutral-Null-Methode, v. a. von Innenrotation, Ab- und Adduktion

Tab. 3.1 Ausgewählte Differenzialdiagnosen der orthopädisch-rheumatischen Erkrankungen und deren Befunde. (Forts.)

Differenzial-diagnosen	Schmerzcharakter und Inspektion	Palpation und Perkussion	Funktionsprüfung
Rheumatoide Arthritis	• Ruheschmerzen • Beteiligung der kleinen Gelenke (Grund- und Mittelgelenke der Finger, HWS-Gelenke) • Symmetrischer Befall • Knopflochdeformität • Schwanenhalsdeformität • Ulnare Deviation	• Druckschmerzhaftigkeit der betroffenen Gelenke • Positives Gaensslen-Zeichen • Muskelatrophie	• Eingeschränkte Beweglichkeit bei der Neutral-Null-Methode • Positive Rheumafaktoren, evtl. positive ANA, CRP ↑, BSG ↑, Leukozyten ↑, sekundäre Anämie
Fraktur	• Sichere Frakturzeichen: sichtbare Knochenfragmente, Achsenabweichung, abnorme Beweglichkeit • Unsichere Frakturzeichen: Schwellung, Schmerzen, Hämatom	Schmerzhafte Palpation	Röntgenologischer Frakturnachweis

4 Untersuchung des Herzens

HINWEIS PRÜFUNG

Das gesamte Kapitel der Herzuntersuchung ist prüfungsrelevant und sollte im Hinblick auf Durchführung und Interpretation der Befunde sicher beherrscht werden.

4.1 Erster Eindruck

Beim ersten Eindruck lassen sich mittelbar Zeichen und Symptome erkennen, die auf eine Herz-Kreislauf-Erkrankung hinweisen. Mögliche auffallende Befunde können am noch bekleideten Patienten sein:
- **Körperhaltung:**
  - Sitzend bei Herzinsuffizienz
  - Schonhaltung bei tiefer Beinvenenthrombose, akutem Extremitätenverschluss, Angina abdominalis, Mesenterialinfarkt
- **Ernährungszustand:** Adipositas als Risikofaktor für kardiovaskuläre Erkrankungen.
- **Zyanose:** Eine Blaufärbung der Haut kann an Akren (Lippen, Nase, Ohrläppchen und Fingern) auftreten und ist auf einen Sauerstoffmangel zurückzuführen (➤ Abb. 4.1). Sie kann bei Lungenerkrankungen (z. B. Emphysem, Asthmaanfall, großen Atelektasen, Bronchialkarzinom, Pneumothorax) oder Herzerkrankungen (z. B. Herzfehlern, Herzinsuffizienz) auftreten. Ebenfalls kann sie durch einen reduzierten Atemantrieb verursacht sein, etwa durch Schädigung der Medulla oblongata nach Apoplex oder durch Intoxikationen mit sedierenden Substanzen.
- **Dyspnoe (Atemnot):** Geht mit Beklemmungsgefühl und Lufthunger einher und liefert Hinweise auf Erkrankungen u. a. der Lunge und oberen Atemwege, Herzerkrankungen oder Erkrankungen des Atemzentrums. Neben der Dyspnoe können eine **Tachypnoe** oder **Orthopnoe** vorliegen.

- **Jugularvenenstauung:** Eine symmetrische Jugularvenenstauung kann Ausdruck einer Rechtsherzinsuffizienz sein, die entweder isoliert oder im Rahmen einer Globalinsuffizienz oder eines Cor pulmonale auftritt. Eine einseitige Jugularvenenstauung gibt Hinweise auf lokale Kompressionserscheinungen, z. B. durch einen Lungenspitzentumor (Pancoast-Tumor).

Merke

Beurteilt werden die Jugularvenen in 30° Oberkörperhochlagerung. Bei flach gelagertem Patienten sind die Jugularvenen auch bei Gesunden gestaut.

- **Pulsationen der Jugularvenen:** Bei Erkrankungen des rechten Herzens, insbesondere bei Trikuspidalklappeninsuffizienz.
- **Sichtbarer Kapillarpuls:** Ist durch dezente Pulsationen der Fingerbeeren zu sehen und kann Zeichen einer Aortenklappeninsuffizienz sein.
- **Musset-Zeichen:** Pulssynchrones Kopfnicken kann ein Hinweis auf eine Aortenklappeninsuffizienz sein.

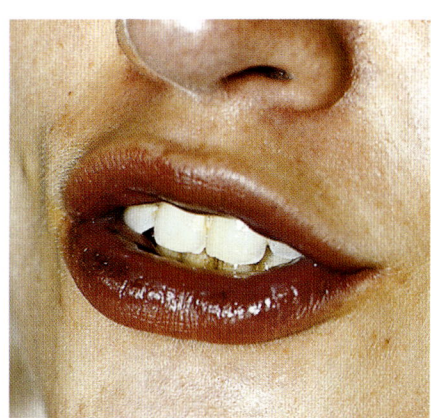

Abb. 4.1 Lippenzyanose. [M537]

- **Mitralbäckchen:** Rötungen der Backen können auf eine Mitralklappenstenose hinweisen.
- **Blässe:** Bei Anämie, aber auch Symptom der Kreislaufinsuffizienz, insbesondere bei schweißiger Haut.
- **Xanthelasmen:** Periorbitale Fetteinlagerungen bei Fettstoffwechselstörungen.
- **Claudicatio intermittens:** Zeitweiliges Hinken bzw. Stehenbleiben beim Gehen, das bei Verschlusskrankheiten der arteriellen Gefäße und damit verbundenem Sauerstoffmangel auftritt.

4.2 Ausschluss eines Notfalls

Um einen Notfall auszuschließen, die Vitalzeichen überprüfen (➤ 1.3):
- Blutdruck
- Herzfrequenz
- Bewusstseinslage
- Temperatur
- Atemfrequenz

Die wichtigsten und häufigsten Notfälle im Rahmen einer gestörten Herz-Kreislauf-Funktion sind:
- **Verlegung der oberen Atemwege:** Symptome sind inspiratorischer Stridor, Dyspnoe und Tachypnoe
- **Akute Dyspnoe:** bei akuter Linksherzinsuffizienz (➤ Tab. 6.1)
- **Retrosternale** bzw. **thorakale Schmerzen:** bei Angina pectoris, Herzinfarkt, Lungenembolie (➤ Tab. 4.1)
- **Synkope:** bei Kreislaufinsuffizienz (➤ Tab. 4.2)
- **Blutdruckentgleisungen**

Tab. 4.1 Differenzialdiagnostik bei thorakalen Schmerzen.

Ursachen	Differenzialdiagnosen
Kardiovaskulär	• Angina pectoris • Myokardinfarkt • Perikarditis • Lungenembolie • Aortendissektion • Funktionelle Herzbeschwerden
Respiratorisch	• Pneumonie • Pleuritis • Pneumothorax
Gastrointestinal	• Gastroösophagealer Reflux • Ösophagitis • Ulcus ventriculi, Ulcus duodeni • Pankreatitis • Cholezystitis • Gallenkolik • Abszess im Oberbauch • Roemheld-Syndrom
Muskuloskelettal	• Trauma • Rippenfraktur
Neurogen	Zosterneuralgie bei Herpes zoster
Andere	Hyperventilation

Tab. 4.2 Differenzialdiagnostik einer Synkope.

Ursachen	Differenzialdiagnosen, Merkmale
Kardiovaskulär	• Herzinfarkt • Herzrhythmusstörungen (z. B. Adam-Stokes-Anfall, bradykarde und tachykarde Herzrhythmusstörungen) • Lungenembolie
Orthostatisch	Fehlende Vasokonstriktion der venösen Gefäße beim Aufstehen
Neurokardiogen (vasovagale Synkope)	Blutdruckabfall und Bradykardie durch Parasympathikusaktivierung; Ursache sind meist Angst und Stress
Pressorische Synkope	Kann als Hustensynkope oder Miktionssynkope auftreten
Karotis-Sinus-Syndrom	Überschießende Reaktion der Pressorezeptoren in der A. carotis communis mit nachfolgender Vagusaktivierung

4.3 Anamnestische Anhaltspunkte

Im Rahmen der Anamnese können folgende Angaben Hinweise auf kardiovaskuläre Erkrankungen liefern:
- Nikotinabusus als Risikofaktor für Arteriosklerose
- Metabolisches Syndrom mit Adipositas (insbesondere vom Apfeltyp), Hypertonie, pathologischer Glukosetoleranz, Dyslipoproteinämie und Hyperurikämie begünstigt die Bildung einer Arteriosklerose
- Familiäre Häufung von kardiovaskulären Erkrankungen
- Nykturie

4.4 Inspektion

Die Inspektion erfolgt entweder im **Sitzen** oder am **liegenden** Patienten mit 30° erhöhtem Oberkörper. Neben den Befunden, die man schon aus dem ersten Eindruck des Patienten gewonnen hat, können bei der Inspektion des Patienten weitere wichtige Befunde erhoben werden:
- **Adipositas:** Die Adipositas vom Apfeltyp gilt als Risikofaktor für kardiovaskuläre Erkrankungen.
- **Nagelveränderungen:** Bei Herz- und Lungenerkrankungen kommen häufig Nagel- bzw. Fingerveränderungen vor:
  - **Trommelschlägelfinger:** Imponieren als runde Auftreibungen der Endglieder der Finger durch Weichteilverdickung und Schwellung des Nagelbetts (➤ Abb. 4.2). Sie finden sich bei Herzerkrankungen (am häufigsten bei zyanotischen Herzfehlern, infektiöser Endokarditis), Lungenerkrankungen (Bronchialkarzinom, Bronchiektasen, Lungenfibrose) und abdominalen Erkrankungen (Leberzirrhose, chronisch-entzündliche Darmerkrankungen, Zöliakie).
  - **Uhrglasnägel:** Starke Wölbung in Längs- und Querrichtung durch Schwellung des Nagelbetts (➤ Abb. 4.2).

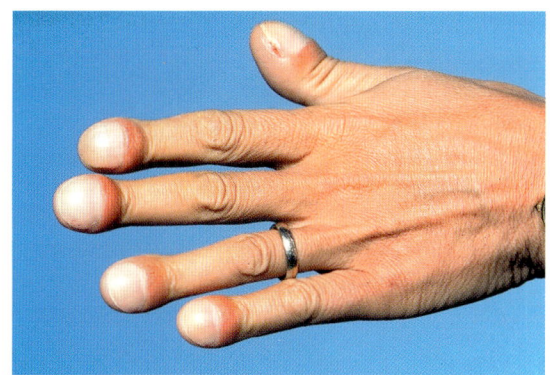

Abb. 4.2 Trommelschlägelfinger und Uhrglasnägel. [K183]

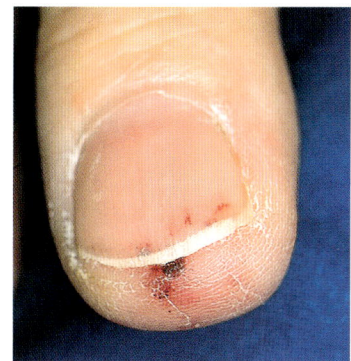

Abb. 4.3 Osler-Knötchen. [M537]

– **Osler-Knötchen:** 1–2 mm große, livide Papeln in der Haut (➤ Abb. 4.3). Sie sind Ausdruck einer Vaskulitis im Rahmen der bakteriellen Endokarditis. Daneben können subunguale Blutungen auftreten.
– **Nikotinspuren:** Sie können als eine gelbliche Verfärbung an den Fingerkuppen sichtbar sein.
• **Thoraxdeformitäten:** siehe auch ➤ 6.4
– **Herzbuckel:** knöcherne Vorwölbung der präkordialen Rippen bei frühkindlicher Herzvergrößerung
– **Schrittmacher:** Hinweis auf Herzrhythmusstörungen in der Vorgeschichte
• **Ödeme:** Ursachen können sein
– Erhöhter hydrostatischer Druck bei Rechtsherzinsuffizienz
– Verminderte Bildung von Albumin bei Leberinsuffizienz
– Erhöhte Ausscheidung von Albumin bei Nierenerkrankungen

4.5 Palpation

Die Palpation erfolgt am liegenden Patienten mit 30° erhöhtem Oberkörper.

Pulsmessung

Die Pulsmessung erfolgt ist der Regel an der **A. radialis**. Im Notfall erfolgt die Messung an der A. carotis communis.

Durchführung

Die Pulspalpation erfolgt mit 2 Fingern, dem Zeige- und Mittelfinger. Getastet wird medial von der Speiche (Radius), indem die Arterie leicht komprimiert wird (➤ Abb. 4.4). Je nach Pulsform kann der Puls leicht durch den eigenen Fingerdruck komprimiert werden, z. B. beim Pulsus mollis (weicher Puls) etwa bei Hypotonie, oder nur schwer unterdrückt werden, z. B. beim Pulsus durus (harter Puls) bei Hypertonie. Ein zu hoher Tastdruck verschließt das Gefäß komplett und der Puls kann nicht getastet werden.

Beurteilt werden **Pulsfrequenz**, **Rhythmus** und **Pulsform**. Ferner wird die periphere Frequenz mit der zentralen Frequenz verglichen, um ein **Pulsdefizit** auszuschließen oder zu bestätigen.

ACHTUNG
Nicht mit dem Daumen palpieren, weil sonst die Pulsationen der eigenen Fingerarterien gespürt werden.

Pulsfrequenz

• **Normale Frequenz:** 60–100/Min.
• **Tachykardie:** Pulsfrequenz > 100/Min., z. B. bei Fieber, Anämie, körperlichem oder psychischem Stress, Herzerkrankungen, Hyperthyreose
• **Bradykardie:** Pulsfrequenz < 60/Min., z. B. bei Herzerkrankungen, sportlich aktiven Menschen, Hypothyreose

Pulsrhythmus

• **Normaler Rhythmus** (Pulsus regularis): gleichmäßiger Pulsschlag
• **Respiratorische Arrythmie:** bei Inspiration kommt es zu einem erhöhtem Pulsschlag (physiologisch)
• **Absolute Arrythmie:** absolute, atemunabhängige Unregelmäßigkeit des Pulses, z. B. bei Herzerkrankungen
• **Extrasystolen:** Extraschläge des Herzens bei regelmäßigem Grundrhythmus

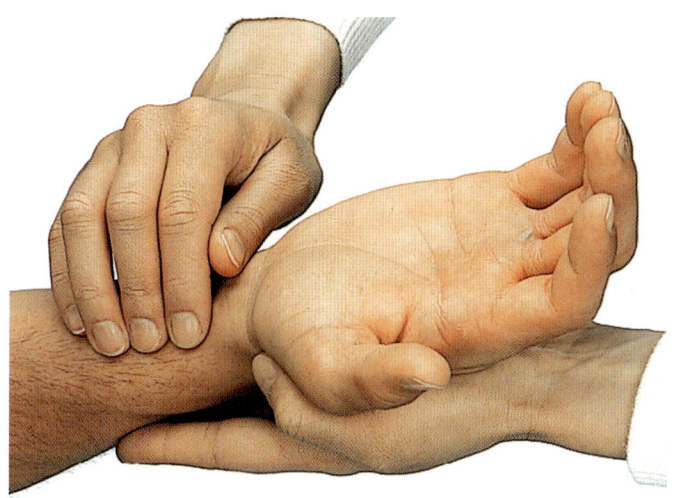

Abb. 4.4 Technik der Pulspalpation an der A. radialis. [K116]

Pulsformen

- **Pulsus durus:** harter Puls, z. B. bei Hypertonie, körperlicher Arbeit, Hyperthyreose
- **Pulsus mollis:** weicher Puls, z. B. häufig bei Hypotonie und Fieber
- **Pulsus filiformis:** zarter Puls, der u. U. kaum tastbar ist, z. B. bei Schock
- **Pulsus bigeminus:** besteht aus einer regulären Herzaktion und Extrasystole, z. B. bei Digitalisüberdosierung

Pulsdefizit

Als Pulsdefizit bezeichnet man eine unterschiedliche Pulsfrequenz in der Peripherie und Schlagfrequenz des Herzens. Die Schlagfrequenz ist dabei höher als die Pulsfrequenz in der Peripherie. Ursache können z. B. Extrasystolen sein, die als zusätzliche Schläge eine kleinere Pulswelle erzeugen, die in der Peripherie nicht mehr palpabel ist. Geprüft wird das Pulsdefizit im Rahmen der Auskultation des Herzens bei gleichzeitiger Pulspalpation in der Peripherie.

Pulsstatus

Die Pulsmessung zur Erhebung des Pulsstatus erfolgt an allen zugänglichen Arterien (➤ Abb. 4.5, ➤ Tab. 4.3). Die Pulse werden mit zwei Fingern (Zeige- und Mittelfinger) im Seitenvergleich palpiert und im Hinblick auf Frequenz, Rhythmus und Fülle beurteilt.

ACHTUNG
Niemals den Karotispuls gleichzeitig auf beiden Seiten palpieren. Durch beidseitige Kompression können eine Synkope oder eine Ischämie ausgelöst werden.

Herzspitzenstoß

Der Herzspitzenstoß findet sich beim gesunden Herzen im 5. Interkostalraum in der Medioklavikularlinie. Er entsteht während der Hebung der Herzspitze während der Systole. Dabei drückt die Herzspitze gegen die Thoraxwand.

Durchführung (➤ Abb. 4.6)

Um den 5. ICR zu finden, wird zunächst die Klavikula getastet und darunter der 1. ICR (die 1. Rippe liegt unter der Klavikula). Sternumnah können die Interkostalräume gut getastet werden. Vom 5. ICR parasternal gelangt man dann entlang des Interkostalraums in die Medioklavikularlinie, wo der Herzspitzenstoß in einem 1–2 Euro großen Areal palpabel ist. Am besten gelingt die Palpation bei Jugendlichen und schlanken Menschen.

Normalbefund

Dezente Pulsationen an der Herzspitze.

Tab. 4.3 Erhebung des Pulsstatus.

Arterie	Palpationsort	Potentielle Pathologien
A. temporalis	Schläfengegend über dem M. temporalis	Rötung, Schwellung und Druckdolenz bei Arteriitis temporalis
A. carotis communis	Vorderrand des M. sternocleidomastoideus	Abgeschwächte Pulswelle bei Stenose
A. subclavia	Äußerer Klavikularrand	Abgeschwächte Pulswelle bei Stenose
A. axillaris	Direkt in der Achsel palpierbar, der Patient stemmt dabei die Hände in die Hüften	Abgeschwächte Pulswelle bei Stenose
A. brachialis	Humerus zwischen den beiden Bizepsbäuchen	Abgeschwächte Pulswelle bei Stenose
A. radialis	Proximaler Radius	Abgeschwächte Pulswelle bei Stenose
A. ulnaris	Proximale Ulna	Irreguläre Arterie, die bei einigen Menschen nicht angelegt ist (Prüfung durch Allen-Test ➤ 5.7)
Aorta	2 Querfinger oberhalb des Nabels; bei adipösen Bauchdecken kaum tastbar, bei schlanken Menschen sichtbare Pulsationen	Starke Pulsationen sind aneurysmaverdächtig
A. femoralis	Medial unter dem Leistenband	Abgeschwächte Pulswelle bei Stenose
A. poplitea	Tief in der Kniekehle	Abgeschwächte Pulswelle bei Stenose
A. dorsalis pedis	Zwischen 1. und 2. Zehenfach	Abgeschwächte Pulswelle bei Stenose
A. tibialis posterior	Unter dem medialen Knöchel	Abgeschwächte Pulswelle bei Stenose

Pathologische Befunde

- Stark pulsierender Herzspitzenstoß: Bei Hyperthyreose, Fieber oder Anämie.
- Verlagerter Herzspitzenstoß nach lateral und kaudal: Bei Linksherzdilatation.
- Verlagerter Herzspitzenstoß nach medial und kaudal: Kann im Zuge der Emphysementwicklung auftreten. Dabei wird die anatomische Herzachse mit der Senkung des Zwerchfells nach unten gezogen.
- Hebender Herzspitzenstoß: Herzspitzenstoß ist kräftiger, dauert länger und ist in der Fläche verbreitet. Kann bei Linksherzhypertrophie auftreten.
- Nicht tastbarer Herzspitzenstoß: Bei Adipositas oder Lungenemphysem.

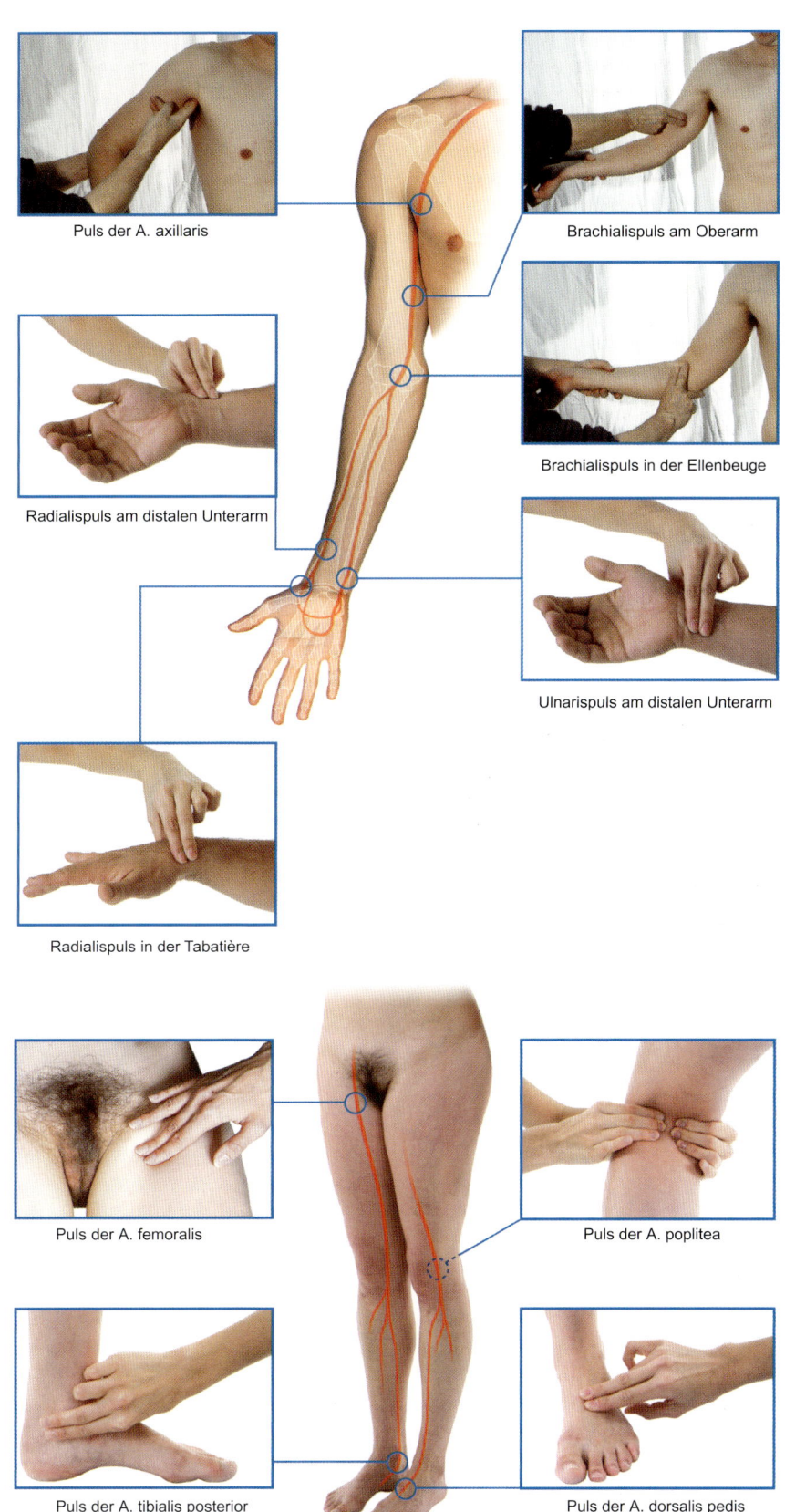

Puls der A. axillaris

Brachialispuls am Oberarm

Brachialispuls in der Ellenbeuge

Radialispuls am distalen Unterarm

Ulnarispuls am distalen Unterarm

Radialispuls in der Tabatière

Puls der A. femoralis

Puls der A. poplitea

Puls der A. tibialis posterior

Puls der A. dorsalis pedis

Abb. 4.5 Tastbare Pulse der oberen und unteren Extremität. [E402]

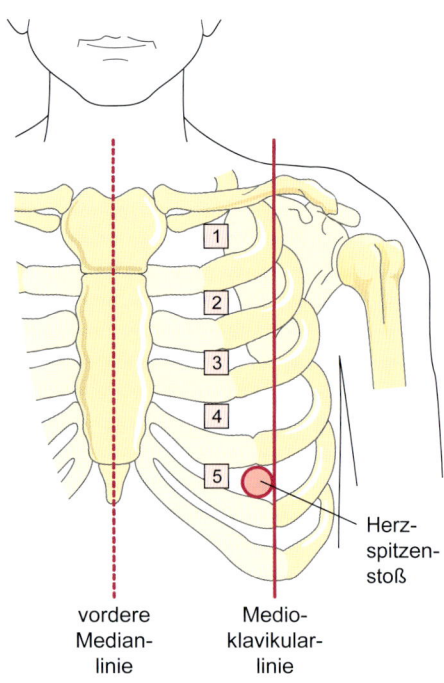

Abb. 4.6 Palpation des Herzspitzenstoßes. [L106]

4.6 Perkussion

Die Perkussion erfolgt am liegenden Patienten mit 30° erhöhtem Oberkörper und dient der Bestimmung der absoluten und relativen **Herzdämpfung** (➤ Abb. 4.7).

Die relative Herzgrenze umfasst die Herzgrenzen, die von den Lungen bedeckt werden. Sie wird durch eine sternförmige Perkussion von außen nach innen festgestellt. Zur Orientierung dient der sonore Lungenklopfschall, der dann an der Herzgrenze in einen gemischt sonor-gedämpften Klopfschall übergeht.

Die absolute Herzgrenze ist derjenige Bereich des Herzens, der nicht von den Lungen bedeckt ist. Dieser wird, von der Mitte der Dämpfung ausgehend, sternförmig zentimeterweise nach außen perkutiert.

Die Herzgrenzenbestimmung mittels Perkussion ist sehr ungenau und von der Übung des Untersuchers abhängig. Bei adipösen Patienten oder Thoraxdeformitäten ist die Herzperkussion meist nicht möglich. Beim Lungenemphysem ist die anatomische Herzachse sehr steil, eine Beurteilung der Grenzen ist extrem schwierig.

4.7 Auskultation

Die Auskultation erfolgt entweder im Sitzen oder am liegenden Patienten mit 30° erhöhtem Oberkörper. Sie umfasst die Herztöne und ggf. vorhandene Herzgeräusche. Die Herztöne werden über dem Erb-Punkt, der Aorten-, Pulmonal-, Trikuspidal- und Mitralregion abgehört.

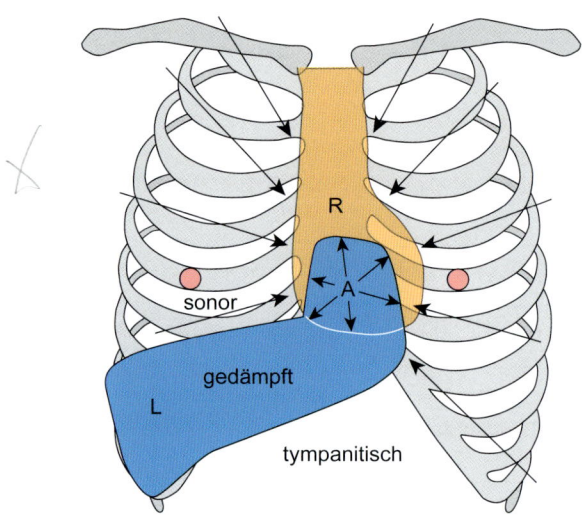

Abb. 4.7 Perkussion der relativen und absoluten Herzgrenzen. [L143]

Herztöne

Herztöne entstehen zum einen durch Turbulenzen, die im Rahmen des Blutflusses durch das Herz entstehen, zum anderen durch den Schluss der Klappen. Diese Töne sind mit dem Stethoskop an der Brustwand auskultierbar. Sie geben Informationen über die Öffnungs- bzw. Schließfähigkeit der einzelnen Klappen.

Die Herzklappen werden an bestimmten Punkten der Thoraxwand auskultiert. Die Herzklappen liegen alle in einer Ebene (Klappenebene), die Auskultation der einzelnen **Klappen** erfolgt in **Strömungsrichtung** des Blutes (**E-Mi-Tr-A-P**) (➤ Abb. 4.8):
- Erb-Punkt: 3. ICR links parasternal
- Mitralklappe: 5. ICR in der linken Medioklavikularlinie
- Trikuspidalklappe: 4. ICR rechts parasternal
- Aortenklappe: 2. ICR rechts parasternal
- Pulmonalklappe: 2. ICR links parasternal

Es ist sinnvoll, zunächst mit der Auskultation des Erb-Punktes zu beginnen, um einen Grundeindruck über die Herzaktion und Herztöne zu erhalten, und dann die einzelnen Klappen zu auskultieren.

Man unterscheidet bei Erwachsenen 2 Herztöne:
- **1. Herzton:** Markiert den Anfang der Systole. Entsteht durch den Schluss der **Segelklappen** und durch die Anspannung der Ventrikelmuskulatur. Dieser Herzton ist dumpf und lang.
- **2. Herzton:** Entsteht am Ende der Systole beim Schluss der **Taschenklappen**. Ist kürzer als der 1. Herzton und hell. Physiologischerweise schließt die Aortenklappe vor der Pulmonalklappe; man spricht deshalb von der Spaltung des 2. Herztons.

Manchmal hört man auch noch einen 3. und 4. Herzton:
- Der **3. Herzton** ist bei Kindern physiologisch und wird durch eine schnelle Füllung der Ventrikel, die dann eine Vibration auslösen, hervorgerufen. Er ist in der Diastole nach dem 2. Herzton hörbar. Bei Erwachsenen ist er pathologisch und meist Ausdruck einer erhöhten Kammerfüllung, z. B. bei Herzinsuffizienz.
- Der **4. Herzton** kann bei Kindern und Jugendlichen am Ende der Diastole gehört werden und kommt durch die Vorhofkon-

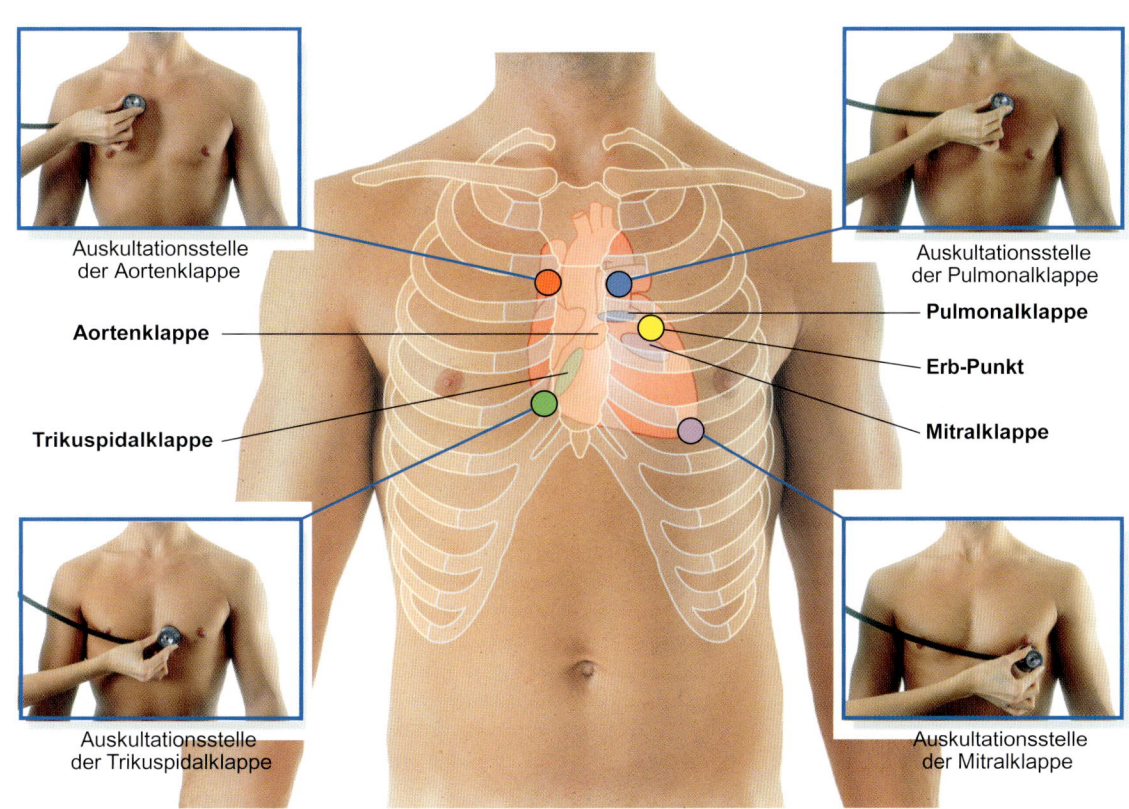

Abb. 4.8 Projektion der Herzauskultationsstellen auf die vordere Thoraxwand. [E402]

traktion zustande. Bei Erwachsenen ist er in der Regel als pathologisch anzusehen und kommt bei einer erhöhten Druckbelastung der Vorhöfe vor, z. B. bei Mitralisfehlern.

Herzgeräusche

Herzgeräusche entstehen durch Turbulenzen des Blutstroms v. a. durch Veränderungen an den Klappen und sind in aller Regel als **pathologisch** anzusehen (➤ Abb. 4.9). Klappenveränderungen sind häufig erworben (z. B. durch eine bakterielle Endokarditis oder rheumatisches Fieber), in seltenen Fällen können sie auch angeboren sein.

Ein Klappenfehler kann sich äußern als
- **Insuffizienz:** Schlussunfähigkeit er Klappe
- **Stenose:** Verengung der Querschnittsfläche der Klappe

Herzgeräusche werden in Systolika und Diastolika eingeteilt, je nachdem, ob sie in der Systole oder Diastole zu hören sind:
- **Systolikum:** bei Stenose der Taschenklappen, Insuffizienz der Segelklappen
  - Aortenklappenstenose, Pulmonalstenose
  - Mitralklappeninsuffizienz, Trikuspidalinsuffizienz
- **Diastolikum:** bei Stenose der Segelklappen, Insuffizienz der Taschenklappen
  - Aorteninsuffizienz, Pulmonalinsuffizienz
  - Mitralstenose, Trikuspidalstenose

Je nach **Lautstärke** können Geräusche von $\frac{1}{6}$ bis $\frac{6}{6}$ nach Levine eingeteilt werden:
- $\frac{1}{6}$: sehr leises, kaum hörbares Geräusch
- $\frac{2}{6}$: leises Geräusch, aber sicher hörbar
- $\frac{3}{6}$: deutliches, gut hörbares Geräusch
- $\frac{4}{6}$: lautes Geräusch mit Schwirren
- $\frac{5}{6}$: sehr lautes Geräusch, auch außerhalb der Herzregion zu hören
- $\frac{6}{6}$: sehr lautes Geräusch, ohne Stethoskop hörbar

In Abhängigkeit davon, ob ein Geräusch gleichmäßig laut zu hören ist oder in der Lautstärke zu- oder abnimmt, kann man **holosystolische** (bandförmige, gleichmäßig laute) Geräusche, **Crescendo**- (lauter werdende) oder **Decrescendo**- (leiser werdende) Geräusche unterscheiden.

Je nach dem, an welcher Stelle man das Geräusch am stärksten hört, wird einem Herzgeräusch noch der Zusatz **punctum maximum** (p. m.) verliehen.

> ## Merke
> Der Ductus Botalli apertus verursacht sowohl in der Systole als auch in der Diastole Geräusche. Sie werden als Maschinengeräusch bezeichnet.

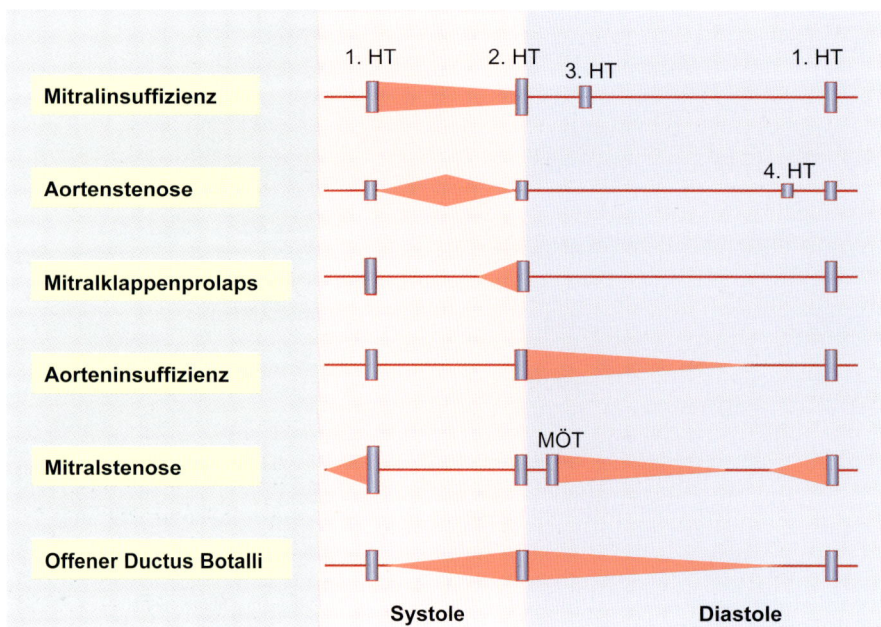

Mitralinsuffizienz

Aortenstenose

Mitralklappenprolaps

Aorteninsuffizienz

Mitralstenose

Offener Ductus Botalli

1. HT   2. HT   3. HT   1. HT

4. HT

MÖT

Systole   **Diastole**

Abb. 4.9 Pathologische Herzauskultationsbefunde. HAT = Herzton, MÖT = Mitralöffnungston. [L157]

Akzidentelle und funktionelle Herzgeräusche

Akzidentelle Herzgeräusche

Sind zufällig vorkommende systolische, nie diastolische Geräusche. Sie zeigen keine Fortleitung in die Karotiden oder in die Axilla. Sie können bei Kindern auskultiert werden, sind aber kein Hinweis auf eine organische Herzerkrankung.

Funktionelle Herzgeräusche

Sind in der Regel systolische Geräusche, die bei erhöhten Flussgeschwindigkeiten und/oder Veränderungen der Blutviskosität auftreten können, u. a. bei fieberhaften Erkrankungen, Anämie oder Hyperthyreose. Das Herz und die Herzklappen zeigen dabei keine krankhaften Veränderungen.

4.8 Funktionsprüfung

Die Funktionsprüfung des Herzens umfasst:
- **Blutdruckmessung**
- **24-Stunden-Blutdruckmessung:** wichtig bei der Diagnostik der Hypertonie und für die Beurteilung des Tag-Nacht-Rhythmus'
- **Schellong-Test:** dient der Suche nach Ursachen von Hypotonie, Schwindelanfällen und rascher Ermüdbarkeit
- **Ruhe-EKG:** erfasst Herzströme und mögliche Anomalitäten bei Erregungsbildung, -fortleitung und -rückbildung
- **Belastungs-EKG** (Ergometrie): dient der Beurteilung der Leistungsfähigkeit und Belastbarkeit des Herzens
- **24-Stunden-EKG-Messung:** dient u. a. der Aufdeckung von paroxysmalen Herzrhythmusstörungen

- **Herzenzymbestimmung:** Troponin T/I, CK, CK-MB, LDH, GOT und Myoglobin bei Verdacht auf Herzinfarkt
- **Echokardiografie:** dient der Beurteilung von Herzhöhlen, Herzklappen und Muskeldicke, Blutflussströme können gemessen werden
- **Invasive Verfahren**, z. B. **Links- oder Rechtsherzkatheter:** für direkte Druckmessungen, Messung von Auswurffraktion, Klappenöffnungsflächen und für Sondierung der Koronarien

Blutdruckmessung

Die Blutdruckmessung kann als direkte (blutige) Messung oder indirekte (unblutige) Messung erfolgen. Der blutigen Messung bedient man sich auf Intensivstationen über einen arteriellen Katheter, der kontinuierlich und sehr genau die Drücke misst und anzeigt. Im praktischen Alltag bedient man sich der unblutigen Messung nach Riva-Rocci (RR) mit Manschette und Stethoskop.

Voraussetzungen für eine richtige Blutdruckmessung

- Messungen direkt nach Eintreffen des Patienten vermeiden, weil sie dann meist noch aufgeregt sind und zu hohe Werte gemessen werden.
- Adäquate Manschette verwenden: Für Erwachsene mit einem Oberarmumfang < 33 cm kann die übliche Manschette benutzt werden (13 × 24). Bei größerem Armumfang (33–41 cm) sollten größere Manschetten zum Einsatz kommen (15 × 30), ansonsten werden falsch hohe Drücke gemessen.
- Manschettendruck langsam ablassen (2–3 mmHg/Sek.).
- Mindestens einmalige Messung an beiden Armen.

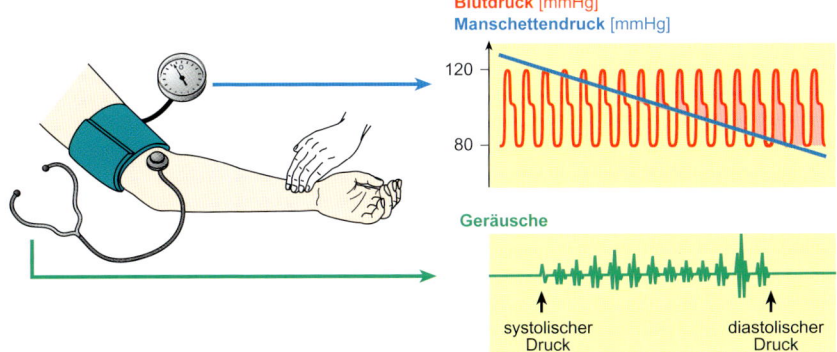

Abb. 4.10 Blutdruckmessung. [L106]

Durchführung (➤ Abb. 4.10)

Die Blutdruckmessung erfolgt am sitzenden oder liegenden Patienten. Dabei sollte die Messstelle in Herzhöhe liegen. Die Manschette (man beachte die verschiedenen Größen) 2–3 cm oberhalb des Ellenbogengelenks anlegen. Zuerst den Radialispuls palpieren und so lange die Manschette aufpumpen, bis dieser nicht mehr tastbar ist. Dann noch ca. 30 mmHg weiter aufpumpen. Im Anschluss das Stethoskop in der Ellenbeuge über der A. brachialis oder A. cubitalis auflegen und die Luft langsam ablassen (ca. 2–3 mmHg/Sek.). Vermindert man den Manschettendruck, hört man innerhalb bestimmter Druckwerte laute Geräusche. Das erste hörbare Geräusch entspricht dabei dem systolischen Blutdruck, das letzte dem diastolischen Druck. Die Geräusche entstehen durch Turbulenzen und werden Korotkow-Geräusche genannt.

Fehlerquellen

Bei der Blutdruckmessung müssen Fehlerquellen beachtet und nach Möglichkeit eliminiert werden:
- Aufgeregter Patient
- Arm ist nicht in Herzhöhe positioniert
- Nicht geeichte Manschette
- Falsche Wahl der Manschette: eine zu kleine Manschette liefert falsch hohe Drücke, eine zu große Manschette falsch niedrige Drücke
- Locker angelegte Manschette: liefert falsch hohe Drücke
- Zu schnelles Ablassen des Manschettendrucks: führt zu falsch niedrigen Blutdruckwerten

Normale und pathologische Werte (➤ Tab. 4.4)

Stadieneinteilung nach WHO-Kriterien
- Stadium I: keine Organveränderungen
- Stadium II: Organbeteiligung (u. a. Linksherzhypertrophie, Veränderungen an Netzhautarterien, Proteinurie)
- Stadium III: Organschäden (Angina pectoris, Herzinfarkt, Linksherzinsuffizienz, Schlaganfall, Netzhautblutungen, pAVK, Niereninsuffizienz)

Tab. 4.4 Normale Blutdruckwerte und Hypertonieeinteilung. Wenn systolischer und diastolischer Blutdruck bei einem Patienten in unterschiedliche Klassen fallen, sollte die höhere Klasse Anwendung finden.

Klassifikation	Systolischer Wert [mmHg]	Diastolischer Wert [mmHg]
Optimal	< 120	< 80
Normal	< 140	< 90
Milde Hypertonie	140–159	90–99
Mittelschwere Hypertonie	160–179	100–109
Schwere Hypertonie	> 180	> 110

Schellong-Test

Der Schellong-Test stellt eine Kreislauffunktionsprüfung dar, bei der mit dosierter Belastung Puls- und Blutdruckveränderungen ausgelöst werden. Diese werden dann mit den Mittelwerten verglichen, die zuvor während einer 10-minütigen Horizontallage gewonnen wurden. Der Test wird v. a. bei V. a. eine hypotone Regulationsstörung durchgeführt.

Durchführung

- Der Patient liegt 10 Minuten in Horizontallage. Während dieser Zeit 2-mal Puls und Blutdruck kontrollieren.
- Danach steht der Patient auf. Alle 2 Minuten Puls und Blutdruck messen.
- Im Anschluss erfolgt eine stärkere Belastung, z. B. in Form von Treppengehen. Dabei alle 2 Minuten Puls und Blutdruck messen.

Normwerte (➤ Abb. 4.11)

- Bei der Stehbelastung steigt die Herzfrequenz, der systolische Blutdruck fällt ab und der diastolische steigt, weil es zu einer Vasokonstriktion und einem Anstieg des peripheren Widerstandes kommt.
- Bei der Gehbelastung steigt die Herzfrequenz abermals, der systolische Blutdruck steigt ebenfalls und der diastolische Blutdruck fällt aufgrund der autoregulativen Vasodilatation der peripheren Gefäße ab.

4

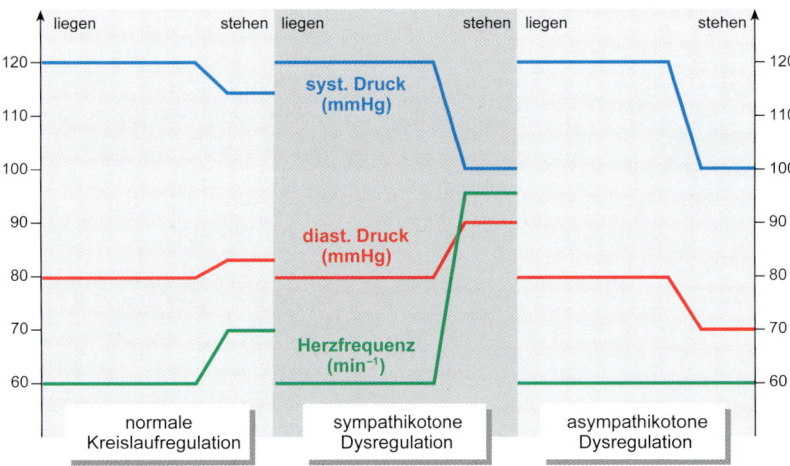

Abb. 4.11 Schellong-Test mit normaler Kreislaufregulation, sympathikotoner und asympathikotoner Dysregulation. [L106]

Pathologische Befunde

- Bei der Stehbelastung fehlender Frequenzanstieg, Abfall des systolischen Blutdrucks, in der Regel unveränderter oder auch sinkender diastolischer Blutdruck.

- Bei der Gehbelastung träger Anstieg der Herzfrequenz und des systolischen Blutdrucks sowie langsamer Abfall des diastolischen Drucks.

4.9 Differenzialdiagnostik (➤ Tab. 4.5)

Tab. 4.5 Ausgewählte Differenzialdiagnosen der Herzerkrankungen und deren Befunde.

Differenzialdiagnosen	Inspektion	Palpation und Perkussion	Auskultation	Funktionsprüfung
Herzinsuffizienz	• Belastungs- oder Ruhedyspnoe bis hin zur Orthopnoe • Asthma cardiale • Zyanose • Schwäche	• Herzspitzenstoß nach lateral und kaudal verlagert • Hebender Herzspitzenstoß • Vergrößerte Herzdämpfung	• Unter Umständen 3. Herzton hörbar (Galopprhythmus) • Systolische bzw. diastolische Geräusche bei Herzklappenfehlern	• BNP ↑ • Herzecho: Auswurffraktion ↓, Herzvergrößerung • Rö-Thorax: vergrößertes Herz, Zeichen der Lungenstauung (basal), evtl. Pleuraerguss
Rechtsherzinsuffizienz	• Zyanose • Symmetrische, eindrückbare Knöchel- bzw. Unterschenkelödeme • Anasarka bei starker Ausprägung	• Unter Umständen Herzspitzenstoß nach lateral und kaudal verlagert • Vergrößerte Herzdämpfung	• Unter Umständen 3. Herzton hörbar (Galopprhythmus) • Systolische bzw. diastolische Geräusche bei Herzklappenfehlern	• BNP ↑ • Herzecho: Auswurffraktion ↓, Herzvergrößerung • Rö-Thorax: vergrößertes Herz, Vergrößerung des rechten Vorhofs und der V. cava superior, evtl. Pleuraerguss • Positiver hepatojugulärer Reflux
Herzinfarkt	• Dyspnoe • Zyanose • Blässe und Kaltschweißigkeit • Angst	• Regelrechter Herzspitzenstoß bis nicht tastbar oder verstärkt • Bei regelrechter Größe a priori keine Veränderungen	• Herzrhythmusstörungen • Evtl. systolische Geräusche mit p. m. über dem 5. ICR links in der MCL durch akute Mitralinsuffizienz	• Troponin T/I ↑, CK ↑, CK-MB ↑, GOT ↑, LDH • EKG: meist ST-Hebung • Herzecho: u. a. hypokinetische oder akinetische Bezirke
Hypertonie	Von asymptomatisch bis: • Dyspnoe • Kopfschmerzen (okzipital) • Nasenbluten	• Kräftiger Herzspitzenstoß • Perkussion o. B., bei Vergrößerung des Herzens vergrößerte Herzdämpfung	• Herztöne o. B. • Bei gleichzeitig vorhandenen Vitien Herzgeräusche	• Langzeit-Blutdruckmessung: Erhöhung der Blutdruckwerte am Tag und evtl. in der Nacht • Herzecho: evtl. Herzhypertrophie • Bei sekundären Ursachen: z. B. Nachweis von Vanilinmandelsäure im Sammelurin beim Phäochromozytom oder Hypokaliämie beim Conn-Syndrom

Tab. 4.5 Ausgewählte Differenzialdiagnosen der Herzerkrankungen und deren Befunde. (Forts.)

Differenzialdiagnosen	Inspektion	Palpation und Perkussion	Auskultation	Funktionsprüfung
Hypotonie	Von asymptomatisch bis: • Blässe • Schwindel • Kollapsneigung	• Zarter Herzspitzenstoß • Perkussion o. B.	• Herztöne o. B. • Bei gleichzeitig vorhandenen Vitien Herzgeräusche	Bei orthostatischer Hypotonie pathologischer Schellong-Test
Bakterielle Endokarditis	Zeichen akuter Herzinsuffizienz: • Dyspnoe bis hin zur Orthopnoe • Zyanose • Symmetrische Beinödeme • Osler-Knötchen • Subunguale Einblutungen	• Je nach Schwere der Herzinsuffizienz: von zartem bis zum hebenden Herzspitzenstoß • Vergrößerte Herzdämpfung	Neu aufgetretene Herzgeräusche über den erkrankten Herzklappen	BSG ↑, CRP ↑, Leukozytose, positive Blutkultur

4

HINWEIS PRÜFUNG

Das gesamte Kapitel der Gefäßuntersuchung ist prüfungsrelevant und sollte im Hinblick auf Durchführung und Interpretation der Befunde sicher beherrscht werden.

5.1 Erster Eindruck

Der erste Eindruck vom Patienten kann bereits auf potenziell vorhandene Erkrankungen der Blutgefäße hinweisen. Die Befunde gleichen denen im ➤ Kapitel 4.1 beschriebenen Veränderungen.

5.2 Ausschluss eines Notfalls

Um einen Notfall auszuschließen, die Vitalzeichen überprüfen:
- Blutdruck
- Herzfrequenz
- Bewusstseinslage
- Temperatur
- Atemfrequenz

Die wichtigsten und häufigsten angiologischen Notfälle sind:
- **Akuter Extremitätenschmerz:** bei akutem Extremitätenverschluss, pAVK, tiefer Beinvenenthrombose, Bandscheibenvorfall, Erysipel (➤ Tab. 5.1)
- **Synkope:** bei Kreislaufinsuffizienz (➤ Tab. 4.2)

5.3 Anamnestische Anhaltspunkte

Im Rahmen der Anamnese können folgende Angaben Hinweise auf kardiovaskuläre Erkrankungen liefern:
- Nikotinabusus als Risikofaktor für Arteriosklerose
- Metabolisches Syndrom mit Adipositas (insbesondere vom Apfeltyp), Hypertonie, pathologischer Glukosetoleranz, Dyslipo-

Tab. 5.1 Differenzialdiagnostik bei akuten Extremitätenschmerzen.

Ursachen	Differenzialdiagnosen, Merkmale
Akuter Extremitätenverschluss	6 „P" nach Pratt: • Plötzliche starke Schmerzen distal des Verschlusses (Pain) • Pulslosigkeit distal des Verschlusses (Pulslessness) • Kalte Extremität und blasse Extremität (Paleness) • Neurologische Defizite als Parästhesie (Paresthesia) und Paralyse (Paralysis) • Evtl. Schockzeichen (Prostration)
pAVK	• Schleichender Beginn • Schmerzen entweder unter Belastung (Stadium IIa und IIb) oder in Ruhe (Stadien III und IV) • Kühle Extremitäten • Haut blass oder livide-zyanotisch • Trophische Störungen: Haut- und Muskelatrophie, Haut trocken, haarlos • Pulse je nach Stadium noch tastbar oder fehlend • Ulkusbildung im Endstromgebiet, entweder an den Zehen und/oder am lateralen Knöchel
Tiefe Beinvenenthrombose	• Schwellung, Schmerzen, Rötung und Überwärmung der gesamten Extremität • Sichtbare periphere Venen (Pratt-Warnvenen) • Pulse meist erhalten • Positives Meyer-, Payr-, Rielander- und Homanns-Zeichen
Bandscheibenvorfall	• Starke, einschießende Schmerzen, vom lumbosakralen Bereich in die Beine ausstrahlend • Neurologisches Defizit: Sensibilitätsverlust im Dermatom, Ausfall von Kennmuskeln, erloschene Reflexe

proteinämie und Hyperurikämie begünstigt die Bildung einer Arteriosklerose

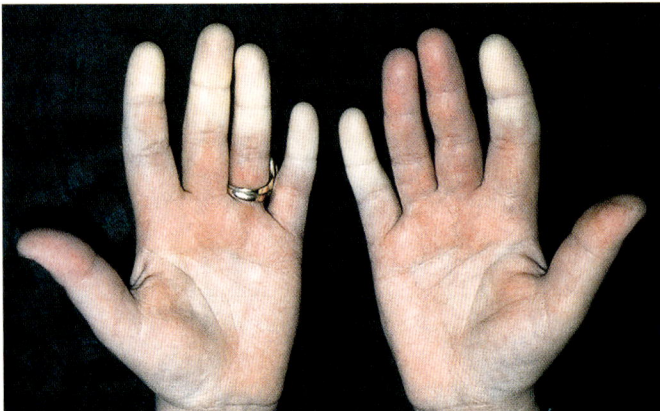

Abb. 5.1 Raynaud-Syndrom. [M180]

- Östrogeneinnahme kann im Zusammenspiel mit Nikotinabusus das Risiko einer tiefen Beinvenenthrombose beträchtlich erhöhen
- Vorbestehende Herzerkrankungen, v. a. Vorhofflimmern, als Risiko für akute Extremitätenembolie
- Familiäre Häufung von kardiovaskulären Erkrankungen

5.4 Inspektion

Neben den Befunden, die man bereits aus dem ersten Eindruck des Patienten gewonnen hat, können bei der Inspektion, besonders der unteren Extremitäten, weitere Befunde erhoben werden.

Hautfarbe

- **Blässe:** Hinweis auf eine Minderversorgung des betroffenen Bereichs mit Blut und Sauerstoff, u. a. beim akuten Extremitätenverschluss, der pAVK oder beim Raynaud-Syndrom (Vasospasmus der arteriellen Gefäße, der zunächst zu einer Blässe der Finger, dann zu einer Zyanose und anschließend zu einer Rötung führt; ➤ Abb. 5.1)
- **(Livide) Rötung:** durch u. a. entzündliche Erkrankungen wie Erysipel, tiefe Beinvenenthrombose (➤ Abb. 5.2), Lymphstau
- **Zyanose:** Blaufärbung der Extremitäten entweder durch verminderte Herzleistung, verminderte Oxygenation in der Lunge oder erhöhte Sauerstoffausschöpfung in der Peripherie, z. B. bei pAVK (siehe auch ➤ 6.4)
- **Pigmentverschiebungen:** Hyperpigmentierungen und/oder Depigmentierungen bei chronisch-venöser Insuffizienz (CVI)

Trophische Störungen

Gelten als Ausdruck einer **verminderten arteriellen Durchblutung** und damit einer reduzierten Ernährung des Gewebes (➤ Abb. 5.3). Sie können in Erscheinung treten als

- Hautatrophie
- Muskelatrophie

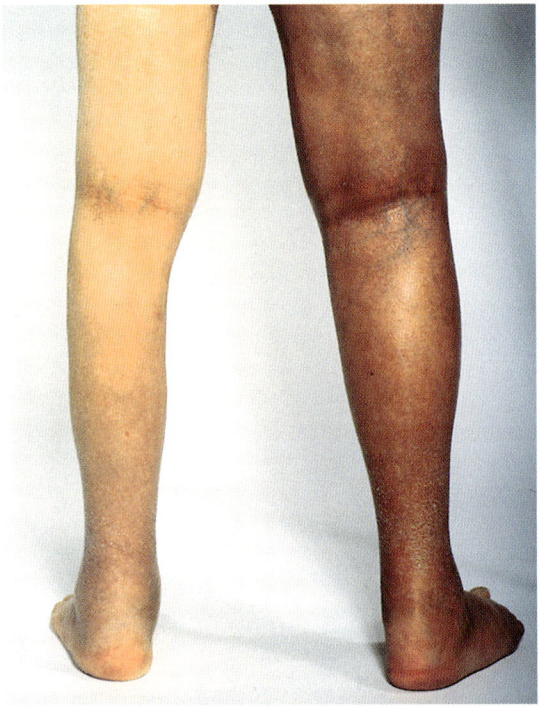

Abb. 5.2 Tiefe Beinvenenthrombose. [E273]

- Trockene Haut
- Verlust der Behaarung

Nekrosen, Ulzera

Beinulzera (Ulcus cruris; ➤ Abb. 5.4, ➤ Abb. 5.5, ➤ Abb. 5.6) können u. a. im Rahmen der pAVK, chronisch-venösen Insuffizienz oder als diabetisches Ulkus auftreten (➤ Tab. 5.2).

Varizen

Varizen sind Erweiterungen und Schlängelungen der oberflächlichen Venen. Sie können als primäre Varikosis entstehen oder

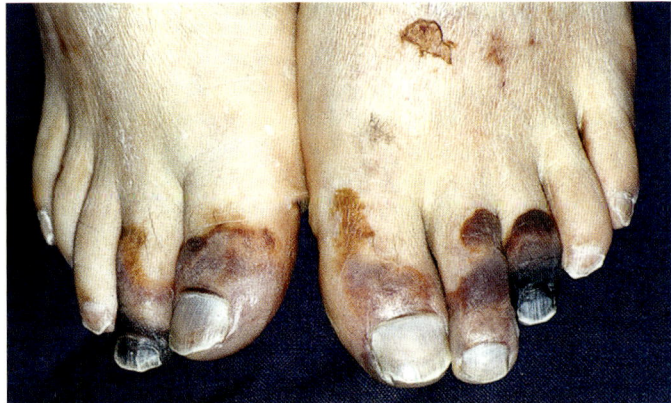

Abb. 5.3 Trophische Störungen bei der pAVK. [M537]

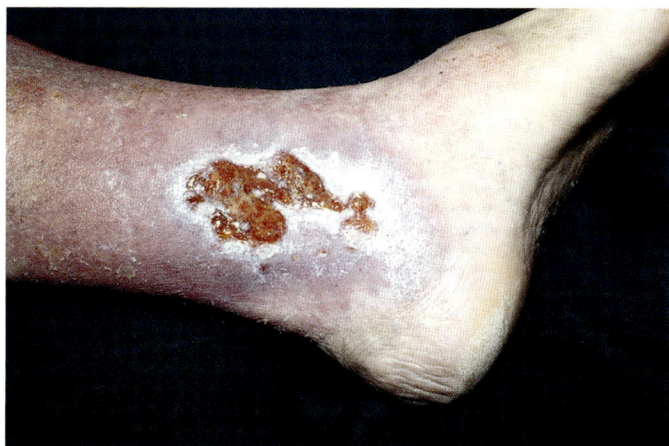

Abb. 5.4 Venöses Ulcus cruris. [M537]

Tab. 5.2 Differenzialdiagnostik von Ulzera.

	Venöses Ulkus	Arterielles Ulkus	Diabetisches Ulkus
Lokalisation	Innere, selten äußere Fußknöchelregion	• Zehen • Füße • Lateraler Unterschenkel	An druckbelasteten Stellen, häufig der Plantarseite der Füße
Schmerzhaftigkeit	Kaum oder mäßige Schmerzen	Starke Schmerzen	Keine oder kaum Schmerzen
Hautveränderungen	• Hyperpigmentierung • Ödem • Zyanose • Erweiterte Venen	• Haut und Muskulatur atroph • Fehlende Behaarung • Blass-zyanotische Haut	• Haut trocken, meist warm und rosig • Verminderte Sensibilität • Fehlender Achillessehnenreflex
Temperatur	Warme Extremität	Kühle Extremität	Warme Extremität

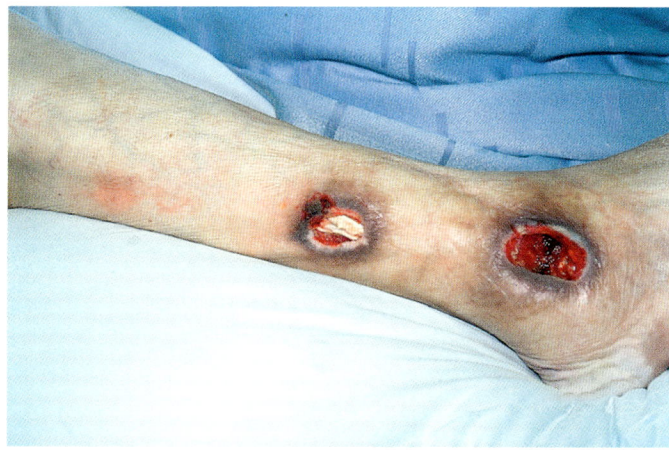

Abb. 5.5 Arterielles Ulcus cruris. [E894]

sekundär als postthrombotisches Syndrom (dann meist einseitig) oder im Zuge der chronisch-venösen Insuffizienz.

Je nach Kaliber unterscheidet man (➤ Abb. 5.7):
- **Besenreiservarizen:** Erweiterung der kleinsten Venen
- **Retikuläre Varizen:** netzartige Erweiterung der etwas größeren Venen
- **Stammvarizen:** Erweiterung der V. saphena magna und/oder parva

Ödeme

Ödeme sind Schwellungen des interstitiellen Raums, die unterschiedliche Ursachen haben können. Bei der Inspektion werden Lokalisation und Ausdehnung der Ödeme festgehalten. Die jeweiligen Ödeme können erkennbar sein durch/als
- **Knöchelödeme:** Wülste, die über den Schuhrand herausragen
- **Unterschenkelödeme:** durch Einschnürungen von Socken oder Strümpfen
- **Beinödeme:** ausgedehnte Ödeme als diffuse Schwellung
- **Anasarka:** stammbetonte Ödeme, die sich häufig bei bettlägerigen Patienten entwickeln und Ausdruck einer schweren Herzinsuffizienz oder eines nephrotischen Syndroms sein können

Ferner kann die Symmetrie beurteilt werden:
- **Einseitige Ödeme:** bei lokalen Prozessen, die auf eine Extremität beschränkt bleiben, u. a. bei Abflussstörungen bei tiefer Beinvenenthrombose oder entzündlichen Erkrankungen (z. B. Phlegmone)
- **Symmetrische Ödeme:** sind auf systemische Ursachen zurückzuführen, z. B. Rechtsherzinsuffizienz oder nephrotisches Syndrom

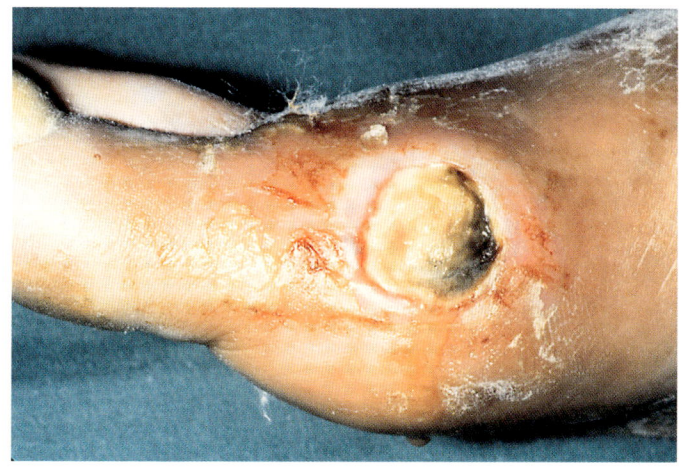

Abb. 5.6 Diabetisches Ulkus. [E273]

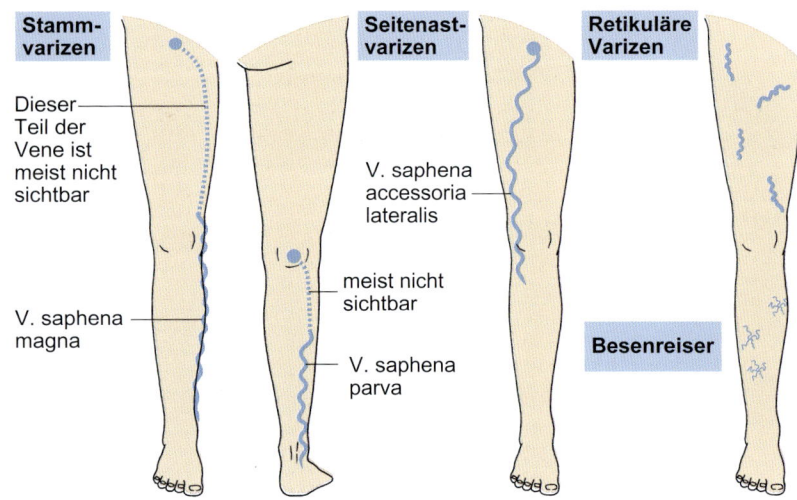

Abb. 5.7 Einteilung der Varikose. [L157]

5.5 Palpation

Bei der Palpation erfolgen die Prüfung der Temperatur der Beine, Füße und Hände, Beurteilung der Ödeme und die Erfassung des Pulsstatus. Ferner können palpatorisch die Zeichen der tiefen Beinvenenthrombose erfasst werden.

Temperatur

- Kalte oder kühle Extremität: bei Störungen des arteriellen Flusses, z. B. beim akuten Extremitätenverschluss oder der pAVK
- Überwärmte Extremität: bei entzündlichen Geschehen (z. B. Erysipel, Thrombophlebitis), venösen Erkrankungen (z. B. tiefe Beinvenenthrombose, chronisch-venöse Insuffizienz)

Ödeme

Bei der Palpation werden **Eindrückbarkeit, Beschaffenheit** und **Schmerzhaftigkeit** des Ödems geprüft.

Durchführung

Am liegenden Patienten die Ödeme zunächst vorsichtig eindrücken. Zu achten ist auf Dellenbildung, Konsistenz (weich, teigig oder derb) und auf begleitende Schmerzreaktionen.

Normalbefund

Keine Ödembildung, d. h. nach Druck auf das betroffene Gewebe keine Dellenbildung. Die Haut und das darunter liegende Gewebe sind elastisch.

Pathologische Befunde

- **Eindrückbare Ödeme,** weiche Konsistenz und Dellenbildung (➤ Abb. 5.8): Hinweise auf Zunahme des hydrostatischen Drucks und/oder Abnahme des kolloidosmotischen Drucks.
- **Nicht eindrückbare Ödeme,** derbe Konsistenz, keine bleibende Dellenbildung: Können als Folge der Hypothyreose als Myxödem oder als Lymphödem durch gestörten lymphatischen Abfluss auftreten. Ferner kann eine Fettablagerung als Lipödem eine Ursache sein.

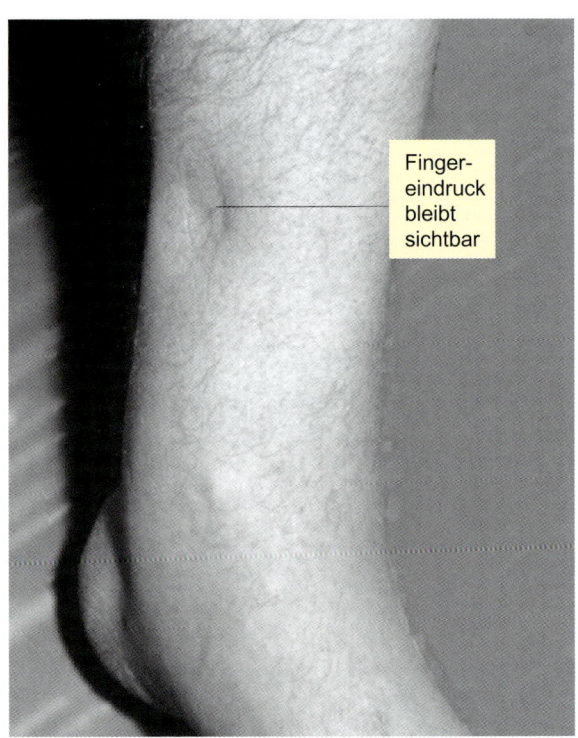

Finger-eindruck bleibt sichtbar

Abb. 5.8 Eindrückbares Unterschenkelödem bei Rechtsherzinsuffizienz. [T127]

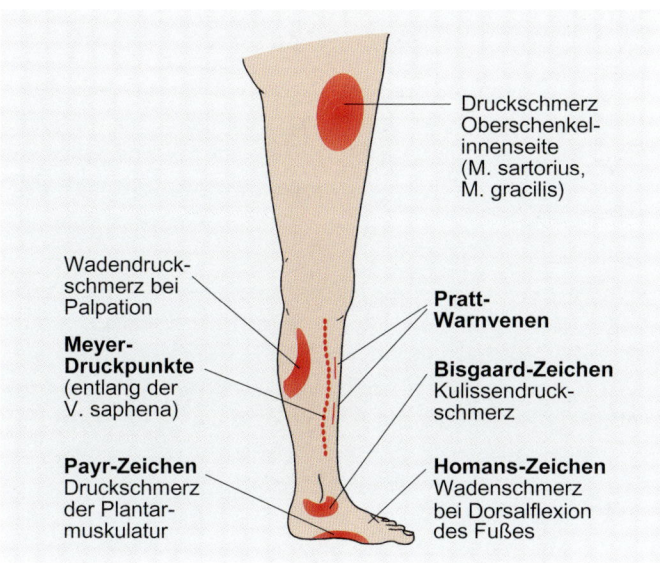

Druckschmerz
Oberschenkel-
innenseite
(M. sartorius,
M. gracilis)

Wadendruck-
schmerz bei
Palpation

**Meyer-
Druckpunkte**
(entlang der
V. saphena)

Payr-Zeichen
Druckschmerz
der Plantar-
muskulatur

**Pratt-
Warnvenen**

Bisgaard-Zeichen
Kulissendruck-
schmerz

Homans-Zeichen
Wadenschmerz
bei Dorsalflexion
des Fußes

Abb. 5.9 Klinisch wichtige Zeichen der tiefen Beinvenenthrombose. [L157]

Pulsstatus

➤ 4.4

Zeichen der tiefen Beinvenenthrombose

Neben der Inspektion des betroffenen Areals, einer Beinumfangsmessung und Palpation der Hauttemperatur können folgende Zeichen geprüft werden (➤ Abb. 5.9):

- **Meyer-Zeichen:** Der Druck, der punktuell entlang der Tibiavorderkante auf das Gewebe ausgeübt wird, verursacht starke Schmerzen im Bereich des thrombosierten Areals.
- **Payr-Zeichen:** Beim Druck auf das Längsgewölbe des Fußes empfindet der Patient Schmerzen im thrombosierten Gebiet.
- **Homanns-Zeichen:** Die Dorsalextension des Fußes ist im thrombosierten Gebiet schmerzhaft.
- **Bisgaard-Zeichen:** Beim Druck auf die Region unterhalb des medialen Knöchels äußert der Patient Schmerzen im thrombosierten Gebiet.

5.6 Auskultation

Durch die Auskultation der Gefäße können Stenosegeräusche wahrgenommen werden. Auskultiert werden größerkalibrige Arterien, z. B. die A. carotis communis oder die A. femoralis.

Auskultation der A. carotis communis

Die Auskultation der A. carotis communis dient der Fahndung nach Stenosen und der Bestimmung der Fortleitung vom Aortenklappenareal.

Durchführung

Am liegenden Patienten das Stethoskop am Vorderrand des M. sternocleidomastoideus auflegen. Im Anschluss den Patienten bitten, kurz den Atem anzuhalten. Potentiell vorhandene Stenosierungen der Arterie können als zischendes Stenosegeräusch gehört werden. Es empfiehlt sich vorab die Auskultation der Herztöne, um eventuell vorhandene Herzgeräusche und deren Fortleitung zu erfassen.

Normalbefund

Keine Stenosegeräusche über den Karotiden.

Pathologische Befunde

- **Beidseitige Geräusche:** Sind entweder Hinweis auf Stenosierung der Karotiden oder eine Fortleitung des Aortenklappenstenose-Geräusches. Im Falle einer Geräuschfortleitung wird ein Systolikum mit p. m. über dem 2. ICR rechts parasternal hörbar sein.
- **Einseitige Geräusche:** Sind ein Hinweis auf stenosierende einseitige Prozesse in der A. carotis communis.

5.7 Funktionsprüfung

Bei der Funktionsprüfung werden Testungen für die Funktionstüchtigkeit der Arterien und Venen durchgeführt.

Lagerungsprobe nach Ratschow

Die Lagerungsprobe nach Ratschow ist ein Test, der Hinweise auf eine **pAVK** geben kann.

Durchführung

Der Patient liegt mit senkrecht gehobenen Beinen auf dem Rücken und führt 2–5 Minuten lang kreisende Bewegungen mit den Füßen durch. Anschließend setzt er sich mit herabhängenden Beinen auf.

Normalbefund

Keine Schmerzen während der Ausführung der kreisenden Bewegungen. Beim Herabhängen der Beine erfolgt eine reaktive Hyperämie innerhalb von 10 Sekunden.

Pathologische Befunde

Bei der pAVK ist ein Kreisen gar nicht oder nur unter Schmerzen wegen der Ischämie der Muskulatur möglich. Beim Herabhängen der Beine fehlt die reaktive Hyperämie; die Beine bleiben blass oder die Reaktion ist deutlich verzögert (➤ Abb. 5.10). Meist muss der Patient auch eine Weile sitzen bleiben, bis die Schmerzhaftigkeit der Beine nachlässt.

5

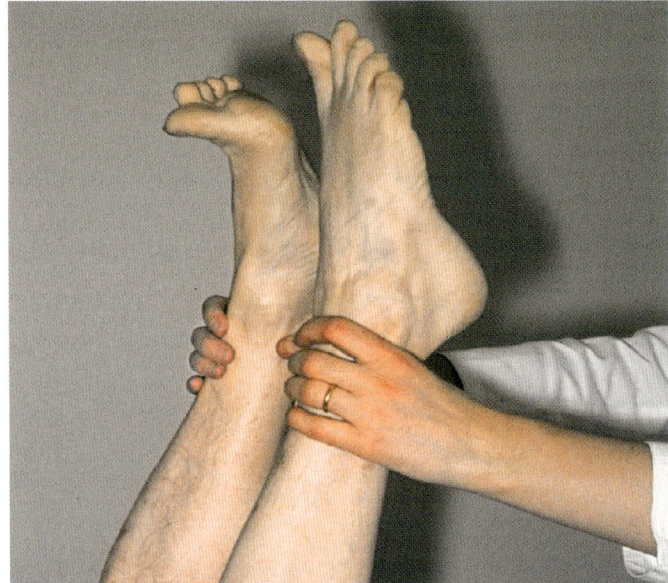

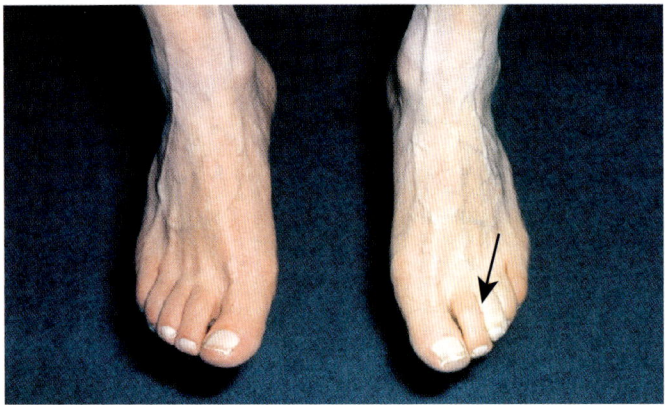

Abb. 5.10 Lagerungsprobe nach Ratschow. Durchblutungsstörung mit Weißfärbung der 3. Zehe links nach der Belastungsprobe (Pfeil). [M180]

Allen-Test

Der Allen-Test kann zur Prüfung der **A. radialis** und **A. ulnaris** herangezogen werden, u. a. bei Verdacht auf Verschluss einer Arterie, zur Prüfung der anatomischen Gegebenheiten (häufig ist die A. ulnaris dysplastisch oder gar nicht angelegt) und vor arteriellen Punktionen.

Durchführung

Während der Patient wiederholt die Faust schließt und öffnet, komprimiert der Untersucher gleichzeitig solange die A. radialis und A. ulnaris, bis die Hand abblast. Dann kann entweder nur eine Arterie dekomprimiert werden oder beide Seiten.

Normalbefund

Bei intakter Funktion der Arterien und beidseits angelegten Arterien kommt es bei Entkomprimierung einer der beiden Arterien innerhalb von 10–15 Sekunden zur reaktiven Hyperämie.

Pathologische Befunde

Bei der Entkomprimierung der Arterien bleibt ein Handgebiet blass. Eine fehlende Hyperämie in den radialen Bereichen der Hand spricht für den Verschluss der A. radialis, eine fehlende Hyperämie in den ulnaren Gebieten für einen Verschluss oder fehlende Anlage der A. ulnaris.

> ### Merke
>
> Vor arteriellen Punktionen, die meist auf Intensivstationen zur Blutgasanalyse durchgeführt werden, immer den Allen-Test durchführen. Dazu beide Arterien komprimieren, während der Patient die Faust öffnet und schließt, dann nur die A. ulnaris dekomprimieren. Fehlt die reaktive Hyperämie, ist von einer nicht angelegten A. ulnaris auszugehen und eine arterielle Punktion der A. radialis kontraindiziert. Denn nach der arteriellen Punktion ist ein Druckverband nötig, der für einige Zeit die Arterie völlig komprimiert. Weil bei einer nicht angelegten A. ulnaris die A. radialis alleine für die Versorgung der Hand zuständig ist, kann der Druckverband auf die allein versorgende Arterie eine Gewebeischämie nach sich ziehen.

Trendelenburg-Test

Beim Trendelenburg-Test wird der Zustand der **oberflächlichen Beinvenen**, der **Vv. perforantes** und der **Venenklappen** beurteilt.

Durchführung

Das Bein hochlagern und ausstreichen, dann die V. saphena magna unterhalb des Leistenbandes stauen. Im Anschluss steht der Patient auf.

Normalbefund

Keine sichtbare Venenfüllung, weder im Liegen, noch im Stehen oder nach Entstauung.

Pathologische Befunde

Füllen sich die Varizen noch während der Patient liegt oder gleich nach dem Aufstehen, spricht das für eine Insuffizienz der Vv. perforantes. Kommt es nach Entstauung zum Rückfluss des Blutes von oben nach unten, liegt eine Klappeninsuffizienz der V. saphena magna oder eine Insuffizienz der Mündungsklappe in die V. femoralis vor.

Perthes-Test

Beim Perthes-Test wird der Zustand der **Vv. perforantes** und der **oberflächlichen Beinvenen** beurteilt.

Durchführung

Vor dem Perthes-Test die Beine im Stehen beurteilen und den Vari-
zenverlauf festhalten. Danach im Liegen die Beine hochlagern und
ausstreichen. Im Anschluss dem Patienten eine Staubinde oberhalb
der Varizen anlegen. Der Patient geht dann umher.

Normalbefund

Keine sichtbare Venenfüllung, weder im Liegen, noch im Stehen
oder nach Entstauung.

Pathologische Befunde

Sind die Perforansvenen durchgängig, entleert sich das Blut aus den
oberflächlichen Varizen in die Tiefe. Sind die Perforansvenen (oder
auch meist die tiefen Venen) insuffizient, füllen sich die Varizen mit
Blut.

Schellong-Test

Prüfung auf (a-)sympathikotone Reaktionslage (➤ 4.8).

5.8 Differenzialdiagnostik (➤ Tab. 5.3)

Tab. 5.3 Ausgewählte Differenzialdiagnosen der Gefäßerkrankungen und deren Befunde.

Differenzialdiagnosen	Inspektion	Palpation	Funktionsprüfung
pAVK	• Dünne, livide und haarlose Extremität • In fortgeschrittenen Stadien Ulkusbildung an Zehen und lateralen Knöcheln	Kühle Extremität	• Fehlende Pulse distal der Stenose, häufig an der A. dorsalis pedis und A. tibialis posterior • Pathologischer Ratschow-Test
Akuter Extremitätenverschluss	Blasse Extremität	Kalte Extremität	Fehlende Pulse distal der Stenose
Varikosis	Sichtbare, erweiterte und geschlängelte Venen	• Warme Extremität • Evtl. Schmerzhaftigkeit der Varizen	Positiver Perthes- und Trendelenburg-Test bei gleichzeitiger Insuffizienz der Vv. perforantes
Chronisch venöse Insuffizienz (CVI)	• Schwellung am Fuß und Unterschenkel • Hyperpigmentierung • In fortgeschrittenen Stadien Atrophie blanche und Ulkusbildung am medialen Knöchel • Sekundäre Varikosis	• Warme Extremität • Eindrückbare Ödeme mit Dellenbildung	Positiver Perthes- und Trendelenburg-Test
Thrombophlebitis	• Sichtbare strangförmige Rötung • Lokale Schwellung einer Vene	Überwärmung und Schmerzen am Venenstrang	Bei starker Ausprägung evtl. systemische Entzündungszeichen
Tiefe Beinvenenthrombose	Geschwollenes, rötlich-livide verfärbtes Bein	• Überwärmung • Evtl. Dellenbildung im ödematösen Gebiet	Positives Meyer-, Payr-, Rielander- und Homanns-Zeichen
Erysipel	Scharf begrenzte flammende Rötung	• Überwärmung • Schmerzhaftigkeit	Fieber, BSG ↑, CRP ↑, Leukozyten ↑
Lymphödem	• Zehen betroffen • Je nach Ausprägung Schwellung des Vorfußes, Unterschenkels und Oberschenkels	• Derbe Konsistenz • Ödem nur im Stadium I eindrückbar, in den Stadien II und III nicht eindrückbar	Positives Stemmer-Zeichen: Haut über den Zehen und dem Fußrücken lässt sich nicht abheben

5

HINWEIS PRÜFUNG

Das gesamte Kapitel der Lungenuntersuchung ist prüfungsrelevant und sollte im Hinblick auf Durchführung und Interpretation der Befunde sicher beherrscht werden.

6.1 Erster Eindruck

Der erste Eindruck vom Patienten kann bereits auf potenziell vorhandene Erkrankungen der oberen und unteren Atemwege hinweisen.

Mögliche auffallende Befunde können am noch bekleideten Patienten sein:

- **Zyanose:** Die Blaufärbung der Haut kann an Akren (Lippen, Nase, Ohrläppchen und Fingern) auftreten und ist auf einen Sauerstoffmangel zurückzuführen. Sie kann bei Lungenerkrankungen (z. B. Emphysem, Asthmaanfall, großen Atelektasen, Bronchialkarzinom, Pneumothorax) oder bei Herzerkrankungen (z. B. Herzfehlern, Herzinsuffizienz) auftreten. Ebenfalls kann sie durch einen reduzierten Atemantrieb verursacht sein, etwa durch Schädigung der Medulla oblongata nach Apoplex oder durch Intoxikationen mit sedierenden Substanzen.
- **Dyspnoe (Atemnot):** Geht mit Beklemmungsgefühl und Lufthunger einher und liefert Hinweise auf Erkrankungen u. a. der Lunge und oberen Atemwege, Herzerkrankungen oder Erkrankungen des Atemzentrums. Neben der Dyspnoe können eine **Tachypnoe** oder **Orthopnoe** vorliegen.
- **Stridor:** Er gibt Hinweise auf Obstruktionen in den Atemwegen. Dabei kann die stridoröse Atmung pfeiffend bzw. schnarrend sein. Ein inspiratorischer Stridor tritt bei Verengung der oberen Luftwege auf, u. a. durch Fremdkörper, Tumoren, Glottisödem, eine große Struma oder Diphtherie. Ein exspiratorischer Stridor tritt bei Verengungen der Bronchien auf, z. B. bei Asthma bronchiale.

- **Husten, Auswurf:** Kann Hinweise auf bronchopulmonale Erkrankungen oder Herzerkrankungen liefern.
- **Körperhaltung:** Patienten mit Lungenerkrankungen präferieren eine sitzende Körperhaltung mit Aktivierung der Atemhilfsmuskulatur.
- **Jugularvenenstauung:** Eine symmetrische Jugularvenenstauung kann Ausdruck einer Lungenerkrankung sein, die bereits eine Rechtsherzinsuffizienz zur Folge hat. Eine einseitige Jugularvenenstauung gibt Hinweise auf lokale Kompressionserscheinungen, z. B. durch einen Lungenspitzentumor (Pancoast-Tumor).
- **Horner-Syndrom:** Miosis, Ptosis und Enophthalmus.

6.2 Ausschluss eines Notfalls

Die wichtigsten und häufigsten Notfälle der Pulmonologie sind:
- **Dyspnoe:** mögliches Symptom einer kardiopulmonalen Erkrankung (➤ Tab. 6.1)
- **Thoraxschmerzen:** bei Lungenembolie, Angina pectoris, Herzinfarkt (➤ Tab. 4.1)

Tab. 6.1 Differenzialdiagnostik bei Dyspnoe.

Ursachen	Differenzialdiagnosen
Pulmonal	• Akute, chronische Bronchitis • Pneumonie • Tuberkulose • Pneumothorax • Asthma bronchiale • Emphysem
Kardiovaskulär	• Herzinsuffizienz • Lungenembolie
Neurologisch	• Schädigung des Atemzentrums durch z. B. Hirndrucksteigerung • Neuromuskulär, z. B. Myasthenia gravis

Tab. 6.1 Differenzialdiagnostik bei Dyspnoe. (Forts.)

Ursachen	Differenzialdiagnosen
Mechanisch	Fremdkörper bzw. Verlegung der oberen Atemwege
Muskuloskelettal	• Skoliose • Kyphose, z. B. Morbus Bechterew
Hämatologisch	Anämie
Psychogen	• Hyperventilation • Angststörung

Tab. 6.2 Differenzialdiagnostik bei Hämoptysen.

Ursachen	Differenzialdiagnosen
Infektiös	• Bronchitis • Pneumonie • Tuberkulose • Bronchiektasen
Kardiovaskulär	• Lungenembolie • Lungeninfarkt • Herzversagen • Mitralstenose
Gerinnungsstörung	• Marcumar • Heparin • Leberinsuffizienz • Leukämie
Neubildungen	• Bronchialkarzinom • Metastasen
Rheumatisch	Vaskulitis

• **Hämoptoe, Hämoptysen:** mögliches Symptom maligner Neubildungen der Atemwege; Hämoptysen sind blutige Beimengungen im Sputum, z. B. als rote Blutfädchen (➤ Tab. 6.2), Hämoptoe ist Bluthusten

6.3 Anamnestische Anhaltspunkte

Im Rahmen der Anamnese können folgende Angaben auf eine Lungenerkrankung hinweisen:
• Nikotinkonsum
• Berufliche Noxenexposition, u. a. Asbest, Nickel, Stäube
• Familiäre Häufung von Lungenerkrankungen, z. B. Asthma bronchiale, Tuberkulose
• Tierkontakte, z. B. Vogelzüchter

6.4 Inspektion

Neben den Befunden, die man schon aus dem ersten Eindruck des Patienten gewonnen hat, können bei der Inspektion des Thorax und der Atmung weitere wichtige Befunde erhoben werden.

Thoraxdeformitäten

• **Fassthorax:** Fassförmige Form des Thorax mit horizontal verlaufenden Rippen, breiten Interkostalräumen, geblähten Schlüs-

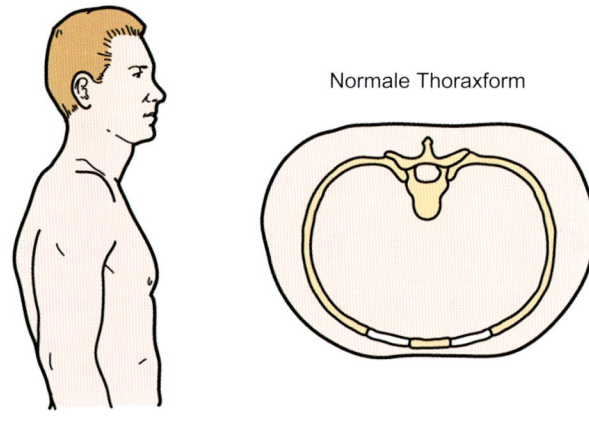

Normale Thoraxform

Klinisches Erscheinungsbild   Thoraxquerschnitt

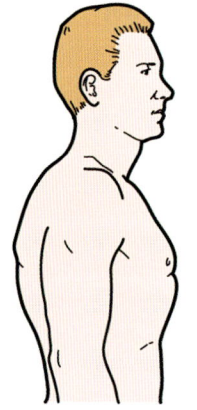
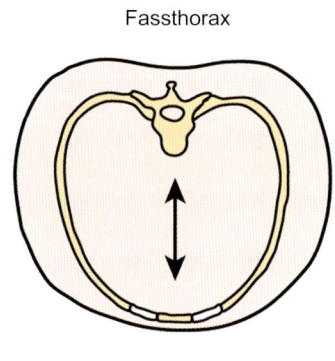

Fassthorax

Klinisches Erscheinungsbild   Thoraxquerschnitt

Abb. 6.1 Fassthorax. [E427]

selbeingruben („Emphysemkissen") und einem breiten epigastrischen Winkel (➤ Abb. 6.1); typischer Befund beim Lungenemphysem.
• **Trichterbrust:** Angeborene Anomalie, bei der das Sternum ist eingezogen ist. Meist sind keine Auswirkungen auf die Atmung zu beobachten, das Herz kann nach links verlagert sein.
• **Hühnerbrust:** Angeborene Anomalie, bei der das Sternum über das Thoraxniveau hinausragt.
• **Glockenthorax:** Glockenartige Form des Thorax bei Rachitis bzw. Osteomalazie. Dabei ist der Ansatz des Zwerchfells an der Thoraxwand eingezogen.
• **Thoraxasymmetrie durch Kyphoskoliose:** Durch die Seitverbiegung der Wirbelsäule kann die Lunge in ihrer Lage und Ausdehnung beeinträchtigt sein.
• **Thoraxasymmetrie nach Rippenfraktur:** Durch eine Rippenserienfraktur kann eine Asymmetrie bedingt sein. Begleitet wird der Zustand von starken Schmerzen und einer paradoxen Atmung.

Atemfrequenz

- **Eupnoe:** Normale Atmung ist leise mit 14–19 Atemzügen pro Minute.
- **Tachypnoe:** Beschleunigte Atmung mit einer Atemfrequenz von mehr als 20 Atemzügen pro Minute. Sie tritt auf bei Sauerstoffmangel, Lungen-, Herzerkrankungen, Erkrankungen des Atemzentrums, psychogen oder im Rahmen einer Anämie. Physiologisch ist eine Tachypnoe bei körperlichen und seelischen Belastungen.
- **Bradypnoe:** Verlangsamte Atmung mit weniger als 14 Atemzügen pro Minute. Sie kann bei Störungen des Atemzentrums oder Intoxikationen, u. a. mit Opiaten und Schlafmitteln, auftreten.

Atemstörungen (➤ Abb. 6.2)

- **Hyperventilation:** Die Atmung ist beschleunigt und tief. Sie kann bei Stress, Fieber oder Hyperthyreose auftreten. Die psychogene Hyperventilation ist meist angstbedingt und geht mit zunächst perioraler Parästhesie und mit Pfötchenstellung der Hände einher.
- **Hypoventilation:** Bei Störungen des Atemzentrums oder Intoxikationen.
- **Oberflächliche Atmung:** Bei Schmerzzuständen.
- **Kussmaul-Atmung:** Abnorm tiefe und beschleunigte Atmung. Sie tritt als Kompensationsatmung im Zuge einer metabolischen Azidose auf, u. a. bei Ketoazidose (Coma diabeticum) oder beim Coma uraemicum.
- **Cheyne-Stokes-Atmung:** Periodisch ab- und zunehmende Atmung mit Pausen. Diese Atemstörung kann im Rahmen eines Apoplex, bei Enzephalitis oder Herzinsuffizienz vorkommen. Selten bei Aufenthalt in großen Höhen.
- **Biot-Atmung:** Regelmäßige Atmung mit Pausen. Sie kann nach einem Schädeltrauma oder bei Hirndruck mit Verletzung des Atemzentrums, selten begleitend bei einer Meningitis auftreten.
- **Dyspnoe:** Erschwerte Atmung (➤ 4.2).
- **Orthopnoe:** Schwerste Atemnot, die beim Liegen auftritt und durch Aufsetzen gebessert wird. Die Patienten nehmen meist eine „Kutscherhaltung" ein, die automatisch zusätzlich auch die Atemhilfsmuskeln aktiviert. Tritt bei Linksherzinsuffizienz auf.

Zyanose

Die Blaufärbung kann an Akren (Lippen, Nase, Ohrläppchen und Fingern) auftreten und ist auf einen Sauerstoffmangel zurückzuführen. Je nach Ursache unterscheidet man:

- **Zentrale Zyanose** durch verminderte Sättigung der Erythrozyten mit Sauerstoff, z. B. bei Pneumonie, Lungenemphysem, Asthmaanfall, Lungenembolie, Lungenödem, angeborenen Herzfehlern mit Rechts-Links-Shunt, Höhenaufenthalt. Neben den Akren erscheinen auch die Zungengrundvenen bläulich.
- **Periphere Zyanose** durch vermehrte Sauerstoffausschöpfung des Blutes in den Kapillaren, z. B. bei Schock, Herzinsuffizienz,

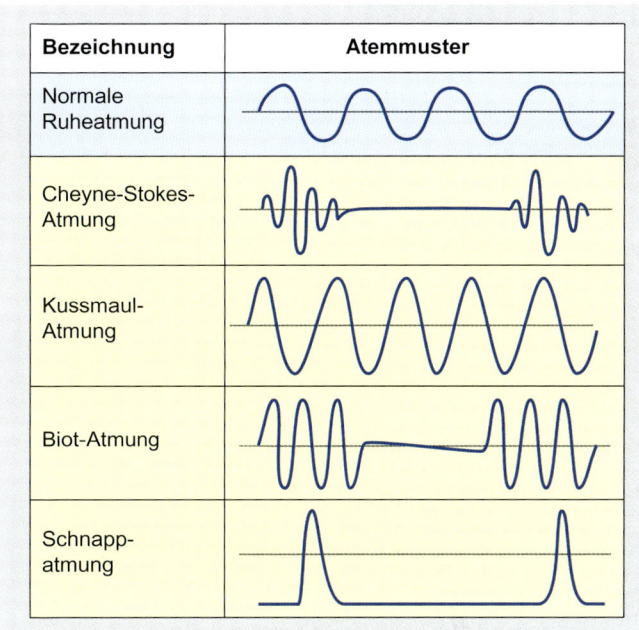

Bezeichnung	Atemmuster
Normale Ruheatmung	
Cheyne-Stokes-Atmung	
Kussmaul-Atmung	
Biot-Atmung	
Schnapp-atmung	

Abb. 6.2 Pathologische Atmungsmuster. [A400]

Kälteexposition, Vasokonstriktion, Polyglobulie, Phlebothrombose. Die Zungengrundvenen sind rosig, die Akren livide.

Jugularvenenstauung

Gestaute Halsvenen sind Zeichen einer Rechtsherzinsuffizienz. Beurteilt wird die Stauung in 30° Oberkörperhochlagerung. Bei flach gelagerten Patienten sind die Jugularvenen auch bei gesunden gestaut.

Eine **symmetrische Jugularvenenstauung** kann Ausdruck einer Lungenerkrankung sein, die bereits eine Rechtsherzinsuffizienz zur Folge hat. Eine **einseitige Jugularvenenstauung** gibt Hinweise auf lokale Kompressionserscheinungen, z. B. durch einen Lungenspitzentumor (Pancoast-Tumor).

Horner-Syndrom

Das Horner-Syndrom setzt sich aus den Symptomen **Miosis, Ptosis** und **Enophthalmus** zusammen. Die Symptome entstehen durch Schädigung der sympathischen Versorgung des Auges, häufig am Ganglion stellatum, das in Höhe des 1. Rippenköpfchens lokalisiert ist. Es kann durch maligne Infiltrationen oder iatrogen lädiert sein.

Nagelveränderungen (➤ Abb. 4.2)

Bei Lungen- und Herzerkrankungen kommen häufig Nagel- und Fingerveränderungen vor (➤ 4.4):

- **Trommelschlägelfinger:** runde Auftreibungen der Endglieder der Finger durch Weichteilverdickung und Schwellung des Nagelbetts

- **Uhrglasnägel:** starke Wölbung in Längs- und Querrichtung durch Schwellung des Nagelbetts

Sahlischer Venenkranz

Venenzeichnung entlang der Rippenbögen, die ein Hinweis auf ein Emphysem sein kann (➤ Abb. 6.3).

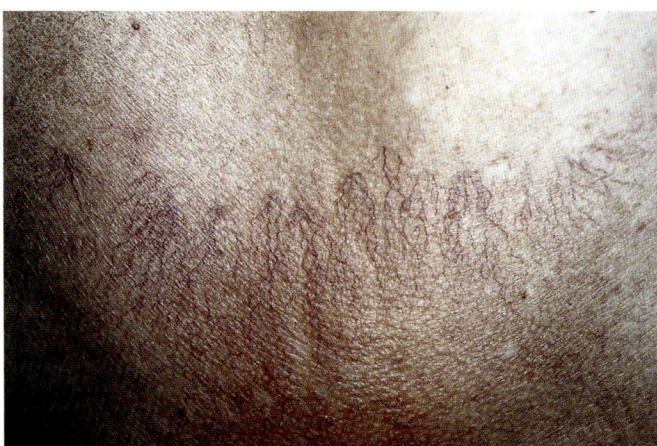

Abb. 6.3 Sahlischer Venenkranz. [M537]

Tab. 6.3 Differenzialdiagnostik bei Husten.

Ursachen	Charakteristika
Virale Infekte, Allergien, Medikamente	• Trockener Reizhusten • Wenig bis kein Auswurf
Pneumonie, Bronchitis, Bronchiektasen, Tumoren	Produktiver Husten
Chronischer Raucherhusten	Produktiver Husten, v. a. morgens
Herzinsuffizienz	• Nächtlicher Husten • Rötliches Sputum
Gastroösophagealer Reflux	Husten nach Mahlzeiten und im Liegen

Tab. 6.4 Differenzialdiagnostik bei Auswurf.

Charakteristika	Differenzialdiagnosen
Mukös-glasig	• Asthma bronchiale • COPD • Neoplasien • Virale Pneumonie
Gelb-grün	• Chronische Bronchitis • Bakterielle Pneumonie
Dreischichtig (Schaum, Schleim, Eiter)	Bronchiektasen
Braun-rot	Bakterielle Pneumonie
Braun-rot, schaumig	Lungenödem
Blutig	• Lungenembolie • Bronchialkarzinom • Tuberkulose • Bronchitis • Bronchiektasen

Husten und Auswurf

Die Beurteilung von Husten (➤ Tab. 6.3) und Auswurf (➤ Tab. 6.4) liefert wichtige Hinweise auf bronchiale und pulmonale Erkrankungen.

Weitere Befunde

Bei der Inspektion des Thorax können ferner gesehen werden:
- **Spider naevi:** sternförmige arterielle Gefäßerweiterungen (➤ 8.3.4)
- **Petechiale Blutungen:** punktförmige Hauteinblutungen bei Gefäßschäden oder Thrombozytenfunktionsstörung
- **Naevi** (*Muttermale*): lokale Hyperpigmentierungen der Haut (➤ 11.1.5)

6.5 Palpation

Die Lungen können nicht direkt palpiert werden. Aber die Dehnungsfähigkeit der Lungen kann durch Prüfung der Atemexkursionen, die Konsistenz der Lungen durch Prüfung des Stimmfremitus untersucht werden. Die Palpation erfolgt im **Sitzen**.

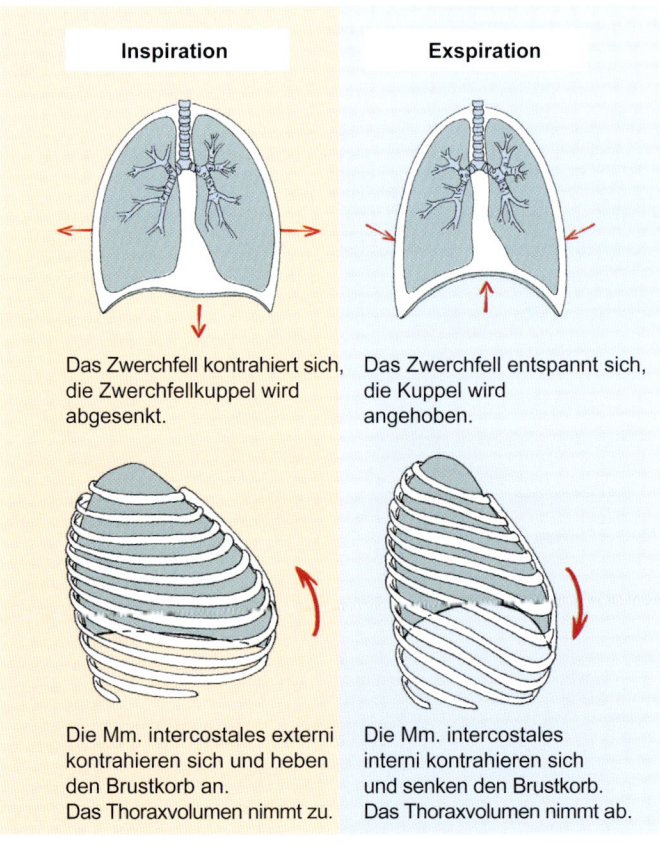

Abb. 6.4 Atemmechanik. Da die Lunge elastisch ist, folgt sie passiv den Exkursionen des Brustkorbs bei den Atembewegungen. [L190]

Atemexkursionen

Mit der Untersuchung der Atemexkursionen wird die **Dehnungsfähigkeit der Lunge** überprüft (➤ Abb. 6.4).

Durchführung

Die Hände mit allen Fingern auf die äußeren Seiten der Thoraxwand legen, Daumen paravertebral locker anlegen. Den Patienten auffordern tief einzuatmen. Dabei das Auseinanderweichen der Daumen beobachten (➤ Abb. 6.5).

Normalbefund

Seitengleiche, schmerzfreie Dehnung des Thorax. Sichtbar ist die Dehnung am Auseinanderweichen der beiden Daumen.

Pathologische Befunde

- **Verminderung der Atemexkursionen** (starrer Thorax): Bei Morbus Bechterew durch Verknöcherung der Kostovertebralgelenke, Lungenemphysem, Lungenfibrose oder Schmerzzuständen.

- **Nachschleppende Atmung:** Die Atmung ist nicht seitengleich, die Atembewegungen sind auf einer Seite verzögert. Sie ist ein Hinweis auf einseitige Prozesse in der Lunge (z. B. Infiltrationen) oder der Pleura (z. B. Erguss, Verschwartung).
- **Schmerzhafte Atmung:** Lokale Schmerzen während der Atmung bei Rippenfraktur, Rippenprellungen, Abszessen, Tumoren oder Metastasen.

Stimmfremitus

Beim Stimmfremitus werden tiefe Schallfrequenzen bei der Phonation auf die Thoraxwand übertragen und als Thoraxvibration gespürt. Dabei übertragen feste Medien Schwingungen besser als gasförmige. Jede Verdichtung in der Lunge geht daher mit einer verstärkten Vibration einer, eine Zunahme des gasförmigen Mediums reduziert den Stimmfremitus.

Durchführung

Die Untersuchung des Stimmfremitus erfolgt über der gesamten Lunge (➤ Abb. 6.6). Die Handflächen gleichseitig auf den Thorax auflegen, zunächst hinten, dann vorne. Den Patienten auffordern, mit tiefer Stimme „99" zu sagen. Hinten ist die Wiederholung meist dreimal

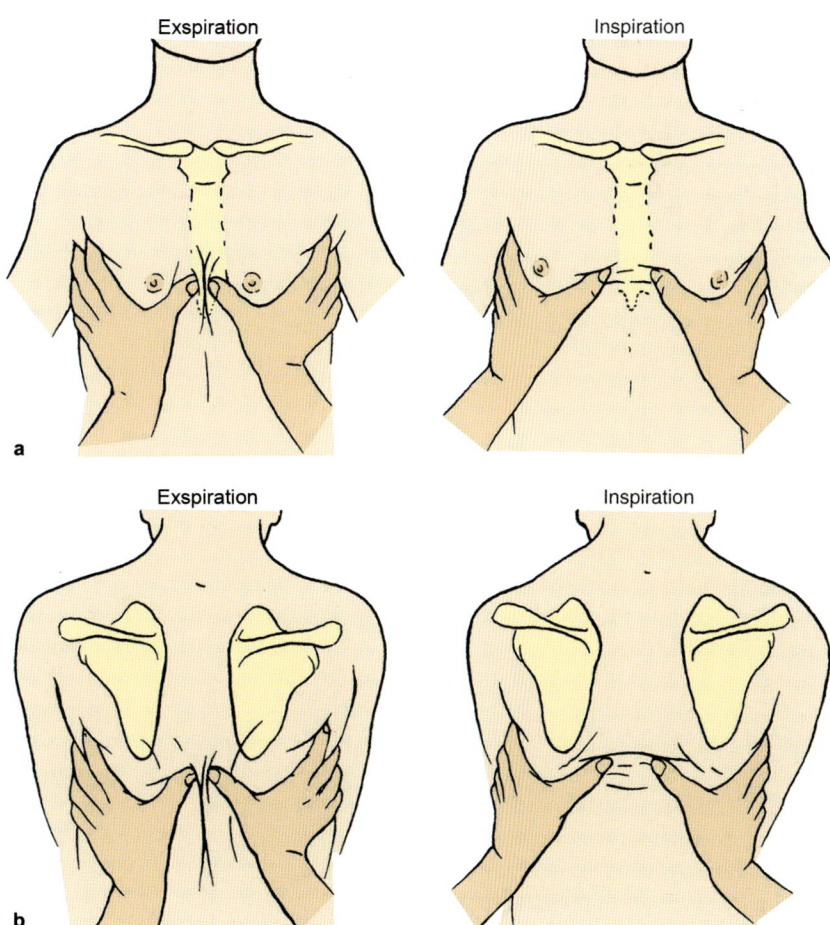

Abb. 6.5 Palpation der Atemexkursionen von ventral (**a**) und dorsal (**b**). [E98/]

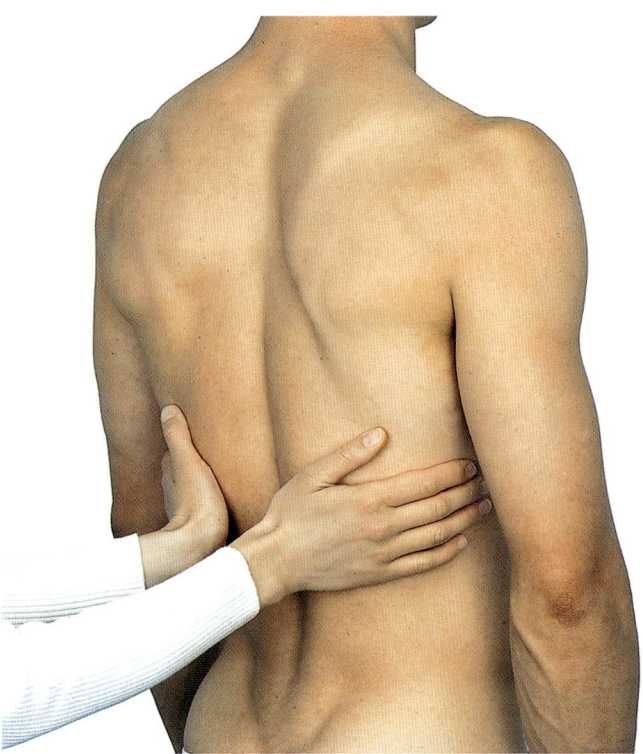

Abb. 6.6 Prüfung des Stimmfremitus. [K116]

nötig, vorne zweimal. Die tiefen Vibrationen sind v. a. mit den Fingerkuppen gut fühlbar. Bewertet werden eine Seitendifferenz sowie Verstärkung und/oder Abschwächung des Stimmfremitus.

Gelegentlich kann bei Frauen das tiefe „99" nicht generiert werden. In diesem Fall kann die Bronchophonie zum Einsatz kommen (➤ 6.7).

Normalbefund

Der Stimmfremitus ist bei gesunden Menschen annähernd seitengleich. Auf der rechten Seite ist er dezent stärker fühlbar. Das ist auch nicht weiter verwunderlich, da auf der rechten Seite 3 Lungenlappen vorhanden sind.

Pathologische Befunde

- **Verstärkter Stimmfremitus:** bei Infiltraten, z. B. bei Pneumonie oder Lungenödem
- **Verminderter Stimmfremitus:** bei Pleuraerguss, Pneumothorax, Emphysem

6.6 Perkussion

Unter der Perkussion versteht man das Beklopfen der Körperoberfläche, wobei unterschiedliche Klopfschallarten in Abhängigkeit vom Organ und der Zusammensetzung unterschieden werden. Der Klopfschall ist v. a. vom Luftgehalt der Organe abhängig und gibt Hinweise auf die Ausdehnung und Beschaffenheit darunter liegen-

der Strukturen und Gewebe. Die Perkussion folgt auf die Palpation. Bei korrekter Untersuchung dringt der erzeugte Klopfschall am Thorax nicht tiefer als 5–6 cm in das Gewebe ein.

Klopfschallarten

- **Sonorer Klopfschall:** Klopfschall über der gesunden Lunge. Er ist laut, tief und ungedämpft.
- **Hyposonorer Klopfschall** (*gedämpfter Klopfschall* oder *Schenkelschall*): Über dichten Arealen bzw. soliden Organen perkutierbar. Er ist kurz, leise und hoch. Über der Lunge bei einer Gewebeverdichtung, u. a. bei Pneumonie, Pleuraerguss, Lungenödem.
- **Hypersonorer Klopfschall:** Sehr lauter Klopfschall („Schuhschachtelton") über Bezirken die viel Luft beinhalten, z. B. beim Emphysem, Pneumothorax oder akuten Asthmaanfall.
- **Tympanitischer Klopfschall:** Klingender, hohler Klopfschall über luftgefüllten Organen, z. B. Hohlorganen wie Magen oder Darm.

Durchführung

Die Perkussion der Lungen erfolgt am sitzenden Patienten zunächst von hinten (➤ Abb. 6.7). Man beginnt am oberen Trapeziusrand rechts und links und klopft jeweils 3 Stellen ab. Im Anschluss wird paravertebral, im Seitenvergleich nach kaudal im Abstand von 1,5 cm perkutiert. Im unteren Bereich der Lunge perkutiert man weiter an beiden Seiten in die Axilla hinein.

Vorne beginnt man in der Supraklavikulargrube, ebenfalls im Vergleich, dann in den Interkostalräumen auf beiden Seiten schräg in Richtung Axilla. Die Perkussion von vorne ist wichtig, um Prozesse im rechten Mittellappen zu erfassen.

Normalbefund

Über allen Bezirken sonorer Klopfschall, die linke Lunge steht ca. 1–2 cm tiefer als die rechte. Auf der linken Seite sitzt das Herz dem Zwerchfell auf und durch das Gewicht wird das Zwerchfell etwas nach unten geschoben. Auf der rechten Seite ist die Leber mit dem Zwerchfell an der Area nuda verwachsen und verschiebt das Zwerchfell nach kranial.

Pathologische Befunde

- **Hyposonorer Klopfschall:** bei Gewebeverdichtungen wie Pneumonie, Pleuraerguss, Lungenödem
- **Hypersonorer Klopfschall:** bei Emphysem, Pneumothorax oder im akuten Asthmaanfall
- **Tympanitischer Klopfschall:** Hinweise auf luftgefüllte Hohlorgane
- **Zwerchfellhochstand:** bei vernarbenden Prozessen der Lunge, Erkrankungen bzw. Zuständen, die mit erhöhtem abdominalen Volumen einhergehen, z. B. Adipositas, Schwangerschaft; einseitiger Zwerchfellhochstand bei Phrenikuslähmung

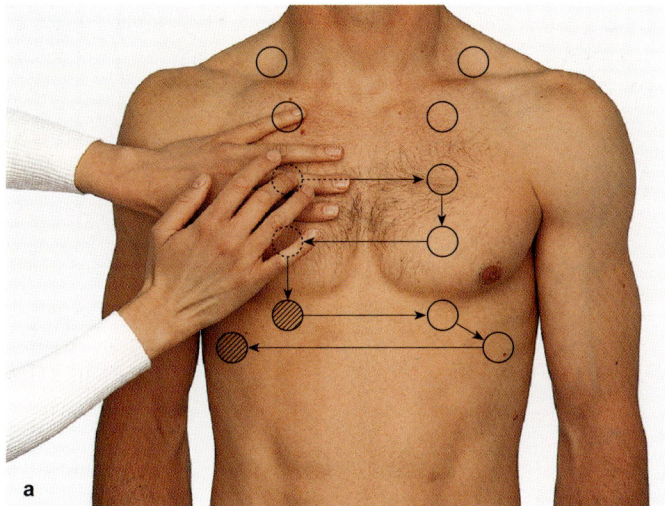

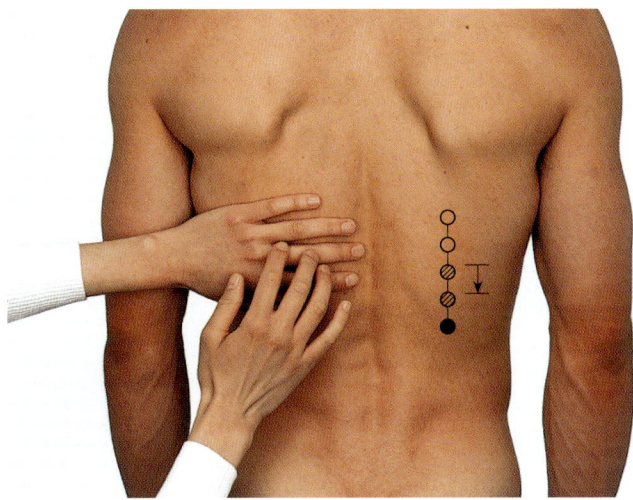

Abb. 6.8 Prüfung der Atemverschieblichkeit der Lungengrenzen. [K116]

schall perkutieren. Nach Bestimmung der neuen Grenze von sonor/gedämpft atmet der Patient aus.

Normalbefund

Bei maximaler Einatmung sollte sich die Lunge bei guter Dehnungsfähigkeit ca. 4–6 cm nach kaudal verschieben.

Pathologische Befunde

Eine **reduzierte Verschieblichkeit** findet sich bei Prozessen, die mit einer Überdehnung bzw. Überblähung einhergehen (z. B. Emphysem, akuter Asthmaanfall), oder bei reduzierter Elastizität der Lunge (z. B. bei Lungenfibrose).

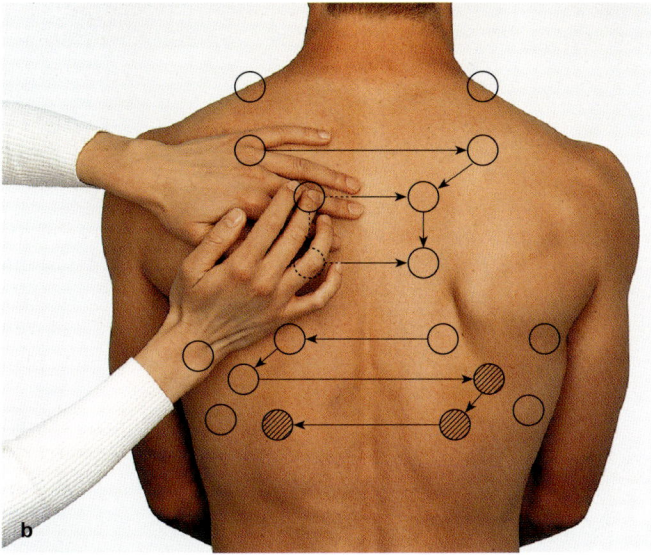

Abb. 6.7 Perkussion der Lunge. [K116]

- **Zwerchfelltiefstand:** bei Erkrankungen der Thoraxorgane, die mit erhöhtem Volumen einhergehen, z. B. Emphysem

6.7 Auskultation

Bei der Auskultation werden die Atemgeräusche abgehört. Die Luft, die in die Lungen hineinströmt, verursacht durch Dehnung der Alveolarwände und durch Luftwirbel Schwingungen, die dann auf die Thoraxwand übertragen werden. Beurteilt werden bei der Auskultation die seitengleiche Belüftung, die Art der Geräusche und ggf. das Vorhandensein von Nebengeräuschen (Rasselgeräuschen).

Verschieblichkeit der Lungengrenzen

Nach der Perkussion der Lungen erfolgt die Prüfung der Verschieblichkeit der Lungengrenzen. Beurteilt wird die Expansionsfähigkeit der Lunge.

Durchführung

Die Untersuchung wird am sitzenden Patienten durchgeführt (➤ Abb. 6.8). Zunächst den Übergang zwischen dem sonoren und dem gedämpften Klopfschall bei maximaler Expiration perkutieren. Diese Grenze markieren bzw. gut merken. Im Anschluss lässt man den Patienten tief einatmen und kurz den Atem anhalten. In dieser Zeit abermals den Übergang vom sonoren zum gedämpften Klopf-

Atemgeräusche

Durchführung

Das Stethoskop sollte dicht an der Haut aufliegen. Behaarung kann Zusatzgeräusche liefern, insbesondere dann, wenn das Stethoskop hin und her verschoben wird. Günstig ist, wenn der Patient während der Auskultation über den leicht geöffneten Mund und etwas kräftiger atmet. Eine Hyperventilation sollte allerdings vermieden werden. Er sollte in der Zeit nicht sprechen.

6

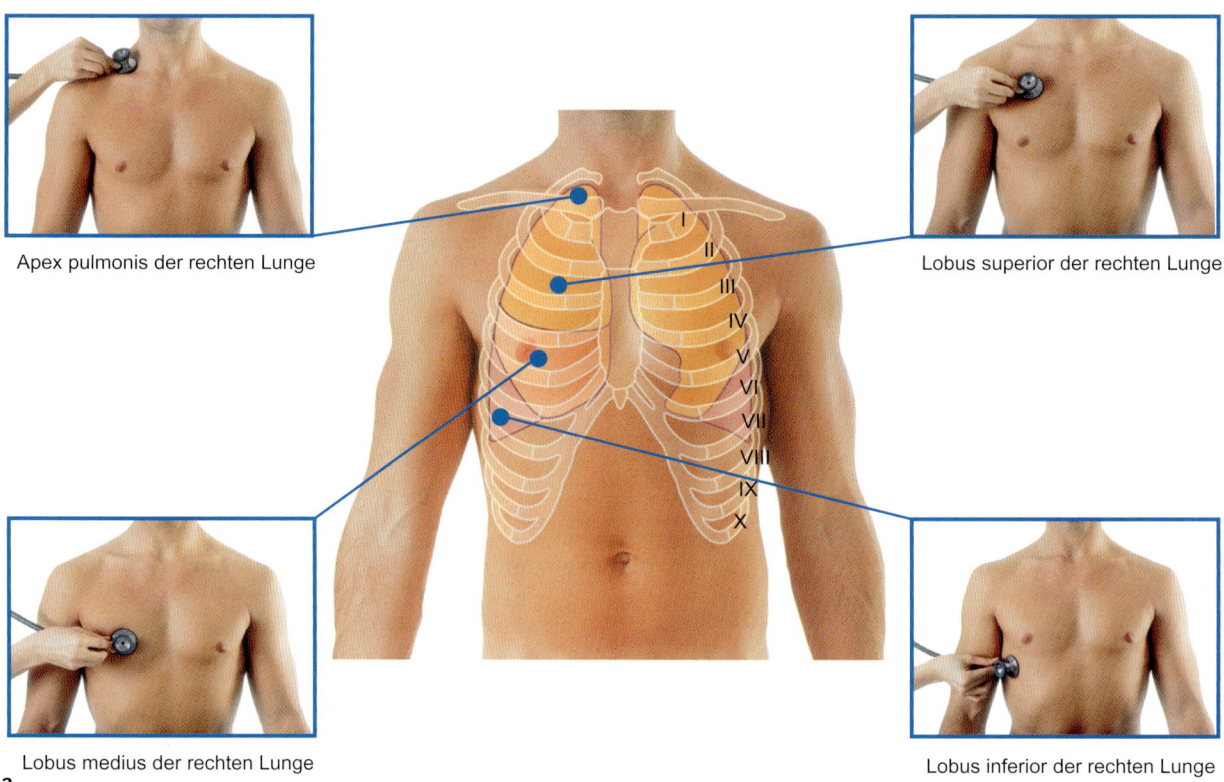

Apex pulmonis der rechten Lunge

Lobus superior der rechten Lunge

Lobus medius der rechten Lunge

Lobus inferior der rechten Lunge

a

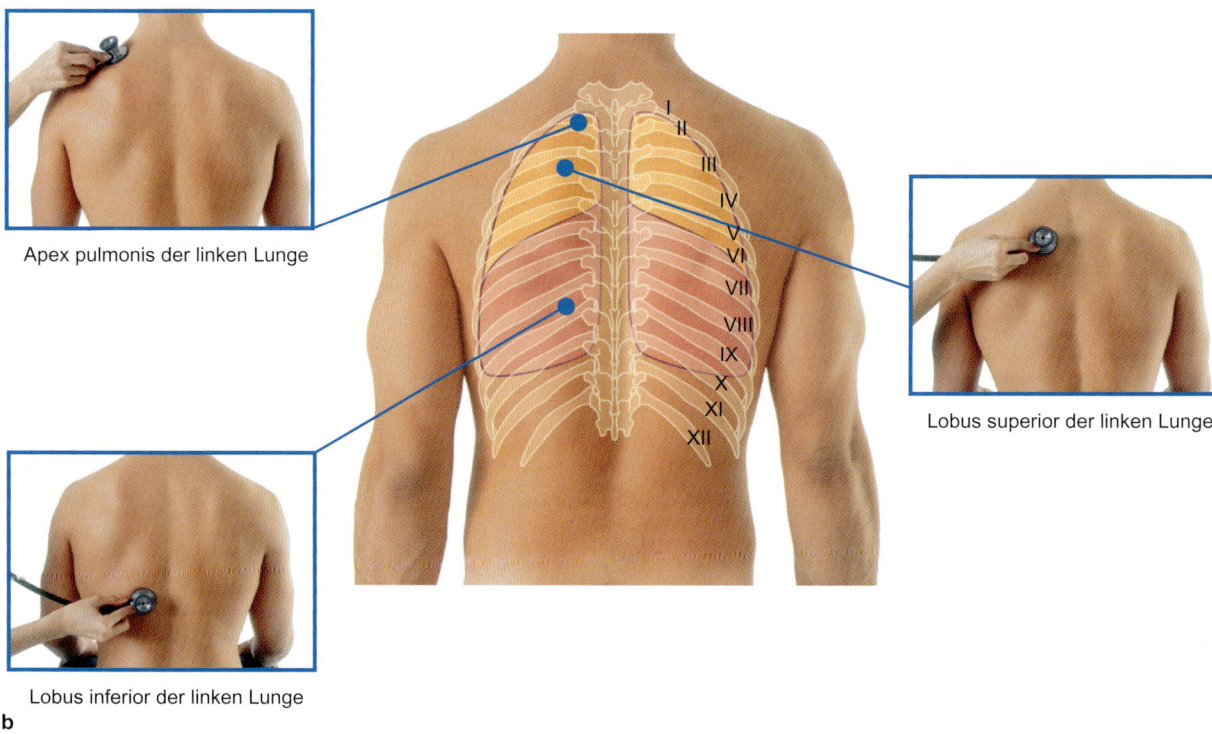

Apex pulmonis der linken Lunge

Lobus superior der linken Lunge

Lobus inferior der linken Lunge

b

Abb. 6.9 Auskultationsstellen der Lunge von ventral (**a**) und dorsal (**b**). [E402]

Die Auskultation der Lunge erfolgt an den gleichen Punkten wie die Perkussion (➤ Abb. 6.9). Auskultiert wird über den gesamten Atemzyklus.

Normalbefund (➤ Abb. 6.10, ➤ Tab. 6.5)

- **Vesikuläratmen** (*Bläschenatmen*): Normales Geräusch über gesunden Lungen. Es ist tieffrequent und relativ leise. Die Inspiration ist etwas lauter als die Exspiration. Das Verhältnis von Inspiration zu Exspiration sollte 1 : 2 betragen.
- **Bronchialatmen:** Lautes, röhrendes Geräusch über der Trachea und großen Bronchien. Ein Bronchialatmen über dem Lungengewebe ist pathologisch.
- **Pueriles Atmen:** Eine Sonderform, die auch zu den physiologischen Phänomenen gehört. Es findet sich besonders bei jungen, sehr schlanken Patienten. Das Atemgeräusch ist besonders in der Exspiration deutlich verschärft.
- **Entfaltungsknistern:** Es ist besonders über Bereichen hörbar, die zuvor nicht vollständig ventiliert waren, und im Gegensatz zu den Rasselgeräuschen und Knisterrasseln nach wenigen kräftigen Atemzügen und der damit verbundenen Alveolardehnung nicht mehr hörbar.

Pathologische Befunde

- **Verschärftes Atemgeräusch:** Während der Inspiration sehr lautes und auch während der Exspiration deutlich lauter wahrnehmbar Geräusch. Es kann bei beginnenden Infiltrationsprozessen der Lunge gehört werden.
- **Abgeschwächtes** oder **aufgehobenes Atemgeräusch:** Kann unterschiedliche Ursachen haben. Zum einen können bronchiale Obstruktionen die Ventilation behindern (z. B. beim Asthma bronchiale), zum anderen kann die Ursache entweder an zerstörten Alveolen liegen (z. B. beim Emphysem), das Lungengewebe ist verdrängt (z. B. beim Pleuraerguss, Pneumothorax) oder die Entfaltung der Lunge ist behindert (z. B. bei Lungenfibrose).
- **Bronchialatmen** über dem Lungengewebe: Der Klangcharakter entspricht dem Geräusch über der Trachea. Über dem Lungengewebe ist es ein Hinweis auf Infiltrationen der Alveolen, v. a. bei typischer Pneumonie.
- **Amphorisches Atmen:** Ein äußerst seltener Befund über tuberkulösen Kavernen.
- **Pleurareiben:** Knarrende in- und exspiratorische Geräusche, die meist nur über den unteren Lungenarealen zu hören sind. Häufig auch als „Lederknarren" bezeichnet. Es entsteht durch Fibrinablagerung zwischen den Pleurablättern, die dann ein reibungsloses Gleiten behindert. Typisch bei der Pleuritis sicca.
- **Stridoröse Atmung:** Stenoseatmung, die häufig auch ohne Stethoskop gehört werden kann. Es kann ein inspiratorischer vom exspiratorischen Stridor unterschieden werden. Die Ursachen des inspiratorischen Stridors sind Stenosen im Verlauf der oberen Atemwege bis zur Thoraxapertur. Exspiratorische Geräusche entstehen durch Stenosen in Trachea und Bronchien.
- **Rasselgeräusche**

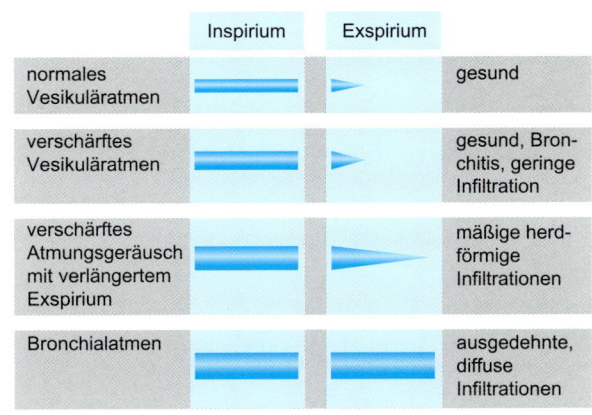

Abb. 6.10 Relative Vernehmbarkeit der Auskultationsgeräusche unter physiologischen und pathologischen Bedingungen. [L157]

Tab. 6.5 Physiologische Atemphänomene.

Atemgeräusche	Charakteristika	Physiologisch
Vesikuläratmen	Leise, tief	Lungengewebe
Bronchialatmen	Laut, hoch	Trachea, große Luftwege

Rasselgeräusche (Nebengeräusche; ➤ Tab. 6.6)

Rasselgeräusche sind zusätzliche Geräusche, die keine Modifikationen der Atemgeräusche sind und **krankhafte Prozesse** der Lunge und des Bronchialbaumes anzeigen. Sie werden in trockene und feuchte Rasselgeräusche eingeteilt.

Feuchte Rasselgeräusche

Feuchte Rasselgeräusche entstehen, wenn durch einen mit dünnflüssigem Sekret oder Exsudat gefüllten Bronchus bzw. Bronchiolus oder eine Alveole Luft durchströmt und das Sekret bewegt wird. Es entsteht ein **inspiratorisches Geräusch,** das auf die Thoraxwand übertragen wird. Je nach Entstehungsort unterscheidet man

- **Feinblasige** Geräusche: entstehen in der Alveole
- **Mittelblasige** Geräusche: entstehen in den kleinen Bronchien
- **Grobblasige** Geräusche: entstehen in den größeren Bronchien

Tab. 6.6 Differenzierung der Nebengeräusche.

Nebengeräusche	Charakteristika	Differenzialdiagnosen
Trockene Rasselgeräusche	• Giemen • Brummen • Pfeifen	• Asthma bronchiale • COPD • Bronchitis
Feuchte Rasselgeräusche	Fein-/grobblasig klingend	Lobärpneumonie
	Feinblasig nicht klingend	Kardiales Lungenödem
	Grobblasig nicht klingend	• Bronchitis • Bronchiektasen
Pleurareiben	• Ohrnah • Hörbar während In- und Exspiration • „Lederknarren"	Pleuritis sicca

Je nach Frequenz der Geräusche unterscheidet man
- **Klingende Rasselgeräusche:** hochfrequente, hell klingende Geräusche, v. a. bei Lobärpneumonie
- **Nicht klingende Rasselgeräusche:** tieffrequente, dumpfer klingende Geräusche, v. a. beim Lungenödem

Trockene Rasselgeräusche

Trockene Rasselgeräusche entstehen, wenn in den Bronchien Schleimfäden bewegt werden. Sie sind während der **Inspiration** und **Exspiration** hörbar. Ursachen können ein Asthma bronchiale oder eine die chronisch-obstruktive Lungenerkrankung sein. Bei der akuten Bronchitis sind trockene Geräusche bei vermehrter Bildung zähen Sekrets vorhanden.

Je nach Klangqualität unterscheidet man
- **Brummen:** tieffrequentes Geräusch
- **Giemen:** höherfrequentes Geräusch
- **Pfeifen:** hochfrequentes Geräusch

Bronchophonie

Die Untersuchung der Bronchophonie liefert die gleichen Ergebnisse wie die Prüfung des Stimmfremitus (➤ 6.5).

Durchführung

Während der Auskultation der Lungen lässt man den Patienten mit zischender Stimme „66" sagen.

Normalbefund

Kaum hörbares Geräusch über allen Lungenfeldern.

Pathologische Befunde

Bei einer Infiltration, u. a. bei einer Lobärpneumonie oder beim Lungenödem, werden die Laute stärker auf die Thoraxwand übertragen und vom Untersucher laut gehört. Bei Erkrankungen, die mit einer Abnahme des Lungengewebes (z. B. Emphysem) oder mit Verdrängung einer des Lungengewebes einhergehen (z. B. Pleuraerguss), werden diese Geräusche gar nicht gehört.

6.8 Funktionsprüfung

Die Funktionsprüfung der Lungen umfasst:
- **Lungenfunktionsprüfung:** Wird mit dem Spirometer durchgeführt. Sie dient der Bestimmung der dynamischen Größen, wie Atemzugvolumen, in- und exspiratorisches Reservevolumen und Vitalkapazität.
- **FEV_1** (*Tiffenau-Test*): Forciertes exspiratorisches Volumen. Es wird das Volumen gemessen, das unter Anstrengung in der 1. Sekunde maximal ausgeatmet werden kann. Ein geringes FEV_1 kann ein Hinweis auf obstruktive Erkrankungen der Atemwege sein.
- **Röntgen Thorax** p. a. (posterior-anterior) und Seitenaufnahme: Eine der häufigsten Untersuchungen der Lunge. Hier können u. a. die Ausdehnung und mögliche Verdichtungen der Lunge dargestellt werden. Ferner können Gefäßzeichnungen, Herzgröße, Lungenhili und Mediastinum beurteilt werden.
- **Bronchoskopie:** Untersuchungsmethode, bei der man direkt den Bronchialbaum einsehen und ggf. Sekrete und Gewebeproben gewinnen und untersuchen kann. Ferner können Fremdkörper entfernt werden.

6.9 Differenzialdiagnostik (➤ Tab. 6.7)

Tab. 6.7 Ausgewählte Differenzialdiagnosen der Lungenerkrankungen und deren Befunde.

Differenzialdiagnosen	Inspektion	Palpation und Perkussion	Auskultation
Normalbefund	Unauffällig	• Atemexkursionen seitengleich • Stimmfremitus seitengleich • Sonorer Klopfschall	• Vesikuläratmen • Keine Rassel- und Reibegeräusche
Asthma bronchiale	• Exspiratorischer Stridor • Exspirium verlängert • Einsatz der Atemhilfsmuskulatur	• Atemexkursionen vermindert • Stimmfremitus beidseits abgeschwächt • Sonorer oder hypersonorer Klopfschall	• Reduziertes Atemgeräusch • Giemen, Brummen, Pfeifen
COPD, Emphysem	• Einsatz der Atemhilfsmuskulatur • Verlängertes Expirium • Pink Puffer, Blue Bloater • Zyanose • Fassthorax • Trommelschlägelfinger, Uhrglasnägel • Geblähte Supraklavikulargruben • Presslippenatmung	• Atemexkursionen beidseits vermindert • Stimmfremitus beidseits abgeschwächt • Hypersonorer Klopfschall	• Reduziertes Atemgeräusch • Giemen, Brummen, Pfeifen • Bei gleichzeitiger Entzündung auch feuchte Rasselgeräusche
Pneumothorax	• Einseitiger Thoraxschmerz • Dyspnoe, Tachypnoe • Zyanose • Evtl. Jugularvenenstauung	• Atemexkursionen beidseits vermindert • Stimmfremitus beidseits abgeschwächt • Hypersonorer Klopfschall	Fehlende Atemgeräusche über dem betroffenen Gebiet
Spannungspneumothorax	• Trachea bzw. Mediastinum zur Gegenseite verschoben • Obere Einflussstauung • Hypotonie • Herzfrequenz ↑	• Atemexkursionen beidseits vermindert • Stimmfremitus beidseits abgeschwächt • Hypersonorer Klopfschall	Fehlende Atemgeräusche über dem betroffenen Gebiet
Pneumonie	• Einsatz der Atemhilfsmuskulatur • Fieber • Tachypnoe • Tachykardie • Thoraxschmerz (Pleuritis) • Eitriger Auswurf	• Evtl. nachschleppende Atmung • Stimmfremitus verstärkt • Hyposonorer Klopfschall	• Bronchialatmen • feuchte, klingende Rasselgeräusche • positive Bronchophonie • Lederknarren bei begleitender Pleuritis sicca
Atypische Pneumonie	• Trockener Husten • Evtl. schmerzhafte Atmung • Evtl. Einsatz der Atemhilfsmuskulatur • Mäßiges Fieber • Evtl. Tachypnoe • Evtl. Tachykardie	Sehr oft unauffällig	Sehr oft unauffällig
Pleuraerguss	• Nachschleppende Atmung auf der betroffenen Seite • Je nach Ausprägung Zyanose und Dyspnoe	• Atemexkursion auf der betroffenen Seite vermindert • Reduzierter Stimmfremitus • Hyposonorer Klopfschall	Abgeschwächte oder fehlende Atemgeräusche
Atelektase	• Evtl. bei großen Atelektasen nachschleppende Atmung • Evtl. Einsatz der Atemhilfsmuskulatur	• Atemexkursion auf der betroffenen Seite vermindert • Reduzierter Stimmfremitus • Hyposonorer Klopfschall	Abgeschwächte oder fehlende Atemgeräusche
Lungenödem	• Dyspnoe, Tachypnoe • Tachykardie • Evtl. schaumiges Sputum • Arrhythmie • Jugularvenenstauung bei Globalinsuffizienz	• Stimmfremitus über dem Ödemareal verstärkt • Herzspitzenstoß nach lateral und kaudal verlagert, verbreitert • Je nach Ausprägung sonorer oder hyposonorer Klopfschall	Feuchte, nicht-klingende Rasselgeräusche zunächst an der Lungenbasis

6

HINWEIS PRÜFUNG

Das gesamte Kapitel der Schilddrüsenuntersuchung ist prüfungsrelevant und sollte im Hinblick auf Durchführung und Interpretation der Befunde sicher beherrscht werden.

7.1 Erster Eindruck

Beim ersten Eindruck lassen sich mittelbar Zeichen und Symptome erkennen, die auf eine Schilddrüsenerkrankung hinweisen. Mögliche auffallende Befunde können am noch bekleideten Patienten sein:

- **Äußeres Erscheinungsbild:** Es können Zeichen der Hyper- und Hypothyreose sichtbar sein
  - Hyperthyreose-Symptome:
    - Magere Menschen
    - Unruhige Patienten mit feinschlägigem Fingertremor
    - Schweißneigung
    - Spärlich bekleidete Menschen wegen Hitzeintoleranz
    - Dünne, fettige Haare
  - Hypothyreose-Symptome:
    - Normal gebaute oder leicht übergewichtige Patienten
    - Langsame Bewegungsabläufe
    - Konzentrationsprobleme
    - Leise, heisere Sprache
    - Frierende Patienten
    - Trockene, spröde Haare
- **Form des Halses:** Der Hals kann symmetrisch verdickt sein, u. a. bei einer Struma, oder knotige einseitige oder beidseitige Wucherungen zeigen, z. B. bei der Knotenstruma oder Schilddrüsenkarzinomen.
- **Einflussstauung:** Eine Behinderung des venösen Abflusses kann eine Jugularvenenstauung nach sich ziehen. Sie kann je nach Wachstum einseitig oder beidseitig sein. Mit der Einflusstauung kann auch eine Gesichtsschwellung einhergehen. Bei Jugular-

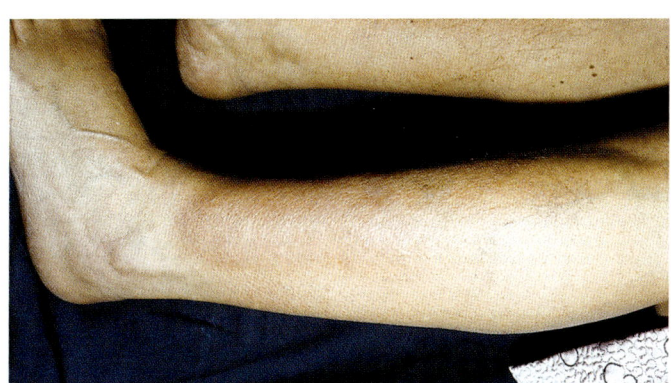

Abb. 7.1 Prätibiales Myxödem bei Morbus Basedow. [M537]

venenstauung und nicht sichtbarer Struma kann es sich um eine retrosternale Struma handeln.
- **Myxödem:** Es kann bei der Hypothyreose auftreten und ist generalisiert, wobei die Manifestation im Gesicht sehr häufig ist. Die Haut imponiert derb, blässlich, der Gesichtsausdruck ist affektarm. Das **prätibiale Myxödem** findet sich beim Morbus Basedow (➤ Abb. 7.1).
- **Exophthalmus:** Hervorgetretene Augenbulbi können Hinweise auf einen Morbus Basedow geben (➤ Abb. 7.2). Meist ist der Exophthalmus beidseitig, wenn auch meist nicht ganz symmetrisch. Ein einseitiger Exophthalmus kann bei retroorbitalen Tumoren auftreten und muss dahingehend abgeklärt werden.

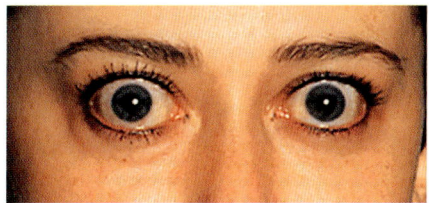

Abb. 7.2 Exophthalmus bei Morbus Basedow. [E273]

7.2 Ausschluss eines Notfalls

Notfälle sind bei Schilddrüsenerkrankungen eher selten. Dazu zählen:
- **Kompressionserscheinungen:** gehen u. a. mit inspiratorischem Stridor einher
- **Thyreotoxische Krise:** im Rahmen einer Hyperthyreose mit Tachykardie, hohem Fieber und Bewusstseinsstörungen
- **Myxödem-Koma:** sehr seltene Komplikation bei einer Hypothyreose mit Abfall der Körpertemperatur, Bradykardie und Hypoventilation

7.3 Anamnestische Anhaltspunkte

Im Rahmen der Anamnese können folgende Angaben Hinweise auf Schilddrüsenerkrankungen liefern:
- Räusperzwang
- Schluckbeschwerden
- Heiserkeit
- Kloßgefühl am Hals
- Schmerzen am äußeren Hals

7.4 Inspektion

Bei der Inspektion wird auf die Form des Halses bei normaler Halshaltung und bei rekliniertem Hals zur Erfassung der Strumagrade geachtet. Die Einteilung der **Strumagrade** erfolgt nach WHO:
- Struma Grad 0: Vergrößerung nur bei der Sonografie sichtbar
- Struma Grad I: Vergrößerung bei normaler Halshaltung nicht sichtbar, aber tastbar und bei rekliniertem Hals sichtbar
- Struma Grad II: sichtbare und palpable Struma (➤ Abb. 7.3)

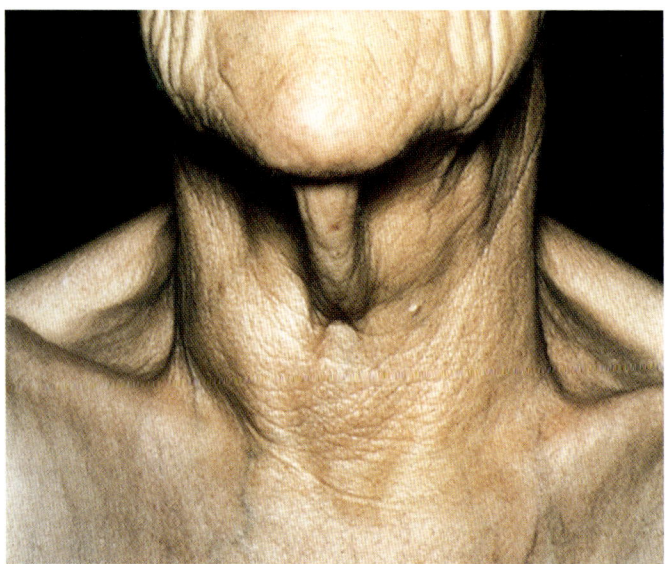

Abb. 7.3 Struma nodosa Stadium II. [E273]

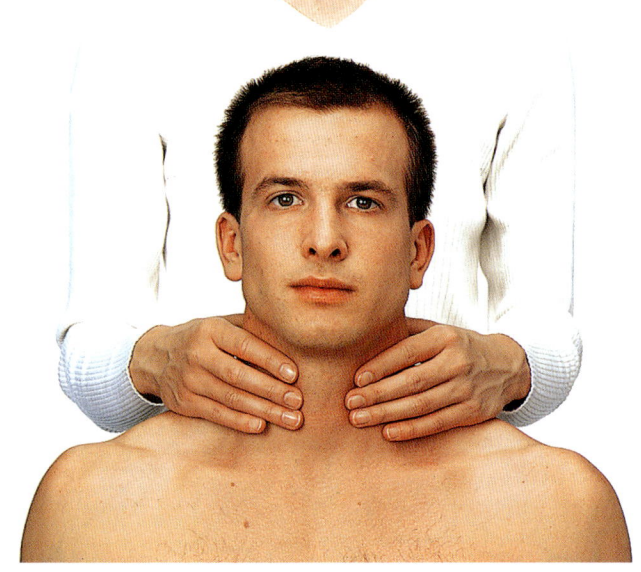

Abb. 7.4 Palpation der Schilddrüse. [K116]

7.5 Palpation

Durchführung

Bei der Palpation der Schilddrüse werden Größe, Konsistenz, Schmerzhaftigkeit, Verschieblichkeit, palpables Schwirren und evtl. vorhandene Knoten erfasst. Der Untersucher steht hinter dem Patienten und legt beidseits die Finger auf Höhe des Schildknorpels (➤ Abb. 7.4). Im Anschluss wird der Patient aufgefordert zu schlucken. Dabei sollte die Schilddrüse der Kehlkopfbewegung folgen.

Normalbefund

Nicht vergrößerte, homogen weiche und verschiebliche Schilddrüse ohne Knoten.

Pathologische Befunde

- **Vergrößerte Schilddrüse:** Wird Struma genannt. Ursachen einer Vergrößerung können Jodmangel, autonome Adenome, Morbus Basedow, Zysten oder maligne Tumoren sein.
- **Knotenbildung:** Bei Knotenstruma oder Tumor.
- **Nicht verschiebliche (verbackene) Schilddrüse:** Muss auf mögliche Neubildungen hin weiter untersucht werden.
- **Schmerzhaftigkeit:** Bei Entzündungen der Schilddrüse.
- **Schwirrende Struma:** Ist meist auf eine Hypervaskularisation zurückzuführen und kann bei Schilddrüsenüberfunktionen auftreten.

7.6 Auskultation

Bei der Auskultation der Schilddrüse kann (sehr selten) ein kontinuierliches Geräusch über dem Organ gehört werden. Die Geräusche sind meist auf eine Hypervaskularisation zurückzuführen und können bei einer Schilddrüsenüberfunktion auftreten. Meist ist dann auch eine Pulsation sichtbar und ein Schwirren zu palpieren.

7.7 Funktionsprüfung

Die Funktionsprüfung umfasst laborchemische Untersuchungen von TSH, T_3, T_4, ggf. Autoantikörpern (TRAK, MAK), Sonografie der Schilddrüse, ggf. Szintigraphie und Feinnadelbiopsie.

Laboruntersuchung

Das **TSH** ist ein wichtiger Parameter, der über eine Über- und Unterfunktion der Schilddrüse und die negative Rückkopplung zum Hypophysenvorderlappen informiert. TSH im Referenzbereich spricht für eine hormonell normal funktionierende Schilddrüse, eine TSH-Erniedrigung für eine Hyperthyreose, eine TSH-Erhöhung für eine Hypothyreose. Die Werte von T_3 und T_4 komplettieren die Beurteilung der Hormonlage. Bei Verdacht auf eine Autoimmunerkrankung erfolgt die Bestimmung der Autoantikörper TRAK (TSH-Rezeptor Antikörper), TPO (Thyreoperoxidase) und ggf. Tg-AK (Thyreoglobulin-Antikörper).

Sonografie

Bei der Sonografie können Lage und Größe des Organs, Homogenität des Gewebes sowie eine mögliche Knotenbildung beurteilt werden.

Szintigrafie und Feinnadelbiopsie

Bei der Szintigrafie kann das Speicherverhalten der einzelnen Bezirke (Knoten) der Schilddrüse beurteilt werden. Bezirke, die viel Testsubstanz (Technetium-Pertechnat) aufnehmen, werden als **heiße Knoten** bezeichnet, Bezirke, die kein Speicherungsverhalten zeigen. als **kalte Knoten**. Besteht ein Verdacht auf ein malignes Geschehen, können verdächtige Bezirke punktiert und dann histologisch untersucht werden.

7.8 Differenzialdiagnostik (➤ Tab. 7.1)

Tab. 7.1 Ausgewählte Differenzialdiagnosen der Schilddrüsenerkrankungen und deren Befunde.

Differenzialdiagnosen	Inspektion	Palpation	Funktionsprüfung
Euthyreote Struma	• Je nach Strumagrad entweder sichtbare oder nicht sichtbare Schilddrüse • Bei Knotenstruma sichtbare Asymmetrien und Knotenbildung	• Organ entweder diffus oder knotig vergrößert • Konsistenz entweder weich oder über knotigen Bezirken verhärtet • Verschieblichkeit erhalten • Keine Schmerzhaftigkeit	• TSH normal • T_3, T_4 normal
Autonomes Adenom	• Mögliche Knotenbildung • Bei hyperthyreoter Stoffwechsellage Symptome der Hyperthyreose	• Tastbare knotige Areale • Ggf. verhärtete Bezirke über den Knoten • Verschieblichkeit erhalten • Selten Empfindlichkeit im Organbereich	• TSH ↓ • T_3, T_4 ↑ • Sonografie: Knoten • Szintigrafie: heiße Knoten
Morbus Basedow	• Meist sichtbare Struma • Häufig Exophthalmus • Symptome der Hyperthyreose	• Organ meist diffus vergrößert • Verschieblichkeit meist erhalten • Subjektive Empfindlichkeit im Organbereich • Bei der Auskultation Schwirren über der Schilddrüse	• TSH ↓ • T_3, T_4 ↑ • TRAK ↑
Hypothyreose	• Evtl. Struma sichtbar • Symptome der Hypothyreose	• Evtl. vergrößertes Organ • Evtl. Kompressionserscheinungen	• TSH ↑ • T_3, T_4 ↓

7

8 Untersuchung des Verdauungstrakts

8.1 Untersuchung von Mund und Rachen

Merke

Die Behandlung der Mundhöhlenerkrankungen ist dem Heilpraktiker nach dem Zahnheilkundegesetz nicht gestattet.

8.1.1 Erster Eindruck

Beim ersten Eindruck lassen sich meist wenige Zeichen und Symptome erkennen, die auf eine Erkrankung des Mund-Rachen-Raums hinweisen. Mögliche auffallende Befunde können am noch bekleideten Patienten sein:

- **Schwellung des Halses:** Hinweis auf entzündliche oder tumuröse Erkrankungen. Entzündliche Geschehen verursachen häufig eine symmetrische Halsschwellung, u. a. bei der Diphtherie als Cäsarenhals oder bei der Mononukleose durch Schwellung der Lymphknoten. Einseitige Schwellungen können ebenfalls auf entzündliche Geschehen zurückzuführen sein oder auf Organveränderungen, besonders der Schilddrüse. Sie können aber auch tumorverdächtig sein und auf eine maligne Lymphknotenschwellung oder Organschwellung, z. B. ein Schilddrüsenkarzinom, hinweisen.
- **Periorale Blässe:** Bei Scharlach.
- **Mundwinkelrhagaden:** Hinweis auf Eisenmangel.
- **Lippenveränderungen:**
  - **Blasse Lippen:** bei Anämie
  - **Zyanose:** bei Sauerstoffmangel
  - **Intensive Rötung der Lippen:** bei Polyglobulie oder Polycythämia vera
  - **Bläschenbildung:** bei Herpes labialis
  - **Ulzera:** können Ausdruck einer Neubildung, aber auch Manifestation der Syphilis im Stadium I (Ulcus durum) sein
- **Kloßige oder heisere Sprache:** Bei Verlegung der oberen Atemwege, Stimmbänder oder Läsionen des N. laryngeus recurrens.
- **Mundgeruch:** Kann unterschiedliche Ursachen haben. Er kann kariogen, bei entzündlichen Erkrankungen des Mundes oder Rachens, Reflux oder Lungenerkrankungen entstehen.

8.1.2 Ausschluss eines Notfalls

Das wichtigste Notfallgeschehen im Mund-Rachen-Raum ist die **Verlegung der oberen Atemwege**. Die Symptome können sich als inspiratorischer Stridor, Dyspnoe und Tachypnoe äußern.

8.1.3 Anamnestische Anhaltspunkte

Im Rahmen der Anamnese können folgende Angaben Hinweise auf Erkrankungen des Mund-Rachen-Raums liefern:

- **Mundtrockenheit:** bei Exsikkose, Sjögren-Syndrom
- **Speichelfluss:** bei akuten entzündlichen Erkrankungen des Rachens, z. B. infektiöser Mononukleose
- **Schmerzen:** bei akuter oder chronischer Rachenentzündung, begleitend bei der Refluxkrankheit
- **Räuspern:** v. a. am Morgen bei zähem Schleim oder Refluxkrankheit
- **Nikotingenuss:** begünstigt u. a. eine chronische Reizung der Rachenwand
- **Schnarchen:** Ursache für eine Reizung der Rachenwand, belegte, heisere Sprache

8.1.4 Inspektion

Die Inspektion dient der Beurteilung des Mund-Rachen-Raums.

Durchführung

Bei der Inspektion werden Mundvorhof, Zunge, Backentaschen, Isthmus faucium, Gaumensegel, Tonsilla palatina und Schleimhaut beurteilt. Dazu den Patienten auffordern, den Mund weit zu öffnen. In den Mundraum leuchten und zunächst die vorderen Bereiche inspizieren. Danach die Zunge mit einem Holzspatel nach unten drücken und den Patienten bitten, „aaaa" zu sagen. Die Tonsillen werden hinsichtlich Größe, Oberflächenveränderungen und Beschaffenheit beurteilt. Im Anschluss die Lymphknoten inspizieren und palpieren (➤ 14.1.4, ➤ 14.1.5).

Normalbefund

Schleimhäute rosig und feucht, Zunge rosig und ohne Belag, Backentaschen, Isthmus faucium und Tonsilla palatina reizlos, keine Abweichung des Gaumensegels bei Vokalisation.

Pathologische Befunde

Veränderungen der Zunge

- **Trockene Zunge:** bei Exsikkose oder Speicheldrüsenerkrankungen, z. B. Sjögren-Syndrom
- **Himbeerzunge:** entzündlich veränderte Zunge mit Schwellung der Zungenpapillen, z. B. bei Scharlach
- **Gerötete Zunge (Lackzunge):** ohne Papillenschwellung bei Magen-Darm- oder Lebererkrankungen
- **Erdbeerzunge:** in der Mitte weiß belegte Zunge, z. B. bei Scharlach
- **Atrophe Zunge:** geht mit Atrophie der Papillen einher und häufig auch mit Zungenbrennen; bei der Hunter-Glossitis (durch Vitamin B_{12}-Mangel) oder Eisenmangel (eher blasse Zunge)
- **Zungenbelag:** bei gestörtem Allgemeinbefinden, bei Candidabesiedlung als abwischbarer weißlicher Belag, als Nebenwirkung von antibiotischer Behandlung als dunkelbrauner oder schwar-

Tab. 8.1 Differenzialdiagnostik von Rachenbefunden.

Erreger bzw. Erkrankung	Rachenbefund
β-hämolysierende Streptokokken (Scharlach)	Hochrote, geschwollene Tonsillen mit stippchenartigen, wegwischbaren Belägen
Corynebacterium diphtheriae (Diphtherie)	Großflächige grau-weiße Beläge mit Pseudomembranen, nach Ablösung starke Blutungen
EBV (infektiöse Mononukleose)	• Tonsillenschwellung mit grauen Belägen • Petechiale Blutungen am Gaumen
Fusobakterien (Angina Plaut-Vincenti)	Einseitige, schmerzlose, ulzerierende Tonsillitis bei sonst gutem Befinden
Coxsackie-A-Viren (Herpangina)	• Tonsillen wenig geschwollen und gerötet, milchig-weiße Bläschen mit Ulzerationen • Gutartiger und schneller Verlauf
Angina agranulocytotica	• Geschwüre und Nekrosen an den Tonsillen und Rachen mit schwarzen Belägen • Speichelfluss • Keine Schwellung der regionalen Lymphknoten • Ursache ist schwerste Schädigung des leukopoetischen Systems durch Medikamente oder sonstige Intoxikationen
Treponema pallidum (Angina specifica = luetica)	• Schleierartiges Exanthem an Tonsillen und Gaumenbögen, die später in dunkelrote Papeln übergehen • Stadium II der Syphilis
Herpes simplex Typ I (Gingivostomatitis herpetica oder Stomatitis aphthosa)	• Schmerzhafte Bläschen und Aphthen mit entzündlichen Saum, häufig im gesamten Mundraum • Schwellung der regionalen Lymphknoten

zer Belag, bei überschießender bakterieller Vermehrung im Mundraum oder im Rahmen systemischer Erkrankungen, z. B. Typhus abdominalis (die typische Typhuszunge ist in der Zungenmitte stark belegt, die Ränder sind rot und frei von Belag)

- **Leukoplakie:** weiße, nicht abwischbare Beläge, die durch lokale Verhornung entstehen; häufig bei Rauchern, kann maligne entarten
- **Zungentumoren:** können als schmerzlose Papeln, Knoten oder Ulzera imponieren

Veränderungen der Mund- und Rachenschleimhaut
- **Aphthen:** sehr schmerzhafte Erosionen der Schleimhaut, die von einem entzündlichen Saum umgeben sind
- **Abwischbare, weiße Beläge:** bei Candidamykose
- **Enantheme** (➤ Tab. 8.1)

8.2 Allgemeine orientierende Untersuchung des Abdomens

8.2.1 Erster Eindruck

Beim ersten Eindruck lassen sich mittelbar Zeichen und Symptome erkennen, die auf eine Erkrankung der Bauchorgane hinweisen. Mögliche auffallende Befunde können am noch bekleideten Patienten sein:

- **Körperhaltung:** Bei abdominalen Erkrankungen, die mit einer peritonealen Reizung einhergehen, kann eine Schonhaltung auffällig sein. Dabei nehmen die Patienten eine gekrümmte Haltung ein oder ziehen die Beine in liegender Position an.
- **Ernährungszustand:** Sichtbare Adipositas kann zum einen als Risikofaktor für u. a. Fettleber, akute Pankreatitis, Kolonkarzinome gelten, zum anderen ist die manuelle Untersuchung des Abdomens u. U. gar nicht möglich. Untergewicht kann ein Hinweis auf eine mangelnde Verdauungsleistung sein und bei z. B. chronischer Pankreatitis oder Morbus Crohn auftreten.
- **Ikterus:** Skleren- und Hautikterus können Hinweise auf Leber- und Gallenwegserkrankungen geben. Ferner können Spider naevi, Palmarerythem, Lacklippen und Lackzunge Hinweise auf eine Lebererkrankung liefern.

8.2.2 Ausschluss eines Notfalls

Die wichtigsten und häufigsten Notfälle im abdominalen Bereich sind:
- **Akutes Abdomen:** charakterisiert durch plötzliche, unklare Bauchschmerzen, die mit Veränderungen der Peristaltik und einem bretthartem Bauch einhergehen (➤ Tab. 8.2)
- **Gastrointestinalen Blutungen:** Diese werden je nach Lokalisation in obere (vor dem Ende des Duodenums bzw. Treiz-Bandes) und untere Blutungen (distal des Treiz-Bandes) eingeteilt (➤ Tab. 8.3). Blut, das in Kontakt mit Salzsäure kommt, erscheint schwarz oder kaffeesatzartig (Hämatin). Es kann als „Kaffeesatzerbrechen" oder als Teerstuhl (Meläna) auftreten. Eine lange Darmpassage kann auch eine Ursache für Teerstühle sein. Blut, das nicht Kontakt mit Salzsäure getreten ist, wird frisch-blutig erbrochen und als **Hämatemesis** bezeichnet. Im Falle eines peranalen Blutabgangs spricht man von der **Hämatochezie**.

Tab. 8.2 Differenzialdiagnostik des akuten Abdomens.

Lokalisation	Differenzialdiagnosen
Rechter oberer Quadrant	• Cholezystitis, Gallensteinabgang, Gallenblasenperforation • Ulcus duodeni, v. a. Perforation und Penetration • Hepatitis, Leberzirrhose, Lebertumor, Leberruptur, Leberabszess • Appendizitis während der Schwangerschaft • Pankreatitis • Nephrolithiasis, Pyelonephritis • Lungenembolie, Pleuritis, basale Pneumonie • Subphrenischer Abszess
Linker oberer Quadrant	• Pankreatitis • Milzruptur • Herzinfarkt, Angina pectoris • Ulcus ventriculi et duodeni, v. a. Perforation und Penetration • Nephrolithiasis, Pyelonephritis • Lungenembolie, Pleuritis, basale Pneumonie • Kolitis • Subphrenischer Abszess

8

Tab. 8.2 Differenzialdiagnostik des akuten Abdomens. *(Forts.)*

Lokalisation	Differenzialdiagnosen
Rechter unterer Quadrant	• Appendizitis • Ileitis, Morbus Crohn • Adnexitis, Salpingitis, Ovarialzysten, Extrauteringravidität • Hodentorsion • Invagination, Ileus • Hernieninkarzeration • Gallenblasenperforation • Harnleitersteine, Harnverhalt • Hodentorsion
Linker unterer Quadrant	• Divertikulitis (v. a. Sigma) • Adnexitis • Hodentorsion • Hernieninkarzeration • Harnleitersteine, Harnverhalt • Kolontumor • Adnexitis, Salpingitis, Ovarialzysten, Extrauteringravidität
Epigastrisch	• Hiatushernie • Ösophagitis • Ulcus ventriculi, Magentumor • Herzinfarkt, Angina pectoris
Periumbilikal	• Appendizitis • Pankreatitis • Meckel-Divertikel • Aortenaneurysma
Diffus	• Gastroenteritis • Ileus • Peritonitis, Peritonealkarzinose • Aortendissektion • Mesenterialinfarkt • Diabetes mellitus • Colon irritabile

Tab. 8.3 Differenzialdiagnostik der gastrointestinalen Blutungen.

	Lokalisation	Farbe	Ursachen
Obere gastrointestinale Blutung	• Ösophagus • Magen • Duodenum	• Dunkler Stuhl (Teerstuhl) • Evtl. Bluterbrechen (Hämatemesis) • Kaffeesatzartiges Erbrechen	• Ulcus ventriculi et duodeni • Refluxösophagitis • Ösophagusvarizen • Magenkarzinom • Traumen • Mallory-Weiss-Blutung: Einrisse der Schleimhaut im gestroösophagealen Übergang
Untere gastrointestinale Blutung	• Jejunum • Ileum • Kolon • Rektum	Rotes Blut im Stuhl (Hämatochezie)	• Hämorrhoiden • Dünndarmtumoren • Morbus Crohn, Colitis ulcerosa • Mesenterialinfarkt • Kolorektale Blutungen

8.2.3 Anamnestische Anhaltspunkte

Im Rahmen der Anamnese können folgende Angaben Hinweise auf Erkrankungen der abdominalen Organe liefern:

- **Schluckbeschwerden:** Können als erschwertes Schlucken (Dysphagie) und/oder schmerzhaftes Schlucken (Odynophagie) auftreten und Hinweise auf Ösophagus- und Magenerkrankungen sein.
- **Aufstoßen:** Luftaufstoßen (Eruktation) bei Erkrankungen des Ösophagus und Magens, saures Aufstoßen bei Refluxkrankheit.
- **Übelkeit, Erbrechen:** Können alle abdominalen Erkrankungen begleiten.
- **Appetit:** Vermehrt bei z. B. hormonellen Veränderungen (Hyperkortisolismus), vermindert bei organischen Darmerkrankungen und malignen Geschehen.
- **Meteorismus (Blähungen):** Häufiger Befund bei Darmerkrankungen, u. a. Nahrungsmittelunverträglichkeiten, Zöliakie, Morbus Crohn, infektiösen Darmerkrankungen, als Medikamentennebenwirkung, Reizdarmsyndrom. Häufig sind sie mit einem Gasaustritt verbunden (Flatulenz).
- **Stuhlveränderungen:** Der Stuhl sollte braun gefärbt und geformt sein. Die Stuhlentleerung sollte optimalerweise täglich erfolgen. Veränderungen der Farbe können Hinweise auf Erkrankungen oder Funktionsstörungen im Verdauungstrakt geben:
  - **Heller Stuhl:** bei einer schnellen Darmpassage oder mit begleitendem Ikterus bei Leber- und Gallenerkrankungen
  - **Acholischer Stuhl:** beim Verschlussikterus
  - **Dunkler Stuhl:** bei träger Darmpassage
  - **Teerstuhl:** bei oberen gastrointestinalen Blutungen, wobei das Blut Kontakt mit Salzsäure des Magens hatte; auch die Einnahme von Eisen, Lakritze oder Wismutpräparaten kann den Stuhl sehr dunkel färben; eine Beurteilung der Stuhlfarbe bei Einnahme von Eisenpräparaten ist nahezu unmöglich
  - **Blutbeimengungen:** bei unteren gastrointestinalen Blutungen und begleitend bei Hämorrhoiden, Colitis ulcerosa, Tumoren
  - **Fettstühle:** glänzend und meist etwas heller, u. a. im Rahmen einer chronischen Pankreatitis oder Zöliakie
  - **Schleimbeimengungen:** sind meist Hinweis auf eine Darmerkrankung; begleitend bei Reizdarm, Morbus Crohn oder Colitis ulcerosa
- **Obstipation:** erschwerte Entleerung, harter Stuhlgang, < 3 Stühle/Woche, nur unter Laxanzientherapie weicher Stuhl (➤ Tab. 8.4)
- **Diarrhö:** Stuhlgang zu viel, zu häufig, zu flüssig (➤ Tab. 8.5)
- **Allergien:** v. a. Nahrungsmittelallergien bzw. -unverträglichkeiten können eine ganze Reihe von Symptomen im Verdauungstrakt verursachen; am häufigsten sind Allergien bzw. Unverträglichkeiten gegen Milch, Nüsse, Hühnerei und Soja
- **Noxenkonsum:** Nikotin- und Alkoholabusus können eine ganze Reihe von Erkrankungen im Gastrointestinaltrakt begünstigen, u. a. chronische Gastritis, akute und chronische Pankreatitis, Lebererkrankungen, chronische Diarrhö
- **Auslandsaufenthalte:** können mit Infektionen verbunden sein, die häufigen und typischen Erreger bzw. Erkrankungen sind Malaria, Hepatitiden, Typhus abdominalis, Giardia lamblia, Salmonellen, ETEC
- **Bauchschmerzen:** stehen häufig im Zentrum der Konsultation; besonders wichtig sind:

Tab. 8.4 Differenzialdiagnostik bei Obstipation.

Ursachen	Differenzialdiagnosen
Ernährung	• Faserarme Kost • Geringe Flüssigkeitszufuhr
Mechanisch-entzündlich	• Karzinom • Divertikulitis • Peritonitis • Ileus • Reizdarmsyndrom
Endokrin	• Diabetes mellitus • Hypothyreose
Neurogen	• Morbus Parkinson • Multiple Sklerose • Apoplex
Medikamentös	• Opiate • Eisenpräparate • Antidepressiva
Andere	• Immobilisation • Depression • Anorexia nervosa • Hypokaliämie

Tab. 8.5 Differenzialdiagnostik bei Diarrhö.

Ursachen	Differenzialdiagnosen
Infektiös	• Wässrige Stühle durch u. a. Cholera, ETEC, bakterielle Toxine (z. B. Staphylococcus aureus), Viren (Rota-, Noroviren) oder Protozoen (u. a. Giardia lamblia) • Schleimig-eitrige Stühle bei Salmonellose oder Yersiniose • Blutige Stühle bei EHEC, Amöben oder Campylobacter coli
Malassimilation	• Voluminöse Stühle bei Zöliakie • Fettstühle bei chronischer Pankreasinsuffizienz
Chronisch entzündliche Darmerkrankung	• Schleimig-eitrige Stühle bei Morbus Crohn • Blutig-schleimige Stühle bei Colitis ulcerosa
Neoplastisch	• Blutig-schleimige Stühle bei Adenomen • Blutig-schleimige Stühle, Veränderungen der Stuhlgewohnheiten, Wechsel zwischen Diarrhö und Obstipation beim Karzinom • Wässrige Stühle beim Karzinoid
Medikamentös	• Laxanzien • Meist wässrige, selten blutige Stühle bei Antibiotika-Einnahme • Meist wässrige, selten blutige Stühle bei Zytostatikabehandlung
Endokrin	• Wechsel zwischen Obstipation und Diarrhö bei Diabetes mellitus • Wässrige Diarrhö bei Hyperthyreose
Intoxikationen	• Wässrig-blutige Stühle bei Arsenintoxikation • Wässrig-blutige Stühle bei Quecksilberintoxikation • Meist wässrige Stühle bei Pilzinfektionen
Funktionell	Wechsel zwischen Obstipation und Diarrhö mit Schleimbeimengungen beim Reizdarm

– Lokalisation ➤ Tab. 8.3
– Ausstrahlung
– Dauer des Schmerzes
– Schmerzcharakter
  – Scharfe, stechende Schmerzen bei peritonealer Beteiligung
  – Kolikartige Schmerzen bei mechanischem Ileus, Gallenstein- oder Nierensteinabgang
– Verstärkende und verbessernde Faktoren:
  – Mahlzeiten: abdominelle Schmerzen nach dem Essen können bei arteriosklerotischen Vorerkrankungen Hinweise auf eine Angina abdominalis geben
  – Defäkation: Besserung der Schmerzen nach Defäkation ist für das Reizdarmsyndrom typisch, Verschlechterung der Schmerzen vor und nach der Defäkation bei Analfissuren
  – Alkoholgenuss kann epigastrische Schmerzen bei Gastritis und der Ulkuskrankheit verstärken
  – Lagerung: im Liegen Verstärkung der Schmerzen bei Refluxkrankheit, bei gekrümmter Haltung Besserung der Schmerzen bei der akuten Pankreatitis oder Gallensteinabgang
– Auslösende Faktoren: üppige Mahlzeiten und reichlicher Alkoholgenuss können eine akute Panreatitis oder einen Gallensteinabgang auslösen

8.2.4 Inspektion

Einteilung des Abdomens

Die gesamte abdominale Untersuchung erfolgt im **Liegen**, wobei der Patient so entspannt wie möglich liegen soll. Um die Bauchdecke zu entspannen, kann eine Knierolle verwendet werden, die Arme liegen parallel zum Körper.

Zunächst wird der Bauch in 4 Quadranten oder Segmente eingeteilt, was der Orientierung während der abdominalen Untersuchung dient. Bei der **Quadranteneinteilung** verläuft die vertikale Teilung in der Verbindungslinie zwischen Xiphiod und Symphyse, die horizontale Teilung durch den Nabel (➤ Abb. 8.1). Bei der **Regionen- oder Segmenteneinteilung** verlaufen die vertikalen Linien in der Medioklavikularlinie, die horizontalen Linien am unteren Rippenbogen (subkostal) und im Bereich der Spinae iliacae anteriores superiores (➤ Abb. 8.2).

Formveränderungen des Abdomens

Zu beachten ist eine veränderte Form oder Vorwölbungen durch
• **Adipositas:** die abdominale Fettansammlung ist in der Regel über das ganze Abdomen verteilt
• **Schwangerschaft:** je nach Stadium der Schwangerschaft von suprapubisch bis nach subkostal
• **Tumoren:** bilden meist lokale Auftreibungen oder Vorwölbungen

8

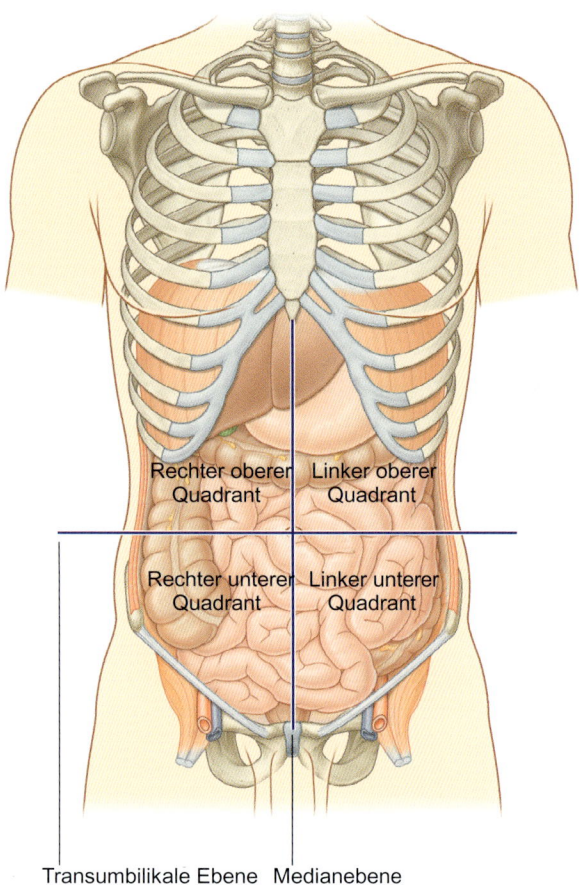

Abb. 8.1 Einteilung des Abdomens in vier Quadranten. [E402]

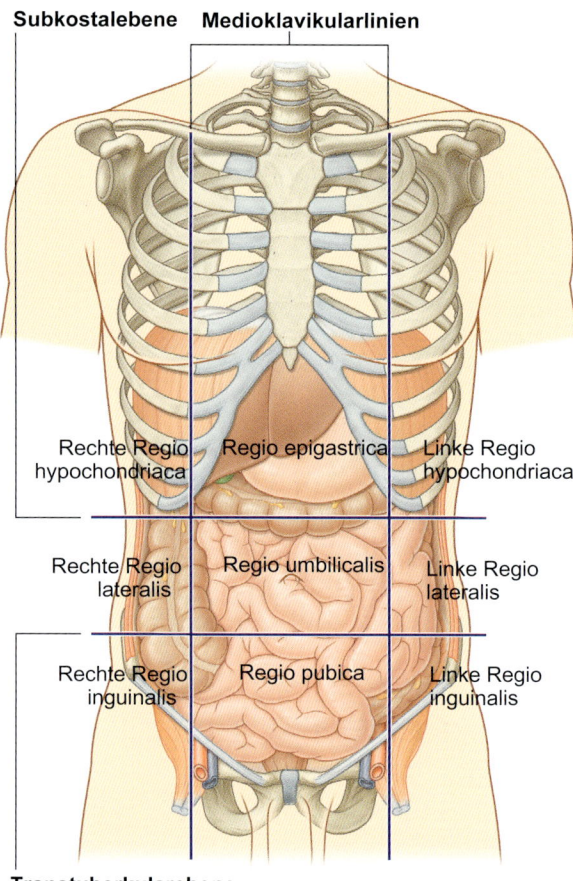

Abb. 8.2 Einteilung des Abdomens in Regionen bzw. Segmente. [E402]

- **Aszites:** meist lageabhängig verteilt und bildet im Liegen verstrichene Flanken
- **Abdominelle Pulsationen:** bei schlanken Menschen meist ein physiologischer Befund, bei adipösen Bauchdecken Hinweis auf ein Aortenaneurysma
- **Meteorismus:** bildet im gesamten Bauchbereich eine Auftreibung
- **Kahnbauch:** eingezogene Bauchdecke, kann im späten Stadium der Meningitis beobachtet werden
- **Hernien:** können als lokale Vorwölbungen oder Einziehungen (Rektusdiastase) gesehen werden
- **Darmstreifungen:** entstehen durch eine überschießende Peristaltik, beim mechanischen Ileus oder hypertropher Pylorusstenose

Hautveränderungen

Abdominelle Hautveränderungen können Hinweise auf Erkrankungen des Verdauungstrakts, aber auch anderer Körperregionen oder Körpersysteme geben:
- **Striae:** Einrisse im Bindegewebe bei Schwangerschaft, Aszites oder hohen Kortisolspiegeln (➤ Abb. 8.3).
- **Naevi, Melanom:** Bräunlich oder verschieden pigmentierte Flecke, scharf oder unscharf begrenzt.

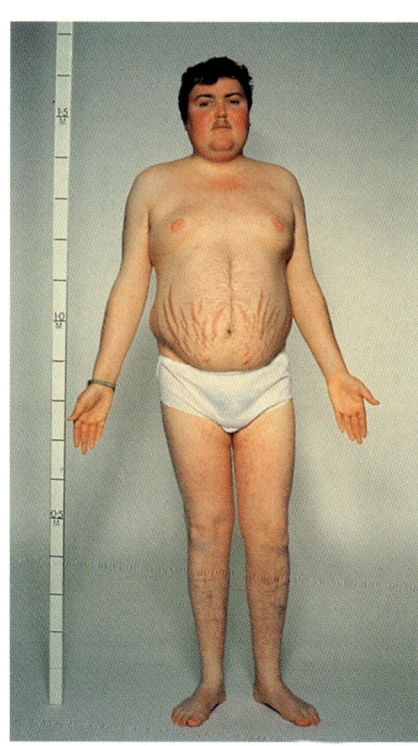

Abb. 8.3 Striae. [E273]

- **Caput medusae:** Venenzeichnungen, die im Rahmen des portalen Hochdrucks und bei Bildung von Umgehungskreisläufen entstehen.
- **Hämatome:** Bei hämorrhagischer Diathesen oder wiederholter Applikation von subkutanen Injektionen, u. a. Heparin- oder Insulininjektionen.
- **Grey-Zeichen** und **Cullen-Zeichen:** Bei akuter Pankreatitis; das Grey-Zeichen (➤ Abb. 8.4) ist eine livide Verfärbung oder Hämatombildung im Bereich der Flanken, das Cullen-Zeichen (➤ Abb. 8.5) im Bereich des Nabels.
- **Ikterus:** Bei Hämolyse, Leber- oder Gallenerkrankung.
- **Narben:** Hinweis auf vorangegangene Traumata bzw. Operationen. Je nach Lokalisation der Narbe kann man Aufschlüsse über das lädierte Organ bekommen. Weiterhin können Narben zu Adhäsionen bzw. Verwachsungen im Bauchraum führen, die auch Ursache von chronischen Bauchschmerzen sein können.
- **Veränderung der Behaarung:** Vermehrte Behaarung bei Frauen kann ein Virilisierungszeichen sein, verminderte Behaarung oder weiblicher Behaarungstyp beim Mann bei Leberzirrhose.

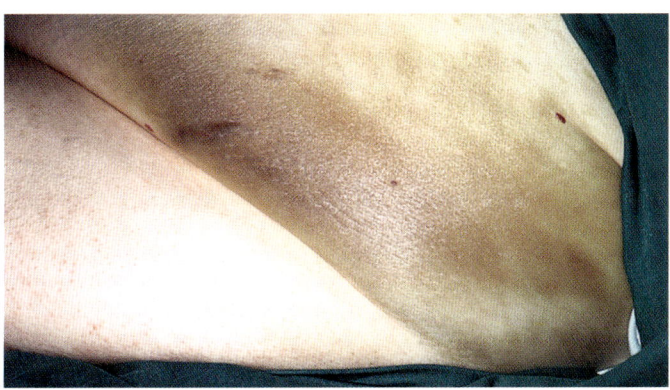

Abb. 8.4 Grey-Zeichen. [E273]

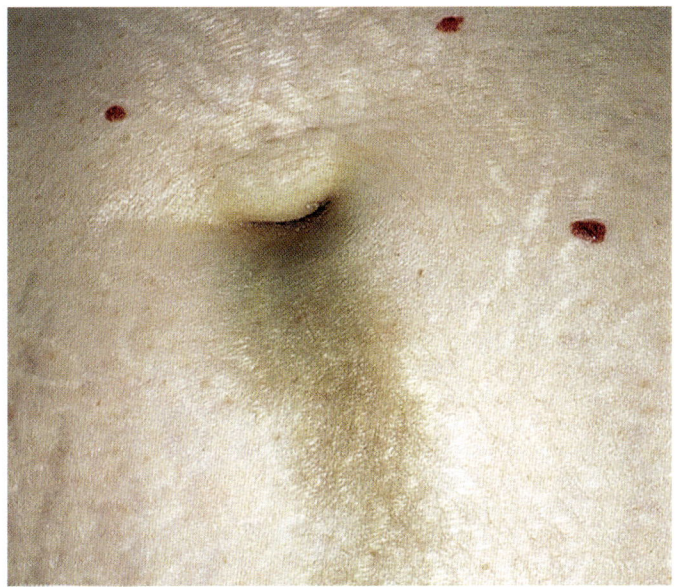

Abb. 8.5 Cullen-Zeichen. [E273]

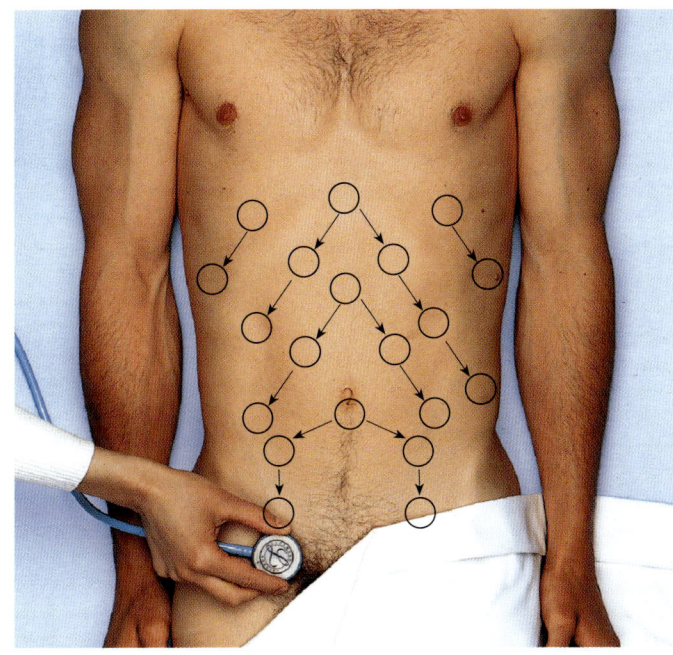

Abb. 8.6 Auskultation des Abdomens. [K116]

8.2.5 Auskultation

> **Merke**
>
> Die Reihenfolge der abdominalen Untersuchung unterscheidet sich von anderen Untersuchungen (z. B. Herz oder Lunge). Auf die Inspektion des Abdomens folgt zunächst die Auskultation vor der Perkussion und Palpation. Die Auskultation dient der Erfassung der Darmgeräusche und deren pathologischer Veränderungen, z. B. bei einem Ileus. Darmgeräusche sind aber nach der Palpation immer zu hören, auch wenn sie eigentlich nicht vorhanden sind, weil der Darm mechanisch von außen bewegt wird.

Die Auskultation dient der Beurteilung der Peristaltik sowie dem Nachweis evtl. vorhandener Strömungsgeräusche.

Durchführung

Der Untersucher steht rechts vom Patienten. Darmgeräusche werden nach Quadranten oder Segmenten auskultiert (➤ Abb. 8.6). An jeder Stelle 30 Sekunden auskultieren.

Normalbefund

Pro Minute sind 5–12 intermittierend auftretende gurgelnde Geräusche hörbar, abhängig von der Tageszeit und der Nahrungsaufnahme.

Pathologische Befunde

- **Verstärkte Peristaltik:** bei Hungerzuständen, Gastroenteritis, Reizdarmsyndrom oder in der Anfangsphase des mechanischen Ileus

8

- **Verminderte Peristaltik:** bei trägem Darm, Obstipation
- **Fehlende Darmgeräusche:** über mehrere Minuten bei paralytischem Ileus („Totenstille")
- **Metallisch klingende Geräusche:** hochfrequente Geräusche beim mechanischen Ileus
- **Strömungsgeräusche** (paraumbilikal): Hinweis auf Nierenarterienstenose

8.2.6 Perkussion

Durch die Perkussion kann aufgrund der verschiedenen Schallqualitäten Luft von flüssigkeitsgefüllten und soliden Arealen unterschieden werden. Die Größe der soliden Organe kann grob bestimmt werden.

Durchführung

Die orientierende Perkussion des Abdomens kann analog zu der Auskultation in allen vier Quadranten erfolgen oder als Perkussion in Segmenten (➤ Abb. 8.7). Die Perkussion entlang der Segmente wird in der linken Regio hypochondrica begonnen und über die Regio epigastrica bis zur rechten Regio hypochondrica fortgeführt. Analog dazu werden die verbliebenen sechs Segmente perkutiert. Wichtig ist, das gesamte Abdomen inklusive der Flankenregion zu untersuchen.

Normalbefund

- **Tympanitischer Klopfschall:** über luftgefüllten Räumen
- **Gedämpfter Klopfschall bzw. Dämpfung:** über soliden Organen oder Flüssigkeitsmassen

Pathologische Befunde

- Ausgeprägte Tympanie über dem gesamten Abdomen bei Meteorismus
- Pathologische Dämpfung bei Organvergrößerungen, Tumormassen oder Aszites

8.2.7 Palpation

Die orientierende Palpation des Abdomens hat die Erfassung von Größe, Form und Konsistenz der einzelnen Organe zum Ziel. Man unterscheidet zwischen der oberflächlichen und der tiefen Palpation.

Oberflächenpalpation

Durchführung

Die Oberflächenpalpation wird mit einer oder besser beiden Händen durchgeführt, wobei alle neun Segmente bzw. vier Quadranten erfasst werden müssen (➤ Abb. 8.8). Der Untersucher steht rechts vom Patienten und betastet vorsichtig mit beiden Händen die Bauchdecke. Die eine Hand ist die palpierende Hand (rechte Hand), die andere (linke Hand) ist die führende. Beurteilt werden folgende Aspekte:
- Dicke und Beschaffenheit des subkutanen Fettgewebes.
- Muskeltonus der Bauchwand: Eine stark angespannte Muskulatur kann die tiefe Palpation verhindern.
- Bruchpforten in der Bauchwand: Können meist bei der oberflächlichen Palpation erfasst werden. Der Patient kann aufgefordert werden, kurz zu pressen. Dabei vergrößert sich der abdominale Druck, Darmschlingen werden meist über die Bruchpforte nach außen gedrückt und können palpiert werden.
- Oberflächliche Verhärtungen (Resistenzen) oder Knoten: Können im Bereich von Narben auftreten und Hinweis auf Verwachsungen sein.
- Vergrößerte Organe.
- Aortenaneurysma.

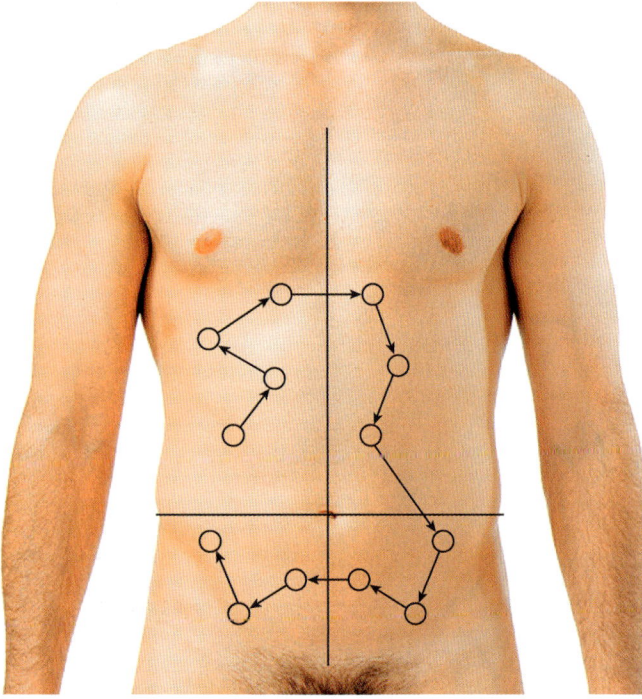

Abb. 8.7 Perkussion des Abdomens. [E988]

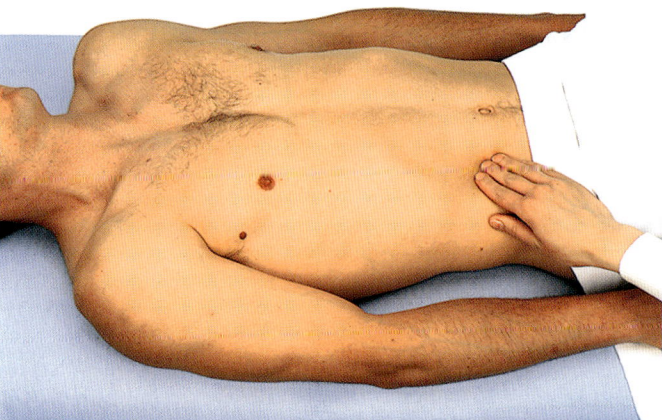

Abb. 8.8 Palpation des Abdomens mit flach aufgelegter Hand. [K116]

Während der gesamten Untersuchung sollte der Patient beobachtet und angehalten werden, Angaben über mögliche Schmerzen zu machen.

Normalbefund

Keine Schmerzen, Resistenzen oder Verhärtungen tastbar.

Pathologische Befunde

- **Abwehrspannung:** schmerzreflektorische Kontraktion der Bauchmuskeln, die durch eine Peritonitis zustande kommt und als brettharter Bauch imponiert
- Generalisierte oder punktuelle **Schmerzhaftigkeit** des Abdomens

Tiefe Palpation

Bei der tiefen Palpation werden Grenzen, Lage, Konsistenz, Form und Größe der Organe untersucht, ferner wird auf Resistenzen, Druckdolenz, Verschieblichkeit und Lokalisation geachtet.

Durchführung

Die tiefe Palpation erfolgt nach Quadranten oder Segmenten. Palpiert wird bimanuell, wobei die obere Hand Druck ausübt und die untere palpiert.

Normalbefund

- Keine Schmerzen, Resistenzen oder Loslassschmerzen
- Gallenblase, Magen, Dünndarm und Dickdarm sind im gesunden Zustand kaum palpapel und ohne Schmerzhaftigkeit oder Resistenzen
- Leber: Lage, Form, Konsistenz ohne Auffälligkeiten (➤ 8.3.5, ➤ 8.3.6, ➤ 8.3.7)

Pathologische Befunde

- **Loslassschmerz:** Der Untersucher drückt mit den Fingern ca. 30 Sekunden lang in die Bauchdecke des Patienten, wodurch es zu einer „Druckanästhesie" kommt. Durch schnelles Loslassen tritt eine Schmerzverstärkung auf, die als Zeichen der peritonitischen Reizung gewertet werden kann.
- **Erschütterungsschmerz:** Entsteht durch leichtes Beklopfen der Bauchdecke oder im Stehen durch schnellen Wechsel aus dem Zehen- in den Hackenstand.
- **Schmerzverstärkung durch Husten.**

8.2.8 Rektale Untersuchung

————————— **Merke** —————————

Die rektale Untersuchung sollte im Rahmen jeder abdominalen Untersuchung erfolgen. Diese Untersuchung kann bei Verdacht auf gastrointestinale Blutungen, Prostatapathologien und rektale Neubildungen wegweisend sein.

Inspektion

Vor der rektalen Untersuchung wird der Analring inspiziert. Besonders geachtet werden muss auf
- Prolaps der Afterschleimhaut
- Hautveränderungen, z. B. Ekzem, Abszess, Fissuren, Fistelbildung
- Hämorrhoiden, die als weiche Knoten imponieren

Palpation

Durchführung

Der Patient befindet sich in Linksseitenlage, die Harnblase ist möglichst entleert. Untersucht wird mit Handschuhen. Auf den Zeigefinger etwas Gleitgel auftragen und den Patienten auffordern, geringfügig zu pressen. Nach dem Einführen des Fingers in den Anus die Ampulle in der gesamten Zirkumferenz austasten.

Beurteilt werden Sphinktertonus, mögliche Veränderungen der Schleimhaut und Schmerzhaftigkeit, beim Mann zusätzlich die Prostata hinsichtlich Größe und Konsistenz. Nach der Untersuchung auf Blut am Fingerling achten.

Normalbefund

- Glatte Schleimhaut, keine Schmerzhaftigkeit, kein Blut am Handschuh
- Prostata schmerzlos, homogen und prallelastisch

Pathologische Befunde

- Schmerzhafte rektale Untersuchung: bei Prostatitis, entzündlichen Prozessen mit Abszessbildung in der Bauchhöhle (Douglas-Schmerz)
- Blut am Fingerling: bei Blutung des unteren Gastrointestinaltrakts, die durch eine Rektoskopie bzw. Koloskopie abgeklärt werden sollte

8.2.9 Funktionsdiagnostik

Bei der Funktionsdiagnostik spielt die Sonografie eine übergeordnete Rolle. Andere apparative Untersuchungen sind endoskopische Verfahren, die eine Einsicht, Beurteilung und Entnahme von Gewebe in Hohlorganen ermöglichen. Ferner ist die Untersuchung auf okkultes Blut möglich.

8

Hämoccult-Test

Die Untersuchung des Stuhls auf okkultes Blut ist ein empfohlener Test (bei Nicht-Risikopatienten) im Rahmen der Tumorvorsorgeuntersuchung (kolorektales Karzinom) ab dem 45. Lebensjahr. Es stehen unterschiedliche Suchtests zur Verfügung, u. a. der Guajak-Test, die Hämoglobin-Haptoglobin-Bestimmung oder immunhistochemische Verfahren.

Zu beachten ist, dass ein positiver Test nicht mit einer Tumorerkrankung gleichgesetzt werden kann, obgleich eine Koloskopie im Anschluss erfolgen sollte. Ebenso schließt ein negativer Test eine Tumorerkrankung nicht aus.

Koloskopie

Bei der Koloskopie können der gesamte Dickdarm, die Ileozökalklappe und geringe Teile des terminalen Ileums eingesehen und beurteilt werden. Meist werden Gewebeproben entnommen und histologisch untersucht. Die Koloskopie ist eine wichtige Untersuchung zur u. a. Blutungsquellesuche, Diagnostik der Colitis ulcerosa, kolorektalen Adenomen und Karzinomen.

Gastroskopie

Mit der Gastroskopie werden Ösophagus, Magen und Duodenum eingesehen und beurteilt. Gewebeproben können entnommen und histologisch untersucht werden. Die Indikationen sind u. a. rezidivierende oder persistierende epigastrische Schmerzen, Dysphagie, Sodbrennen.

ERCP

Mit der ERCP (endoskopische retrograde Cholangiopankreatikografie) können Gallengänge und das Pankreas ganz eingesehen und beurteilt werden. Die Indikationen sind u. a. unklarer, schmerzloser Ikterus oder V. a. auf einen Gallensteinabgang.

8.3 Untersuchung der Leber

8.3.1 Erster Eindruck

Beim ersten Eindruck vom Patienten wird in erster Linie nach Leberhautzeichen gefahndet. Dazu zählen:
- Foetor hepaticus
- Ikterus
- Palmarerythem
- Spider naevi
- Lackzunge
- Lacklippen
- Hepatischer Tremor
- Weißnägel
- Pergamenthaut

Zusätzlich wird auf die Befunde, die bei der allgemein orientierenden Untersuchung des Abdomens auffallen (> 8.2.1), geachtet.

8.3.2 Ausschluss eines Notfalls

Die wichtigsten Notfälle im Rahmen von Lebererkrankungen sind:
- **Akutes Leberversagen:** Gekennzeichnet durch Ikterus, Bewusstseinsstörung und hämorrhagische Diathese.
- **Ösophagusvarizenblutung:** Ösophagusvarizen bilden sich im Zuge des zirrhotischen Leberumbaus. Durch die portale Hypertonie bilden sich portokavale Anastomosen (Umgehungskreisläufe), die das Blut in den systemischen Kreislauf drainieren – zumindest zum Teil. Neben den Ösophagusvarizen finden sich ein Caput medusae und Hämorrhoiden. Eine Ösophagusvarizenblutung kann spontan oder durch mechanische Beanspruchung (Mahlzeiten, Erbrechen) auftreten und endet in bis zu 30 % letal, zum einen wegen der mangelnden Konstriktion der Venen und zum anderen durch den Mangel an Gerinnungsfaktoren.

8.3.3 Anamnestische Anhaltspunkte

Im Rahmen der Anamnese sind folgende Angaben hinweisend auf Erkrankungen der Leber:
- **Alkoholkonsum:** Menge, Art der konsumierten Getränke und Dauer des Konsums können Hinweise auf eine äthyltoxische Leberschädigung geben
- **Drogenabusus:** Menge, Art der konsumierten Drogen und Dauer des Konsums, ein i. v.-Drogenabusus kann auf infektiöse Hepatitiden hinweisen
- **Medikamente:** Menge, Art und Dauer der Einnahme; einige Medikamente besitzen eine starke hepatotoxische Wirkung
- **Fernreisen:** Hinweis auf infektiöse Lebererkrankungen
- Gestörte Leberfunktion: bei Juckreiz, Oberbauchschmerzen, Blutungsneigung, Müdigkeit und Leistungsknick

8.3.4 Inspektion

Die Inspektion und die weitere Leberuntersuchung erfolgen im **Liegen**. Neben den Zeichen und Symptomen, die man schon aus dem ersten Eindruck des Patienten gewonnen hat, können bei der Inspektion des Patienten nach weiteren Leberzeichen gesucht werden:
- **Spider naevi:** im Gesicht und oberen Thoraxbereich (> Abb. 8.9)
- **Caput medusae:** Folge von Dilatation der Umbilikalvenen im Zuge der Bildung von Umgehungskreisläufen
- **Bauchglatze, weiblicher Behaarungstyp beim Mann:** bei Östrogendominanz
- **Gynäkomastie:** bei Östrogendominanz und/oder Nebenwirkung von Spironolacton
- **Aszites:** bei portaler Hypertonie
- **Petechien, Hämatome:** bei Blutungsneigung

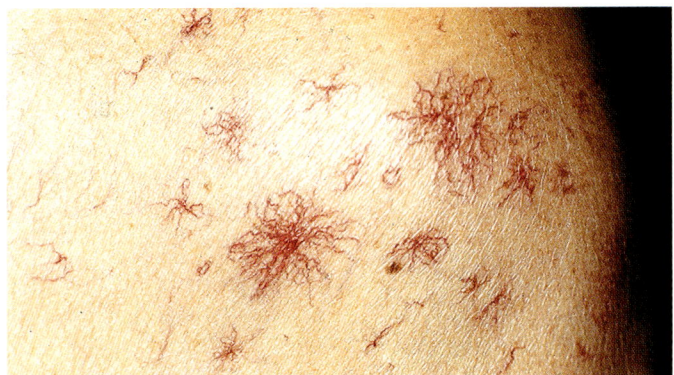

Abb. 8.9 Spider naevi. [M537]

8.3.5 Kratzauskultation

Mit der Kratzauskultation werden orientierend der obere und untere Rand der Leber bestimmt.

Durchführung

Das Stethoskop in der Medioklavikularlinie oberhalb des Rippenbogens aufsetzen. Mit dem Holzspatel horizontale und vertikale Kratzbewegungen von oben nach unten entlang der Medioklavikularlinie und von rechts nach links durchführen (➤ Abb. 8.10). Das Kratzgeräusch ist über dem Lebergebiet deutlich stärker als über der Lunge oder den luftgefüllten Darmschlingen.

Normalbefund

- Leberhöhe bei der Frau 7–11 cm
- Leberhöhe beim Mann 8–12 cm

Pathologische Befunde

- Kleine Leber: bei Vernarbungsprozessen (zirrhotischem Umbau)
- Vergrößerte Leber: bei Fettleber, Tumoren, Metastasen, Infektionen der Leber (mit z. B. Echinokokken)

8.3.6 Perkussion

Ziel der Leberperkussion ist die grobe Größenbestimmung der Leberhöhe in der Medioklavikularlinie.

Durchführung

Die Perkussion beginnt mit der Bestimmung des oberen Leberrandes in der Medioklavikularlinie (➤ Abb. 8.11). Zu hören ist der Übergang vom sonoren Klopfschall der Lunge zum gedämpften Klopfschall der Leber. Die Perkussion weiter fortsetzen, bis ein Übergang vom gedämpften Klopfschall zum tympanitischen Klopfschall hörbar ist.

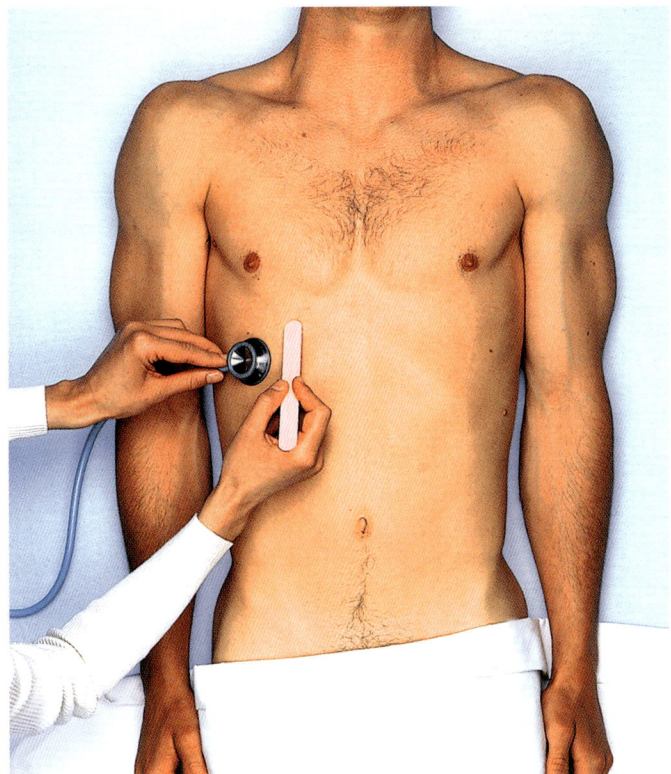

Abb. 8.10 Kratzauskultation der Leber. [K116]

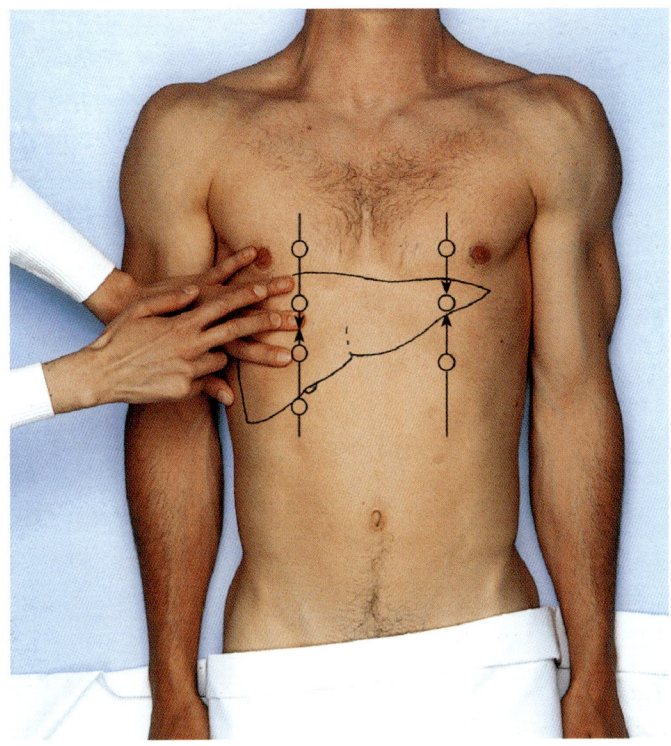

Abb. 8.11 Perkussion des oberen und unteren Leberrandes. [K116]

Normalbefund

➤ 8.3.5

Pathologische Befunde

➤ 8.3.5

8.3.7 Palpation

Ziele der Leberpalpation sind Lagebestimmung des unteren Leberrandes, Beurteilung des Leberrandes, der Oberfläche, Konsistenz und Druckschmerzhaftigkeit.

Durchführung

Mit der Leberpalpation im rechten Quadranten beginnen. Dabei vom unteren rechten Quadranten nach kranial bis hin zum Rippenbogen palpieren (➤ Abb. 8.12). Ist der Leberrand nicht tastbar, den Patienten auffordern, tief einzuatmen. Die Leber wird durch die Lungenausdehnung und die Senkung des Zwerchfells bei der Inspiration ca. 2–3 cm nach kaudal verschoben und stößt dadurch an die Fingerspitzen des Untersuchers. Bestimmt werden die Position zum Rippenbogen sowie Beschaffenheit des Leberrandes, Oberfläche und Konsistenz.

Normalbefund

- Leber weich, nicht schmerzhaft
- Leberrand glatt
- Bei Inspiration 2–3 cm unter dem rechten Rippenbogen tastbar

Pathologische Befunde

- Druckschmerzhafte Palpation: bei Hepatitis, Cholangitis, Stauungsleber
- Weiche vergrößerte Leber: bei Hepatitis, alkoholischem Leberschaden

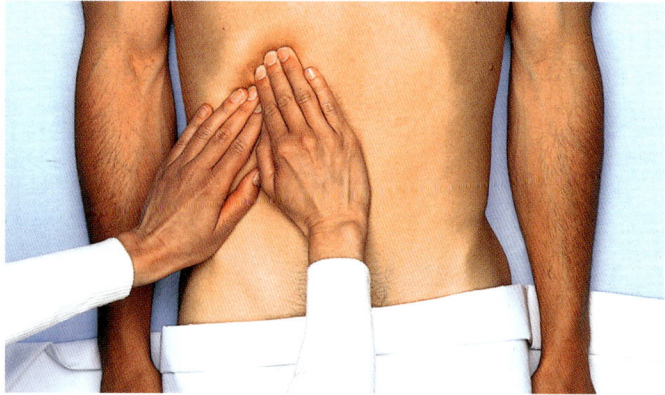

Abb. 8.12 Palpation der Leber. [K116]

- Harte vergrößerte Leber: bei Leukämie, Tumoren oder Metastasen
- Derbe Oberfläche: bei Leberzirrhose
- Höckerige Oberfläche: bei Karzinomen, Metastasen

8.3.8 Funktionsprüfung

Laborchemische Untersuchungen des Blutes und die Sonografie der Leber stehen an erster Stelle.

Bei der **Blutuntersuchung** können folgende Parameter bestimmt werden:
- Transaminasen: GOT, GPT, γ-GT
- Cholestaseparameter: AP, Bilirubin, γ-GT
- Syntheseleistung der Leber: Albumine, PCHE, Quick-Wert

Bei der **Sonografie** der Leber kann das Parenchym u. a. im Hinblick auf Homogenität und Größe beurteilt werden. Zusätzlich können die Gallenblase mit deren Inhalt und bei einer Galleabflusstörung die dilatierten Gallenwege gesehen werden.

8.4 Untersuchung der Gallenblase

8.4.1 Erster Eindruck

➤ 8.2.1

8.4.2 Ausschluss eines Notfalls

➤ 8.2.2

8.4.3 Anamnestische Anhaltspunkte

Zusätzlich zu den Befunden der allgemein orientierenden Untersuchung des Abdomens (➤ 8.2.3) weisen folgende anamnestische Hinweise auf Gallenerkrankungen hin:
- Unverträglichkeit von Fett
- Rezidivierende Schmerzen im rechten Oberbauch, die in die rechte Schulter ausstrahlen

8.4.4 Inspektion

➤ 8.2.4

8.4.5 Palpation

Die gesunde, normal große Gallenblase ist nicht palpabel. Sie wird erst dann tastbar, wenn entzündliche Veränderungen hinzugetreten sind oder das Fassungsvermögen zunimmt.

Durchführung

Die Gallenblase liegt auf der Höhe der 9. Rippe zwischen dem Rippenbogen und dem geraden Bauchmuskel (M. rectus abdominis). Mittels bimanueller Palpation unter den Leberlappen palpieren. Danach den Patienten zur tiefen Inspiration auffordern. Die Leber mit der darunter liegenden Gallenblase wird durch die Lungenausdehnung während der Inspiration und die Senkung des Zwerchfells ca. 2–3 cm nach kaudal verschoben und stößt an die Fingerspitzen des Untersuchers. Zu achten ist auf Druckschmerzhaftigkeit im Gallenblasengebiet.

Normalbefund

- Keine Schmerzhaftigkeit im Gallenblasengebiet
- Keine tastbare Gallenblase

Pathologische Befunde

- **Murphy-Zeichen:** Schmerzen in der Gallenblasenregion mit plötzlichem Stoppen der Inspiration, wobei in der Exspiration noch keine Schmerzen bestanden haben. Charakteristisch für entzündliche Prozesse in der Gallenblase.
- **Courvoisier-Zeichen:** Schmerzlose, prall-elastische tastbare Gallenblase bei Gallenblasenhydrops, Kompression des Ductus choledochus im Rahmen von Pankreas-oder Papillenkarzinom.

8.4.6 Funktionsprüfung

Folgende Untersuchungen spielen eine Rolle:
- Blutuntersuchung mit Transaminasen, Cholestaseparametern und Entzündungsparametern
- Sonografie der Gallenblase und der ableitenden Gallenwege
- ERCP

8.5 Untersuchung bei Aszites

8.5.1 Erster Eindruck

Meist sind ein vergrößerter abdominaler Umfang und Leberhautzeichen zu sehen (➤ 8.2.1, ➤ 8.3.1). Seltener ist ein Aszites durch Tumorerkrankungen bedingt, die einen malignen Aszites hervorrufen. Hier erscheint der Patient sehr mager bis kachektisch mit einer starken abdominalen Volumenvergrößerung.

8.5.2 Ausschluss eines Notfalls

➤ 8.2.2

8.5.3 Anamnestische Anhaltspunkte

➤ 8.2.3 und ➤ 8.3.3

8.5.4 Inspektion

Bei der Inspektion des Abdomens fallen ein vergrößertes Abdomen, ausladende Flanken und ein verstrichener Nabel auf (➤ Abb. 8.13). Andere inspektorische Zeichen entsprechen den unter ➤ 8.3.4 beschriebenen Veränderungen.

8.5.5 Auskultation

Bei der Auskultation des Abdomens bei gleichzeitig vorhandenem Aszites sind lebhafte Geräusche typisch (➤ 8.2.5). Eine Darmparalyse kann im Zuge der spontan bakteriellen Peritonitis auftreten, die im Krankheitsverlauf auftreten kann.

8.5.6 Perkussion

Durchführung

Perkutiert werden können größere Aszitesmengen (> 500 ml), wobei die Untersuchung zunächst in Rückenlage erfolgt. Perkutiert wird das gesamte Abdomen (➤ Abb. 8.14). Dabei auf den Über-

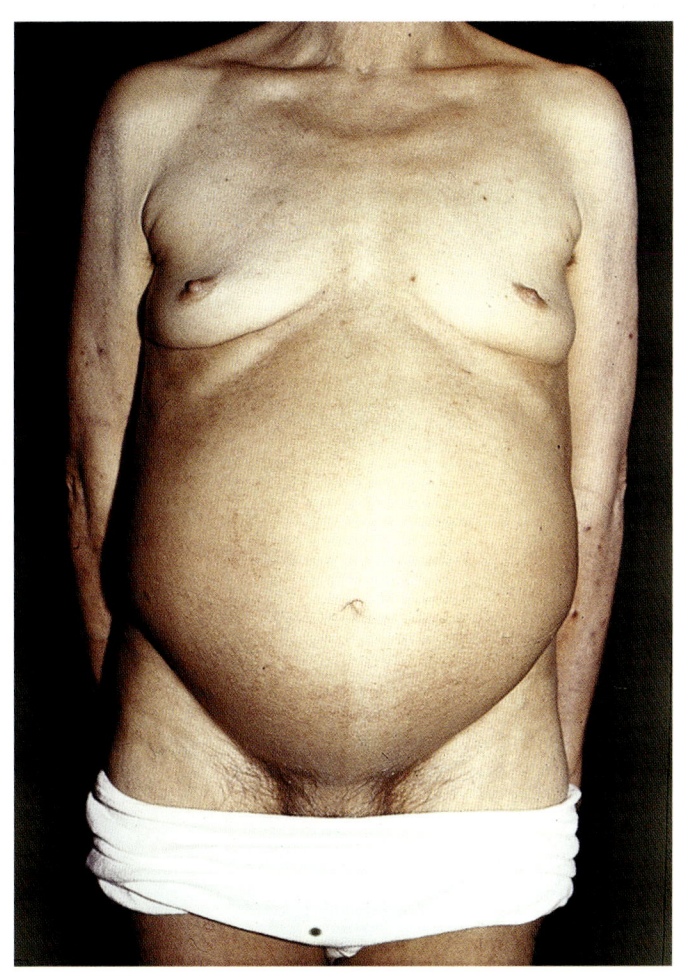

Abb. 8.13 Aszites. [M537]

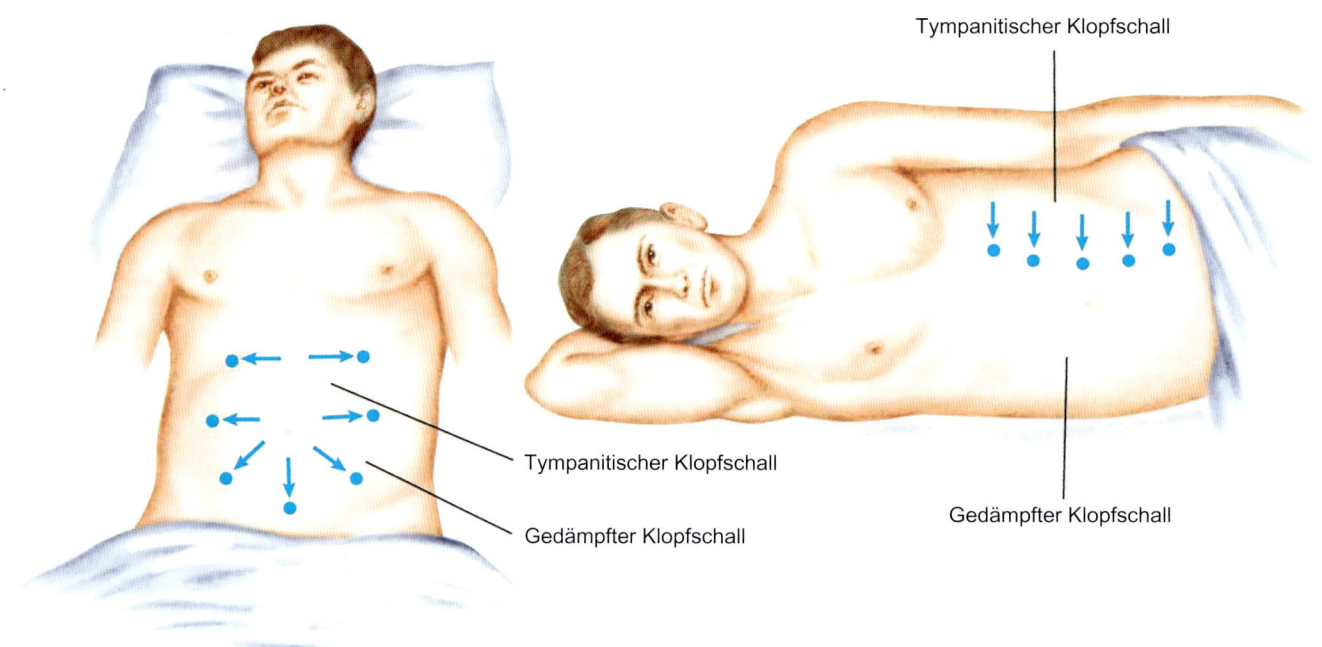

Tympanitischer Klopfschall

Tympanitischer Klopfschall

Gedämpfter Klopfschall

Gedämpfter Klopfschall

Abb. 8.14 Perkussion bei der Aszitesuntersuchung. [E748]

gang zwischen dem tympanitischen Klopfschall und der Dämpfung achten. Im Anschluss den Patienten auf der rechten Seite lagern. Die abdominale Flüssigkeit verlagert sich in die rechte Flanke, die Darmanteile wandern nach oben und „schwimmen" obenauf. Im Vierfüßlerstand ist eine Aszitesperkussion ebenso möglich, wobei auch kleinere Mengen nachgewiesen werden können.

Befunde bei Aszites

- Rückenlage: in den Flanken eine Dämpfung, periumbilikal, epigastrisch und in der Regio pubica ein tympanitischer Klopfschall
- Rechtsseitenlage: Dämpfung je nach Aszitesmenge vom Nabel zur rechten Flanke, tympanitischer Klopfschall vom Nabel zur linken Flanke
- Vierfüßlerstand: Dämpfung über dem Nabel, in den Flanken tympanitischer Klopfschall

8.5.7 Palpation

Kleine Aszitesmengen können in der Regel nicht palpiert werden, größere Mengen dagegen schon, wobei besonders auf die Lageverschieblichkeit zu achten ist. Am besten erfolgt die Aszitespalpation über das **Undulationsphänomen**.

Durchführung

Der Patient liegt flach auf dem Rücken. Eine Hand des Untersuchers wird flach auf die eine Flanke gelegt, mit der anderen wird an der Gegenseite mit den Fingerspitzen geklopft und dadurch eine Flüssigkeitswelle in Bewegung gesetzt.

Befund bei Aszites

Die angestoßene Flüssigkeitswelle ist in der kontralateralen Flanke zu spüren. Dieses Phänomen kann bei Aszitesmengen ab 2 Litern ausgelöst werden.

8.5.8 Funktionsprüfung

Es kann eine **Aszitespunktion** vorgenommen werden. Das gewonnene Material wird laborchemisch im Hinblick auf die Zusammensetzung (Transsudat, Exsudat) untersucht, ggf. können Bakterienkulturen angelegt werden.

ACHTUNG

Für Heilpraktiker besteht kein Behandlungsverbot. In Anbetracht der Komplikationen, z. B. Blutung, Punktion der Milz und Infektionsgefahr, sollte eine Aszitespunktion allerdings unter Klinikbedingungen erfolgen.

8.6 Untersuchung bei Appendizitis

8.6.1 Erster Eindruck

➤ 8.2.1

8.6.2 Ausschluss eines Notfalls

Die Appendizitis ist ein Notfall. Die Patienten müssen zeitnah im Krankenhaus vorgestellt werden.

8.6.3 Anamnestische Anhaltspunkte

Zusätzlich zu den Befunden der allgemein orientierenden Untersuchung des Abdomens (➤ 8.2.3) weisen folgende anamnestische Hinweise auf eine Appendizitis hin:
- **Obstipation** in der Vorgeschichte.
- **Schmerzlokalisation:** Typischerweise beginnt der Schmerz im Epigastrium, wandert in die periumbilikale Region und von dort zum rechten Unterbauch. Die Schmerzwanderung ist wegen der unterschiedlichen Lokalisation der Appendix nicht sicher. Bei älteren Menschen kann die Schmerzsymptomatik sehr spärlich ausgeprägt sein, bei Schwangeren kann sich die Appendizitis mit Schmerzen im rechten Oberbauch äußern.
- **Fieber:** Als Ausdruck einer systemischen Erkrankung und als Temperaturdifferenz zwischen axillärer und rektaler Temperatur.

8.6.4 Inspektion

Bei der Inspektion erscheint das Abdomen häufig aufgetrieben.

8.6.5 Auskultation

Bei der Auskultation fallen verminderte oder sogar fehlende Geräusche auf, zunächst im rechten Unterbauch, dann im gesamten Abdomen. Dieser Zustand ist mit einem (Sub-)Ileus gleichzusetzen.

8.6.6 Perkussion

Die Perkussion entspricht der allgemeinen abdominalen Untersuchung (➤ 8.2.6). Bei der Appendizitis kann die Perkussion durch die peritoneale Erschütterung sehr schmerzhaft sein.

8.6.7 Palpation

Bei der Palpation liegt das Hauptaugenmerk auf der Prüfung der **Appendizitispunkte** (➤ Abb. 8.15). Vorab sollte man trotzdem einen palpatorischen Gesamtüberblick über die restlichen Bauchregionen und Organe gewonnen haben. Die Palpation beginnt am schmerzfernen Punkt.

Psoas-Zeichen

Durchführung

Den Patienten auffordern, das rechte Bein gegen Widerstand zu beugen.

Befund

Beim Beugen des rechten Beines Schmerzverstärkung v. a. im rechten Unterbauch.

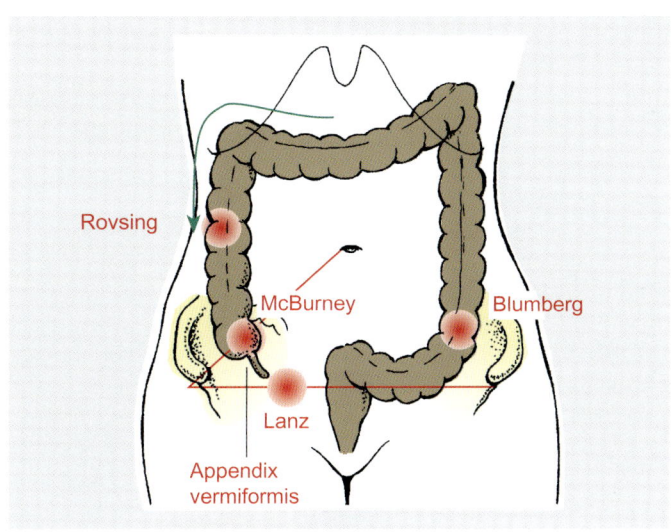

Abb. 8.15 Appendizitiszeichen. [L157]

Blumberg-Zeichen

Durchführung

Zunächst in der Mitte der Verbindungslinie zwischen Nabel und Spina iliaca anterior superior links Druck ausüben. Nach einigen Sekunden den Druck lösen.

Befund

Während des Drucks häufig eine Minderung der Schmerzen („Druckanästhesie"). Beim schnellen Loslassen entstehen durch die peritoneale Erschütterung auf der kontralateralen (rechten) Seite Schmerzen.

McBurney-Punkt

Durchführung

In der Mitte der Verbindungslinie zwischen Nabel und der Spina iliaca anterior superior rechts Druck ausüben.

Befund

Druckschmerz in der Mitte der Verbindungslinie Linie zwischen Nabel und Spina iliaca anterior superior rechts.

Lanz-Punkt

Durchführung

Im ersten Drittel der Verbindungslinie zwischen den beiden Spinae iliacae anteriores superiores rechts Druck auf die Bauchdecke ausüben.

Befund

Druckschmerz im rechten äußeren und mittlerem Drittel einer gedachten Linie zwischen beiden Spinae iliacae anteriores superiores.

Rovsing-Zeichen

Durchführung

Den Dickdarm retrograd ausstreichen und damit Kotmassen zum Entzündungsareal verschieben.

Befund

Schmerzen bzw. Schmerzverstärkung im Zökumbereich beim retrograden Ausstreichen des Dickdarms.

8.6.8 Rektale Untersuchung

Die rektale Untersuchung ist bei Appendizitis (➤ 8.2.8) schmerzhaft und sollte zum Schluss erfolgen.

8.6.9 Funktionsprüfung

Die Funktionsprüfung ist bei V. a. Appendizitis meist weiterführend und umfasst die **Laboruntersuchung** mit Bestimmung der Entzündungszeichen (CRP, BSG, Leukozyten) und die **Sonografie**. Die Sonografie ist nicht in jedem Fall aufschlussreich, gelegentlich kann die Appendix wegen Meteorismus' nur bedingt beurteilt werden.

8.7 Untersuchung des Pankreas

8.7.1 Erster Eindruck

➤ 8.2.1

8.7.2 Ausschluss eines Notfalls

Die akute Pankreatitis ist ein schweres Krankheitsbild und als Notfall einzustufen. Die Patienten müssen zeitnah im Krankenhaus vorgestellt werden.

8.7.3 Anamnestische Anhaltspunkte

Zusätzlich zu den Befunden der allgemein orientierenden Untersuchung des Abdomens (➤ 8.2.13) weisen folgende anamnestische Hinweise auf Pankreaserkrankungen hin:
- **Schmerzlokalisation:** Die Schmerzen sind meist im Oberbauch lokalisiert und strahlen gürtelförmig in den Rücken aus. Gele-

gentlich ist ein bohrender, in den Rücken ausstrahlender Schmerz eruierbar.
- **Fettstühle:** Bei mangelnder Verdauungsleistung.
- **Gewichtsabnahme, Mangelerscheinungen:** Bei mangelnder Verdauungsleistung.
- **Gerötetes Gesicht:** Zeichen einer akuten Pankreatitis.
- **Schmerzloser Ikterus** mit Gewichtsabnahme und Zeichen der chronischen Pankreatitis bei Tumoren des Pankreaskopfes.

8.7.4 Inspektion

Die Inspektion entspricht der allgemeinen abdominalen Untersuchung (➤ 8.2.4). Häufige Befunde bei akuter Pankreatitis sind:
- **Aufgetriebener Bauch**
- **Cullen- und Grey-Zeichen** bei hämorrhagischer Pankreatitis

8.7.5 Auskultation, Palpation und Perkussion

Das Pankreas selbst lässt sich weder auskultieren noch perkutieren. Bei einer akuten Pankreatitis sind meist keine Darmgeräusche wegen des paralytischen Ileus auszukultieren. Die Palpation ist wegen der retroperitonealen Lage nicht oder nur schlecht bei schlanken Patienten möglich. Zu achten ist bei V. a. eine akute Pankreatitis auf den sog. **Gummibauch**, der als prall-elastische Spannung beschrieben werden kann. Pankreaszysten können beträchtliche Ausmaße annehmen und dann als pralle, meist scharf umrandete Resistenzen palpiert werden.

8.7.6 Funktionsprüfung

Die Funktionsprüfung ist bei V. a. eine akute Pankreatitis meist weiterführend und umfasst:
- **Laboruntersuchung:**
  - Pankreasspezifische Enzyme Lipase und Amylase
  - Entzündungszeichen CRP, BSG, Leukozyten
  - Serumkalzium: Ausmaß der Erniedrigung gibt Hinweise auf die Schwere der Pankreatitis
  - Bei Verdacht auf biliäre Pankreatitis: Bilirubin, AP, γ-GT
- **Sonografie:** dient der Beurteilung von Lage, Beschaffenheit und Homogenität der Drüse
- **ERCP:** komplettiert die Basisdiagnostik

8.8 Untersuchung von Hernien

Bei Hernien (Brüchen) verlagern sich Eingeweideteile mitsamt Peritoneum durch eine Öffnung in der Bauchwand (Bruchpforte) nach außen. Die häufigsten Formen sind Leistenhernien (bei Männern), Schenkelhernien (bei Frauen) und Narbenhernien (bei beiden Geschlechtern). Leistenhernien können indirekt (lateral und angeboren; ➤ Abb. 8.16a) oder direkt (medial und meist erworben; ➤ Abb. 8.16b) sein.

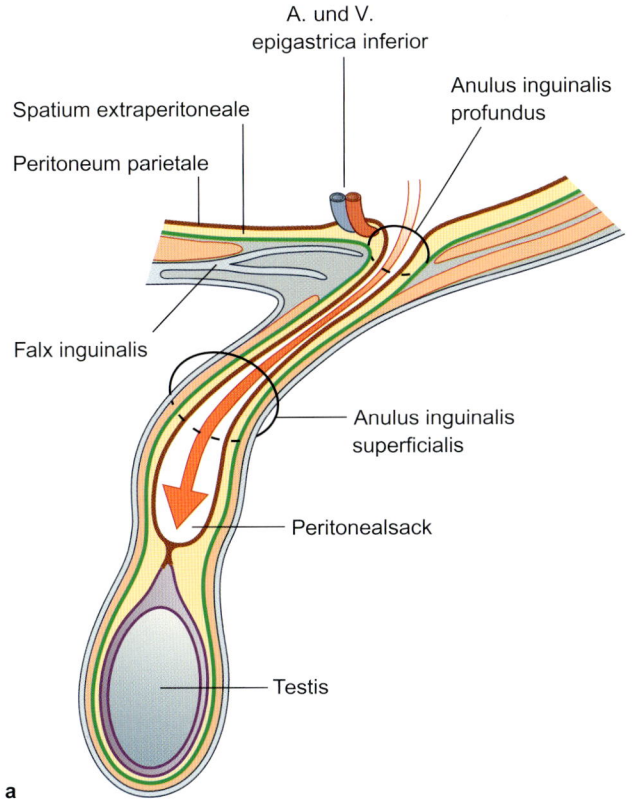

A. und V.
epigastrica inferior

Anulus inguinalis
profundus

Spatium extraperitoneale

Peritoneum parietale

Falx inguinalis

Anulus inguinalis
superficialis

Peritonealsack

Testis

a

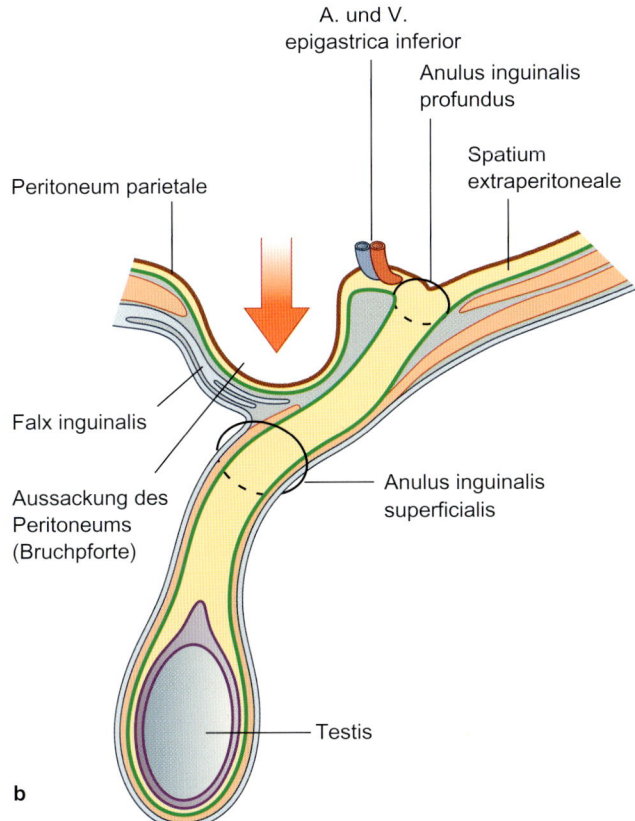

A. und V.
epigastrica inferior

Anulus inguinalis
profundus

Spatium
extraperitoneale

Peritoneum parietale

Falx inguinalis

Aussackung des
Peritoneums
(Bruchpforte)

Anulus inguinalis
superficialis

Testis

b

Abb. 8.16 a Indirekter Leistenbruch. **b** Direkter Leistenbruch. [E402]

8.8.1 Erster Eindruck

Hernien sind am bekleideten Patienten meist nicht sichtbar, außer sie haben einen enormen Umfang.

8.8.2 Ausschluss eines Notfalls

Eine **Hernieninkarzeration** ist als Notfall anzusehen. Der Patient muss zeitnah im nächsten Krankenhaus vorgestellt werden.

8.8.3 Anamnestische Anhaltspunkte

Zusätzlich zu den Befunden der allgemein orientierenden Untersuchung des Abdomens (➤ 8.2.3) weisen folgende anamnestische Hinweise auf Hernien hin:
• Schwellung in der Leiste, im Skrotum, am Nabel oder im Narbenbereich
• Bauchschmerzen, Rötung, lokale Entzündungszeichen über dem Bruchsack
• Vorangegangene Operationen

8.8.4 Inspektion

Durchführung

Der Patient steht gerade und wird aufgefordert, den intraabdominellen Druck durch Husten oder Pressen zu erhöhen. Bei einer Hernie kommt es zu einer Vorwölbung an der Bruchpforte.
Eine andere Möglichkeit zur Untersuchung bei V. a. Skrotalhernien ist die Diaphanoskopie. Mit einer Lichtquelle wird dazu durch das Skrotum geleuchtet.

Befunde

Bei einer Hernie schimmert kein Licht hindurch. Bei einer Hydrozele (Wasserbruch) schimmert das Licht durch das Skrotum hindurch.

8.8.5 Auskultation

Bei der Auskultation über der Schwellung sind Darmgeräusche hörbar.

8.8.6 Palpation

Durchführung

Beim Mann am Oberrand des Skrotums die äußere Öffnung des Leistenkanals tasten (➤ Abb. 8.17). Den Patienten auffordern zu husten oder zu pressen. Bei der Frau ist diese Untersuchung naturgemäß nicht möglich.

8

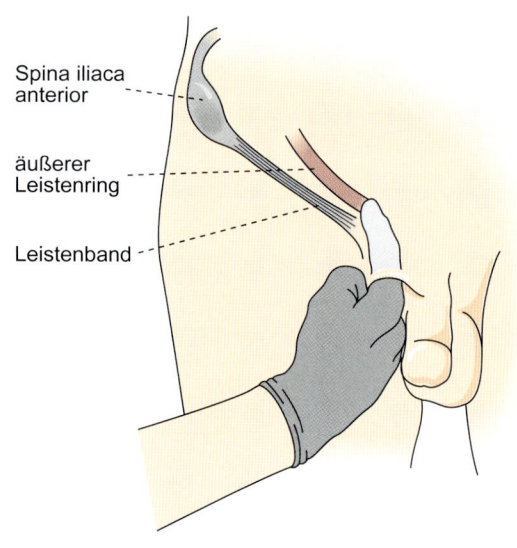

Spina iliaca
anterior

äußerer
Leistenring

Leistenband

Abb. 8.17 Palpation der Bruchpforte bei einer Leistenhernie beim Mann. [L106]

Befunde

Bei einer indirekten Hernie spürt der Untersucher einen kleinen Stoß direkt gegen die Fingerbeere, bei einer direkten Hernie seitlich am Finger.

ACHTUNG

Bei Verdacht auf eine inkarzerierte (eingeklemmte) Hernie niemals Repositionsversuche vornehmen. Dieser Zustand gleicht einem mechanischen Ileus, der operativ versorgt werden muss. Bei einer Reposition werden die Darmanteile nur in die Bauchhöhle zurückgeschoben, der Zustand der Einklemmung besteht aber weiterhin.

8.8.7 Funktionsprüfung

Die **Sonografie** ist die wichtigste Untersuchung bei V. a. eine Hernie. Darmanteile können im Bruchsack detektiert werden.

8.9 Differenzialdiagnostik (> Tab. 8.6)

Tab. 8.6 Ausgewählte Differenzialdiagnosen der abdominalen Erkrankungen und deren Befunde.

Differenzialdiagnosen	Schmerzcharakter und Inspektion	Auskultation	Perkussion und Palpation	Funktionsprüfung
Gastritis	• Epigastrische Schmerzen • Schmerzverstärkung nach dem Essen • Evtl. Schonhaltung (gekrümmte Haltung)	Evtl. normale Darmgeräusche	Druckschmerzen im Epigastrium	Gastroskopie: entzündliche Areale sichtbar
Ulkuskrankheit	• Ulcus ventriculi: Schmerzen nach dem Essen, epigastrische Schmerzen • Ulcus duodeni: Nüchternschmerzen, epigastrische und/oder periumbilikale Schmerzen • Evtl. Gesichtsblässe, Schonhaltung	• Evtl. normale Darmgeräusche • Bei Ulkusperforation fehlende Darmgeräusche	• Druckschmerzen im Epigastrium und periumbilikal • Bei Ulkusperforation ausgeprägte Tympanie über dem gesamten Abdomen, Abwehrspannung und „brettharter" Bauch	Nachweis durch Gastroskopie bzw. Duodenoskopie
Leberzirrhose	• Unspezifischer Druckschmerz im rechten Oberbauch • Ikterus • Spider naevi • Palmar-, Plantarerythem • Weißnägel, Hautatrophie • Gynäkomastie • Caput medusae • Aszites	Meist lebhafte Geräusche	• Leber klein • Leberoberfläche höckerig und hart	• Laboruntersuchung: AP ↑, γ-GT ↑, Bilirubin ↑, GOT ↑, GPT ↑, GLDH ↑, Albumin ↓, Quick-Wert ↓, PCHE ↓ • Sonografie: kleine Leber, Parenchym inhomogen und evtl. knotig verändert
Gallensteinabgang	• Kolikartige Schmerzen im rechten Oberbauch mit Ausstrahlung in die rechte Schulter • Schonhaltung (mit angezogenen Beinen) • Evtl. Gesichtsblässe • Evtl. Ikterus	Keine Darmgeräusche durch reflektorische Darmparalyse	• Schmerzen im rechten Oberbauch • Meist ausgeprägte Tympanie • Abwehrspannung	• Laboruntersuchung: AP ↑, γ-GT ↑, Bilirubin ↑ • Sonografie: evtl. Gallenblasensteine, Gallenwegstauung • ERCP: durch Steine verlegte Gallenwege
Cholezystitis	• Persistierende oder rezidivierende Schmerzen im rechten Oberbauch • Fieber	Evtl. normale oder fehlende Darmgeräusche durch reflektorische Darmparalyse	• Schmerzen im rechten Oberbauch • Positives Murphy-Zeichen	• Laboruntersuchung: CRP ↑, BSG ↑, Leukozyten ↑, evtl. AP ↑, γ-GT ↑, Bilirubin ↑ • Sonografie: evtl. Nachweis von Gallensteinen, Verdickung der Gallenblasenwand

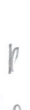

8

Tab. 8.6 Ausgewählte Differenzialdiagnosen der abdominalen Erkrankungen und deren Befunde. (Forts.)

Differenzi-aldiagnosen	Schmerzcharakter und Inspektion	Auskultation	Perkussion und Palpation	Funktionsprüfung
Appendizitis	Schmerzen zunächst im Epigastrium, dann periumbilikal, dann im rechten Unterbauch	Spärliche oder fehlende Darmgeräusche	• Schmerzen im rechten Unterbauch oder auch im gesamten Abdomen • Positive Psoas-, Blumberg-, McBurney-, Lanz- und Rovsing-Zeichen • Fieber • Schmerzhafte rektale Untersuchung	• Laboruntersuchung: CRP ↑, BSG ↑, Leukozyten ↑ • Sonografie: geschwollene Appendix
Akute Pankreatitis	• Starke gürtelförmige Oberbauchschmerzen • Gerötetes Gesicht • Evtl. Grey- und Cullen-Zeichen	Keine Darmgeräusche durch reflektorische Darmparalyse	• Schmerzhaft • Evtl. ausgeprägte Tympanie • Gummibauch	• Laboruntersuchung: CRP ↑, BSG ↑, Leukozyten ↑, Lipase ↑, Amylase ↑, Kalzium ↓ • Sonografie: Drüsenvergrößerung und Ödem
Chronische Pankreatitis	• Rezidivierende oder persistierende gürtelförmige Oberbauchschmerzen • Hagere, blasse und unterernährte Patienten	Meist lebhafte Darmgeräusche	• Meist ausgeprägte Tympanie • Kein besonderer Befund	• Stuhluntersuchung: pankreatische Elastase 1 ↓ • Sonografie: atrophes Organ
Sigmadivertikulitis	Schmerzen im linken Unterbauch	Spärliche oder fehlende Darmgeräusche	• Schmerzen im linken Unterbauch • Druckschmerzen im linken Unterbauch • Fieber	Laboruntersuchung: CRP ↑, BSG ↑, Leukozyten ↑

8

9 Untersuchung der Nieren und ableitenden Harnwege

HINWEIS PRÜFUNG

Die Urinuntersuchung ist prüfungsrelevant und sollte im Hinblick auf Durchführung und Interpretation der Befunde sicher beherrscht werden.

9.1 Erster Eindruck

Der erste Eindruck vom Patienten kann bereits Hinweise auf potenziell vorhandene Erkrankungen der Niere und ableitenden Harnwege liefern. Besonders zu beachten sind die Hautveränderungen:
- **Hautkolorit:** grau-schmutzig bei Niereninsuffizienz
- **Kratzspuren:** bei mangelnder Giftelimination aus dem Körper, Niereninsuffizienz
- **Ödeme:** symmetrische Ödeme an Unterschenkeln und Lidödeme (v. a. morgendliche Ödeme) bei Nierenerkrankungen, u. a. Glomerulonephritis oder nephrotischem Syndrom (➤ Abb. 9.1)

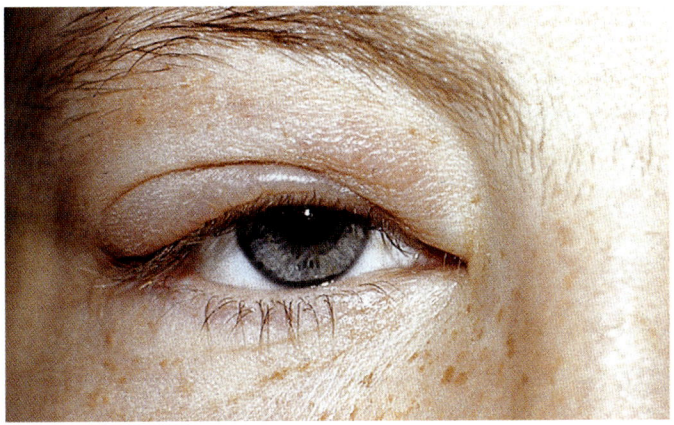

Abb. 9.1 Lidödeme beim nephrotischen Syndrom. [M537]

- **Geruch:** Geruch nach Urin bei mangelnder Pflege, Harnwegsinfekten, Urämie

9.2 Ausschluss eines Notfalls

Die wichtigsten und häufigsten urologischen Notfälle sind:
- Oligurie und Anurie (➤ Tab. 9.1)
- Polyurie (➤ Tab. 9.2)

Tab. 9.1 Differenzialdiagnostik bei Oligurie und Anurie.

Ursache	Differenzialdiagnosen
Prärenal	• Schock • Exsikkose
Intrarenal	• Nierenverletzungen • Gifte • Vaskulitis
Postrenal	• Steinleiden • Prostatahyperplasie • Urologische, gynäkologische Tumoren

Tab. 9.2 Differenzialdiagnostik bei Polyurie.

Ursachen	Differenzialdiagnosen
Polydipsie	• Idiopatisch • Psychogen
Endokrin, metabolisch	• Diabetes mellitus • Diabetes insipidus • Hyperkalzämie
Renal	• Chronische Niereninsuffizienz • Akutes Nierenversagen

Tab. 9.3 Differenzialdiagnostik bei Hämaturie.

Ursachen	Differenzialdiagnosen
Intrarenal	• Trauma • Nephrolithiasis • Nierenzellkarzinom • Pyelonephritis • Glomerulonephritis • Niereninfarkt, Nierenvenenthrombose
Extrarenal	• Nephrolithiasis • Katheter • Trauma • Infektionen: Zystitis, Prostatitis • Marcumartherapie, Gerinnungsstörung • Tumoren

- Hämaturie (➤ Tab. 9.3)
- Kolikartige Schmerzen
- Zeichen einer Urosepsis

9.3 Anamnestische Anhaltspunkte

Im Rahmen der Anamnese können folgende Angaben auf Nierenerkrankungen oder Erkrankungen der ableitenden Harnwege hinweisen:

- **Miktionsstörungen:**
  - **Nykturie:** bei Nierenerkrankungen, Prostatahyperplasie, Herzinsuffizienz
  - **Pollakisurie:** Hinweis auf Zystitis, Restharnmenge, neurogene Blase
  - **Dysurie** (Algurie, Strangurie): bei Zystitis, Urethritis, Prostatitis
  - **Harnstrahlveränderungen:** bei Prostatahyperplasie
  - **Harninkontinenz:** bei Beckenbodenschwäche, Sphinkterinsuffizienz, Entzündungen im Abflussgebiet
  - **Harnverhalt:** bei Prostatahyperplasie, Strikturen in der Urethra
- **Erektile Dysfunktion:** bei Diabetes mellitus, Alkoholismus, Neuropathien anderer Genese, psychogen
- **Geschlechtskrankheiten:** Hinweise auf Vernarbungen im Bereich der Harnröhre?
- **Schmerzanamnese:**
  - Suprapubische Schmerzen: bei Zystitis
  - Kolikartige, wandernde Schmerzen: bei Urolithiasis; die Schmerzen sind meist einseitig, beginnen in den Flanken, ziehen dann in den Unterbauch und von dort in den Bereich des Genitale
  - Dumpfe Flanken- und Rückenschmerzen: bei Pyelonephritis
- **Gynäkologische Anamnese:** erste Periode, letzte Periode, Schwangerschaften und Geburten, Zyklusanomalien
- **Noxen:** Nikotinabusus, Analgetikaabusus begünstigt die Entstehung von Urothelkarzinomen

9.4 Inspektion

Neben den Befunden, die man schon aus dem ersten Eindruck des Patienten gewonnen hat, ist die Inspektion des Urins von großer Bedeutung (➤ 9.8.1).

9.5 Palpation

Die Palpation der Nierenlager ist wegen der schlechten Zugänglichkeit der Organe kaum möglich.

Durchführung

Der Patient liegt mit entspannter Abdomen- und Rückenmuskulatur in Rückenlage. Die Nieren werden bimanuell untersucht (➤ Abb. 9.2). Bei der Untersuchung der rechten Niere steht der Therapeut rechts vom Patienten. Mit der linken Hand die Lendenregion bauchwärts drücken, die Finger der rechten Hand kaudal des Rippenbogens auflegen. Den Patienten auffordern, tief einzuatmen. Während der Inspiration die unter dem Rippenbogen liegende rechte Hand mit den Fingerkuppen nach dorsal drücken. Die Untersuchung der linken Niere erfolgt analog, wobei der Untersucher auf der linken Patientenseite steht.

Normalbefund

Bei schlanken Patienten ist meist der untere rechte Nierenpol tastbar. Die linke Niere ist meist nicht zu tasten.

Pathologische Befunde

- Leicht zu erreichende Nieren: bei Senk- oder Wandernieren
- Vergrößerung der Nieren: bei Zystennieren, Nierenzysten, Tumoren

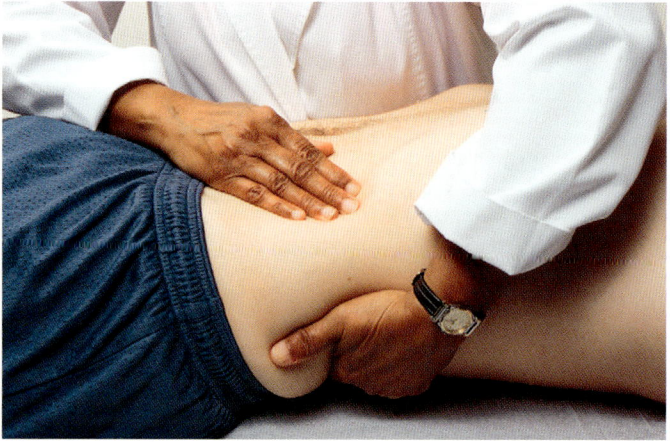

Abb. 9.2 Palpation der Nieren. [K116]

9.6 Perkussion

Bei der Perkussion werden die Nieren auf **Klopfschmerzhaftigkeit** geprüft.

Durchführung

Die Perkussion erfolgt am sitzenden oder stehenden Patienten. Die Flanken mit der Handkante oder Faust zunächst vorsichtig orientierend perkutieren (➤ Abb. 9.3). Sind keine Schmerzen vorhanden, kann die Perkussion etwas stärker wiederholt werden.

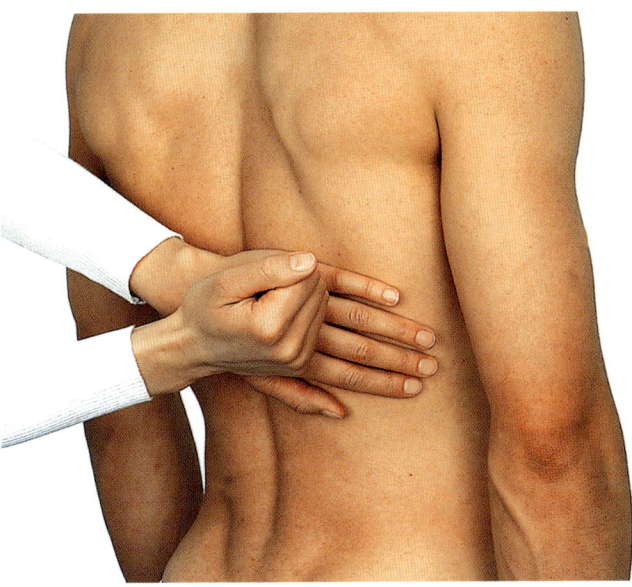

Abb. 9.3 Perkussion der Nierenlager. [L143]

Normalbefund

Kein Klopfschmerz über den Nierenlagern.

Pathologische Befunde

Klopfschmerzhafte Nierenlager bei Pyelonephritis, Abszessen oder Harnstau.

9.7 Auskultation

Auskultiert werden mögliche periumbilikale Strömungsgeräusche über den **Aa. renales**. Die Strömungsgeräusche geben Hinweise auf eine Stenose dieser Gefäße.

9.8 Funktionsprüfung

Bei der Funktionsprüfung kann der Urin zunächst makroskopisch beurteilt werden. Ferner ist eine Teststreifenuntersuchung möglich. Zusätzlich können eine Sedimentuntersuchung, 24-Stunden-Sammelurin und eine laborchemische Blutuntersuchung durchgeführt werden. Innerhalb der weiterführenden Verfahren ist die Sonografie besonders wichtig.

9.8.1 Urinuntersuchung

Gewinnungsarten

- **Spontanurin:** Urin in sauberem Gefäß auffangen. Bei Frauen kann die Untersuchung falsch positiv Leukozyten durch Fluorbeimengung oder Erythrozyten durch Menstruationsblut anzeigen.
- **Mittelstrahlurin:** Am häufigsten für die Urinuntersuchung verwendet. Den Genitalbereich vor der Entnahme gründlich reinigen. Im Anschluss die zweite Harnportion auffangen, wobei der Urinstrahl nicht unterbrochen werden sollte.
- **Morgenurin:** Für die Sedimentuntersuchung, weil die Verweildauer des Urins in der Blase meist lang war.
- **24-Stunden-Sammelurin:** Bestimmung von Harnmenge und chemischer Beschaffenheit.

Allgemeine Empfehlungen zur Uringewinnung

- Urin sofort bis spätestens 4 Stunden nach Gewinnung untersuchen. Zeitverzögerungen führen zu bakterieller Vermehrung, Zerfall von Erythrozyten und Leukozyten.
- Bei der Teststreifenuntersuchung den Urin im Kühlschrank lagern, sofern er nicht gleich untersucht werden kann. Zu beachten ist, dass die Uro-Sticks nicht länger als 6 Wochen geöffnet sein dürfen, weil alte Teststäbchen falsche Befunde liefern.

Definitionen (➤ Tab. 9.4)

Tab. 9.4 Definitionen der Urinausscheidung.

Begriff	Urinmenge [ml/Tag]	Ursachen
Normalbefund	• Männer: 800–1.800 • Frauen: 600–1.600	
Oligurie	< 400	• Dehydratation • Nierenerkrankung
Anurie	< 100	• Nierenversagen • Harnabflussstörung
Polyurie	> 2500	• Nierenerkrankung • Stoffwechselerkrankung
Nykturie	Mehrmaliges nächtliches Wasserlassen	• Herzinsuffizienz • Nierenerkrankung • Prostataerkrankung
Pollakisurie	Häufiges Wasserlassen in kleinen Portionen	• Harnwegsinfekt • Blasentumor • Prostataerkrankung

9

Makroskopische Beurteilung

- Klar, hellgelb: Normalbefund
- Hell bis farblos: hohe Trinkmenge, Diabetes insipidus
- Dunkelgelb: geringe Trinkmenge, Schwitzen, Fieber
- Graue Trübung: Pyurie durch Beimengung von Eiweiß, Leukozyten, Bakterien
- Makrohämaturie: Blutungen aus dem Urogenitaltrakt, Tumoren
- Schaumig: Proteinurie
- Braun: Bilirubinurie im Rahmen eines intra- oder posthepatischen Ikterus

Geruch

- Obstartig: Ketonurie (z. B. bei Diabetes mellitus, Fastenkuren)
- Nach Ammoniak: Infektionen der Harnwege und bakterielle Zersetzung von Harnstoff
- Nach Nahrungsmitteln: Genuss von Spargel, Zwiebel, Knoblauch, tropischen Früchten
- Nach bitteren Mandeln: Intoxikation mit Zyaniden
- Mäuseartig: Phenylketonurie

Dreigläserprobe

Die Dreigläserprobe kann bei Makrohämaturie durchgeführt werden und gibt grobe Anhaltspunkte über den Ort der Blutung.

Durchführung

Die gesamte Urinmenge wird in drei Gefäßen aufgefangen, wobei diese nacheinander befüllt werden.

Normalbefund

In allen drei Gefäßen klarer, hellgelber Urin.

Pathologische Befunde

- Die erste Portion ist blutig verfärbt, die zwei darauf folgenden Proben sind heller bzw. klar: bei tief liegender Blutung (Urethralbereich, Prostata)
- Die beiden ersten Portionen sind blutig verfärbt und die dritte Probe ist heller: bei Blutungen im Blasenbereich
- Alle Portionen sind blutig verfärbt: bei Blutungen aus höher gelegenen Strukturen (Ureter, Nierenbecken, Niere)

Teststreifenuntersuchung

- Teststreifenbehälter sofort nach Entnahme eines Teststreifens wieder verschließen.
- Streifen nur ca. 1 Sekunde in den Urin eintauchen, da sonst die Reagenzien ausgespült werden.
- Überschüssigen Urin abstreifen.
- Unterschiedliche Reaktionszeiten beachten.
- Teststreifen ablesen: Farbumschläge gemäß Farbskala des Röhrchens deuten.

Merke

Eine Merkhilfe für die erfassten Parameter beim Urinteststreifentest ist „GELENKBUSS".

Glukose

Glukose erscheint dann im Urin, wenn der Serumglukosespiegel 160–180 mg/dl (Nierenschwelle) übersteigt. Die Nierenschwelle steigt im Alter und bei Niereninsuffizienz.

Normwert
Negativ

Pathologische Befunde
- Glukosurie: bei Diabetes mellitus, renaler Glukosurie, Morbus Wilson, interstitieller Nephritis
- Falsch negative Befunde: bei Einnahme von Ascorbinsäure
- Falsch positive Befunde: bei Vorhandensein von Peroxiden (Desinfektionsmittel)

Erythrozyten

Erythrozyten im Urin können eine Makrohämaturie (sichtbar blutiger Urin) oder eine Mikrohämaturie (Urinfarbe normal) hervorrufen.

Normwert
Negativ

Pathologische Befunde
- Prärenale Hämaturie: durch Einnahme von Antikoagulantien, hämorrhagische Diathese, Infektionskrankheiten
- Intrarenale Hämaturie: durch Glomerulonephritis, Nierenzellkarzinom, Niereninfarkt, Nephrolithiasis
- Postrenale Hämaturie: durch Zystitis, Prostatitis, Blasensteine, Blasenkarzinom
- Marschhämaturie bzw. Marschmyoglobinurie: durch starke körperliche Belastung

Leukozyten

Leukozyten im Urin sind ein Hinweis auf entzündliche Erkrankungen der Nieren und der ableitenden Harnwege.

Normwert
Negativ

Pathologische Befunde
- Leukozyturie: bei Infektionen der ableitenden Harnwege, z. B. Zystitis, Pyelonephritis, Prostatitis

- Falsch positive Befunde: bei Kontamination des Urins durch Fluor vaginalis oder Material aus dem Präputium, Einnahme von Antibiotika
- Falsch negative Befunde: durch Einwirkung von Desinfektionsmitteln oder Ascorbinsäure, bei Einnahme von Antibiotika

> **Merke**
>
> Bei rezidivierender Leukozyturie empfehlen sich eine Sedimentuntersuchung, Anzüchtung von Bakterienkulturen aus dem Urin und die Prüfung der Nierenfunktionsparameter. Bei Leukozyturie ohne Keimnachweis (sterile Leukozyturie) auch an das Vorliegen einer Urogenitaltuberkulose, Gonorrhö, eines Reiter-Syndroms und Analgetika-Nephropathie denken.

Eiweiß

Eiweiß im Urin kann dann nachgewiesen werden, wenn entweder die glomeruläre Permeabilität erhöht ist und/oder die tubuläre Rückresorption insuffizient ist. Beim Schütteln schäumt der Urin bei Proteinurie (➤ Abb. 9.4).

Normwert
Negativ

Pathologische Befunde
- Eiweiß positiv bei
  - Nierenerkrankungen, z. B. Glomerulonephritis, nephrotisches Syndrom
  - Herzinsuffizienz
  - Fieberhaften Infektionen
  - Harnwegsinfekten
  - Schwangerschaft: Hinweis auf EPH-Gestose
- Falsch positive Befunde: bei körperlicher Anstrengung, Unterkühlung, Erhitzung, Stress, Urin-Alkalisierung

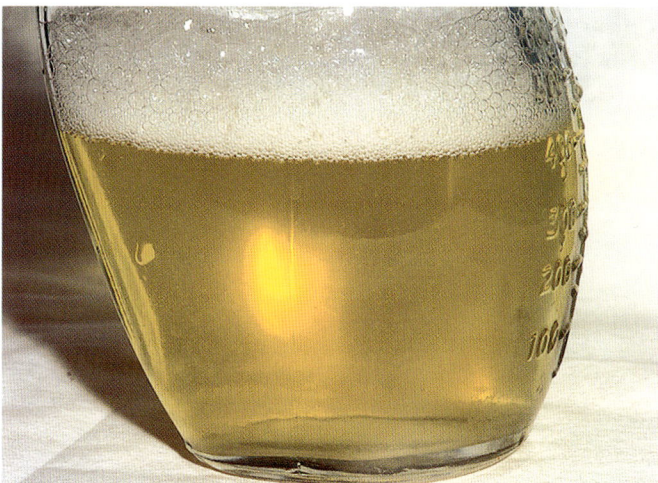

Abb. 9.4 Schüttelschaum bei Proteinurie. [E426]

> **Merke**
>
> Bence-Jones-Proteine beim Plasmozytom sind über die Teststreifenuntersuchung nicht nachweisbar.

Nitrit

Nitrit im Urin ist ein Hinweis auf eine bakterielle Besiedlung der ableitenden Harnwege mit nitritbildenden Bakterien, z. B. Escherichia coli, Proteus mirabilis, Klebsiellen oder Citrobacter. Dabei wandeln die Bakterien Nitrat in Nitrit um. Jede noch so dezente Verfärbung des Nitritfensters im Teststreifen muss als verdächtig angesehen werden.

Normwert
Negativ

Pathologische Befunde
- Positiv: Infektionen der ableitenden Harnwege, z. B. Zystitis, Pyelonephritis, Prostatitis
- Falsch positive Befunde: bei Untersuchung von abgestandenem Urin
- Falsch negative Befunde: bei zu kurzer Verweildauer des Urins in der Blase (→ bestes Untersuchungsmaterial ist der Morgenurin), mangelnde Zufuhr nitratreicher Nahrung (→ vor der Nitrituntersuchung Gemüse verzehren)

> **Merke**
>
> Negative Befunde schließen eine Harnwegsinfektion nicht aus. Eine Infektion mit nicht nitritbildenden Bakterien, z. B. Chlamydien, Mykoplasmen, ist immer noch möglich.

Ketone

Ketone entstehen im Körper aus dem Fettsäureabbau (Lipolyse). Ketone werden teils über den Urin ausgeschieden, teils über die Lunge abgeatmet und über die Haut ausgeschieden.

Normwert
Negativ

Pathologische Befunde
- Diabetes mellitus Typ 1: der absolute Insulinmangel führt zur ungehemmten Lipolyse
- Fastenkuren mit Mobilisierung des Fettgewebes
- Schwangerschaftsgestose

Bilirubin und Urobilinogen

Bilirubin ist ein Abbauprodukt des Häms, das an Albumin gebunden zur Leber transportiert wird und dort zu wasserlöslichem, konjugiertem Bilirubin verestert wird. Dann wird es über die Gallengänge in den Darm ausgeschleust. Im Darm entsteht aus Bilirubin u. a. Urobilinogen, das auch wasserlöslich ist und ebenfalls über den Urin ausgeschieden werden kann. Bilirubin färbt den Urin dunkel.

Urobilirubin erscheint in geringen Mengen im Urin. Der größte Teil des zirkulierenden Urobilinogens wird über den enterohepatischen Kreislauf wieder in der Leber aufgenommen. Bei einer Hämolyse oder Einschränkung der Leberleistung wird Urobilinogen vermehrt über den Urin ausgeschieden.

Normwerte
- Bilirubin negativ
- Urobilinogen Spuren

Pathologische Befunde
- Bilirubinurie: Bei Lebererkrankungen (z. B. Hepatitis, Leberzirrhose), die mit einem Rückstau des konjugierten Bilirubins ins Blut einhergehen. Das konjugierte, wasserlösliche Bilirubin wird dann über die Niere mit dem Harn ausgeschieden. Ferner bei Verschluss des Ductus choledochus, der zur Störung des Galleabflusses führt.
- Urobilinogenurie: Bei gesteigertem Bilirubinabbau, z. B. bei hämolytischer Anämie oder Leberfunktionsstörungen, die mit mangelnder Resorption in der Leber einhergehen.

Spezifisches Gewicht

Das spezifische Gewicht beschreibt die Menge der gelösten Teilchen pro Volumeneinheit Urin und gibt Auskünfte über die Tubulusfunktion, wo die Konzentrierung des Harns erfolgt. Die Messung des spezifischen Gewichts erfolgt mit Hilfe des Urometers.

Normwert
- 1.001–1.040 g/l
- Morgenurin 1.025–1.040 g/l

Pathologische Befunde
- Hyposthenurie (1.001–1.010 g/l): durch beeinträchtigte Konzentrationsfähigkeit der Niere
- Isosthenurie (1.010–1.012 g/l): Harnstarre bei deutlicher Funktionseinschränkung und mangelnder Konzentrationsfähigkeit der Niere
- Asthenurie (1.001 g/l): bei Diabetes insipidus, wenn die Niere gar nicht in der Lage ist, den Harn zu konzentrieren

Säure (pH-Wert)

Der pH-Wert des Urins unterliegt physiologischen Tagesschwankungen. Die tiefsten Werte werden in der Nacht und am frühen Morgen gemessen. Nach Mahlzeiten steigt der pH-Wert an.

Normwert
pH 4,9–7,4

Pathologische Befunde
- pH-Wert-Erhöhung (Alkalisierung): bei vegetarischer Ernährung, Medikamenteneinnahme, (z. B. Carboanhydrasehemmer), Harnwegsinfekten durch Harnstoff spaltende Bakterien (z. B. Escherichia coli), Alkalose

Tab. 9.5 Beurteilung der Sedimentuntersuchung.

Parameter	Referenzwert	Pathologische Werte
Erythrozyten	Bis 2/Gesichtsfeld	Erhöht bei • Glomerulonephritis mit dysformen Erythrozyten • Tumoren der Niere und Harnwege • Nieren- und Blasensteine
Leukozyten	Bis 5/Gesichtsfeld	Erhöht bei • Zystitis • Pyelonephritis • Prostatitis • Urethritis
Epithelien	Vereinzelt Plattenepithelien	• Nierenepithelien erhöht: bei Pyelonephritis, nach akutem Nierenversagen, bei Glomerulonephritis • Urothelzellen erhöht: bei Tumoren der ableitenden Harnwege, Steinleiden
Kristalle	Vereinzelt	Massenhaft vorhandene Kristalle: bei Steinbildung in der Niere
Zylinder (Ausgüsse der distalen Tubuli und Sammelrohre)	Hyaline Zylinder	• Erythrozytenzylinder: Aggregation von Erythrozyten bei glomerulärer Hämaturie • Leukozytenzylinder: Aggregation von Leukozyten bei Pyelonephritis • Epithelzylinder: Aggregation aus Tubuluszellen bei Glomerulonephritis, Pyelonephritis, nach akutem Nierenversagen

- pH-Wert-Erniedrigung: bei fleischreicher Kost, Gicht, malignen Erkrankungen, Azidose

Harnsediment

Bei der Sedimentuntersuchung werden organische und anorganische feste Bestandteile untersucht, die sich nach dem Zentrifugieren des Urins auf dem Boden absetzen. Danach wird der Überstand verworfen, der Rückstand auf einem Objektträger ausgestrichen, ggf. gefärbt und unter dem Mikroskop mit einem 40er Objektiv untersucht und beurteilt (➤ Tab. 9.5).

9.8.2 Blutuntersuchung der nierenpflichtigen Substanzen

Neben der Urinuntersuchung ist die Untersuchung der harnpflichtigen Substanzen im Blut im Rahmen der Nierenfunktionsprüfung wichtig. Die Standardparameter, deren Bedeutung und Besonderheiten werden in ➤ Tabelle 9.6 beschrieben.

_____ Merke _____

Bei einer eingeschränkten Nierenfunktion steigen alle nierenpflichtigen Substanzen an.

Tab. 9.6 Übersicht über die harnpflichtigen Substanzen.

Parameter	Referenzwert	Bedeutung, Besonderheiten
Kreatinin	• Männer < 1,1 mg/dl • Frauen < 0,9 mg/dl	Kreatinin entsteht aus dem Muskelstoffwechsel aus Kreatin und ist ein wichtiger Parameter der glomerulären Filtrationsleistung. Der Kreatinin-Wert erhöht sich im Serum erst dann, wenn die Nieren über 50 % ihrer Funktion verloren haben.
Harnstoff	< 50 mg/dl	Harnstoff entsteht in der Leber aus Ammoniak und CO_2 und ist ein Endprodukt des Aminosäurestoffwechsels. Der Harnstoffspiegel ist nicht nur von der Nierenfunktion, sondern auch von der externen Proteinzufuhr abhängig.
Phosphat	0,8–1,5 mmol/l	Phosphat befindet sich zum größten Teil in Knochen, Zähnen und dem Interzellularraum. Die Regulation erfolgt hormonell über das Parathormon, die Ausscheidung über die Niere.
Harnsäure	• Männer 3,8–8,2 mg/dl • Frauen 2,3–6,0 mg/dl	Harnsäure entsteht in der Leber aus dem Purinstoffwechsel. Eine Erhöhung kann neben Hinweisen auf eine eingeschränkte Nierenfunktion auch auf erhöhte externe Zufuhr oder einen Tumorzerfall hinweisen.
Natrium	135–145 mmol/l	Natrium (Na^+) findet sich in großen Mengen im extrazellulären Raum, in geringen Mengen in der Zelle. Natrium wird als Begleitparameter und Verlaufsparameter bei allen Störungen des Wasserhaushalts, v. a. bei Durchfall, Verbrennungen oder Erbrechen bestimmt, ferner bei Nieren-, Herzinsuffizienz, Diabetes insipidus und endokrinen Störungen, die sich auf den Natriumhaushalt auswirken (z. B. Hyperaldosteronismus).
Kalium	3,5–5,0 mmol/l	Kalium (K^+) findet sich zu 98 % in den Zellen und zu 2 % im Extrazellularraum. Täglich werden ca. 50–100 mmol aufgenommen, der größte Teil wird über den Urin ausgeschieden. Der Kaliumhaushalt wird u. a. hormonell reguliert, z. B. über Aldosteron, Insulin, Adrenalin.

9.9 Differenzialdiagnostik (➤ Tab. 9.7)

Tab. 9.7 Ausgewählte Differenzialdiagnosen von Erkrankungen der Nieren und ableitenden Harnwege sowie deren Befunde.

Differenzialdiagnosen	Inspektion	Palpation und Perkussion	Funktionsprüfung

Akutes Nierenversagen	• Symmetrische Ödeme
	• Dyspnoe durch Lungenödem
	• Bewusstseinsstörung und neurologische Ausfälle durch Hirnödem und Anstieg der harnpflichtigen Substanzen
		• Nieren evtl. vergrößert oder ohne Befund
		• Evtl. druckdolente Nierenlager
			• Urinuntersuchung:
			  – Anurische Phase: nicht möglich
			  – Polyurische Phase: je nach Ursache pH-Verschiebung, niedriges spezifisches Gewicht, Leukozyten, Nitrit, Erythrozyten positiv
			• Blutuntersuchung: harnpflichtige Substanzen ↑

Chronische Niereninsuffizienz	• Graues Hautkolorit
	• Kratzspuren
	• Foetor uraemicus
	• Symmetrische Ödeme, je nach Nierenleistung
		• Nieren evtl. vergrößert oder nicht tastbar
		• Evtl. druckdolente Nierenlager
			• Urinuntersuchung:
			  – Isosthenurie, Proteine, Leukozyten positiv, pH-Verschiebung
			  – 24-Stunden-Urin: reduzierte Urinmenge und Kreatinin-Clearance
			• Blutuntersuchung: harnpflichtige Substanzen ↑

Glomerulonephritis	Je nach Nierenleistung:
	• Graues Hautkolorit
	• Kratzspuren
	• Foetor uraemicus
	• Symmetrische Ödeme
		• Nieren evtl. vergrößert oder nicht tastbar
		• Evtl. druckdolente Nierenlager
			• Urinuntersuchung:
			  – Proteinurie < 3,5 g/Tag
			  – Hämaturie
			  – Sedimentuntersuchung: Erythrozytenzylinder und dysmorphe Erythrozyten
			• Blutuntersuchung: je nach Nierenleistung harnpflichtige Substanzen ↑

Nephrotisches Syndrom	Stark ausgeprägte symmetrische Ödeme oder Anasarka	• Nieren evtl. vergrößert oder nicht tastbar
		• Evtl. druckdolente Nierenlager
			• Urinuntersuchung:
			  – Schaumiger Urin
			  – Starke Proteinurie > 3,5 g/Tag
			• Blutuntersuchung: je nach Nierenleistung harnpflichtige Substanzen ↑, AT III ↓, γ-Globuline ↓ in der Elektrophorese

Nephrolithiasis	• Keine besonderen äußeren Zeichen • Wandernde, kolikartige Schmerzen	• Nieren evtl. vergrößert oder nicht tastbar • Meist einseitig klopfdolente Nierenlager	Urinuntersuchung: • Hämaturie • Sedimentuntersuchung: massenhaft Kristalle • Bei sekundärer Infektion Leukozyturie, Nitrit positiv, pH-Alkalisierung
Zystitis	Suprapubische Schmerzen	Ohne pathologischen Befund	• Urinuntersuchung: pH-Alkalisierung, Leukozyturie, evtl. Nitrit positiv • Blutuntersuchung: keine systemischen Entzündungszeichen

9

Tab. 9.7 Ausgewählte Differenzialdiagnosen von Erkrankungen der Nieren und ableitenden Harnwege sowie deren Befunde. (Forts.)

Differenzialdia-gnosen	Inspektion	Palpation und Perkussion	Funktionsprüfung

Pyelonephritis	• Fieber
	• Deutlich reduzierter Allgemeinzustand
		• Nieren evtl. vergrößert oder nicht tastbar
		• Stark druckdolente Nierenlager
			• Urinuntersuchung:
			  – pH-Alkalisierung, Leukozyturie, evtl. Nitrit positiv
			  – Sedimentuntersuchung: Leukozytenzylinder
			• Blutuntersuchung: systemische Entzündungszeichen ↑ (Leukozyten ↑, CRP ↑, BSG ↑)

10 Neurologische Untersuchung

HINWEIS PRÜFUNG

Die Erhebung des neurologischen Status ist prüfungsrelevant und sollte im Hinblick auf Durchführung und Interpretation der Befunde sicher beherrscht werden.

10.1 Erster Eindruck

Der erste Eindruck vom Patienten kann bereits Hinweise auf potenziell vorhandene Erkrankungen des Nervensystems geben:

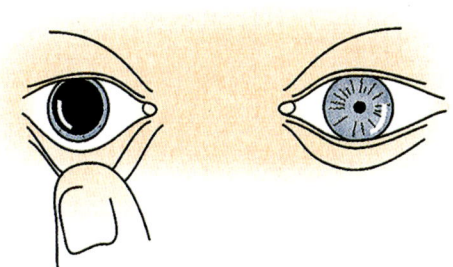

Abb. 10.1 Anisokorie. [L106]

- **Paresen, Plegien:** Lähmungserscheinungen können direkt sichtbar sein durch Schonhaltung einer Körperhälfte oder einer Extremität, einen hängenden Mundwinkel im Gesicht oder der Patient benutzt einen Rollstuhl zur Fortbewegung. Paresen sind gekennzeichnet durch eine unvollständige Lähmung, eine Plegie ist eine vollständige Lähmung. Paresen und Plegien können Hinweise auf zentrale und periphere Störungen der Nervenbahnen sein.
- **Veränderungen der Mimik:** Bei Morbus Parkinson, zentralen oder peripheren Nervenbahnenläsionen (z. B. Fazialisparesen)
- **Anisokorie:** Unterschiedlich große Pupillenweite, die angeboren oder erworben ist. Eine erworbene Anisokorie kann auf eine intrakranielle Raumforderung hinweisen.
- **Schwindel:** Unsicherer Gang und Taumeln können auf Schwindel hinweisen. Er kann als Schwank- oder Drehschwindel auftreten, z. B. bei Erkrankungen des Vestibularorgans oder des Kleinhirns.
- **Tremor:** Kann als Ruhe- oder Intentionstremor auftreten (➤ Tab. 10.1)

10.2 Ausschluss eines Notfalls

Die wichtigsten und häufigsten neurologischen Notfälle sind:
- Plötzliche stärkste Kopfschmerzen
- Bewusstseinsstörungen

- Positive Meningismus-, Nervendehnungszeichen
- Krampfanfälle
- Akute Lähmungserscheinungen
- Ungeklärte Anisokorie
- Reflexdifferenzen im Seitenvergleich
- Unstillbares, schwallartiges Erbrechen

10.3 Anamnestische Anhaltspunkte

Im Rahmen der Anamnese können folgende Angaben Hinweise auf neurologische Erkrankungen liefern:
- Internistische Vorerkrankungen, z. B. Diabetes mellitus, Hypothyreose, Speicherkrankheiten (Hämochromatose, Morbus Wilson)
- Kopftrauma in der Vorgeschichte
- Akute oder chronische Schmerzen
- Lähmungserscheinungen, Koordinationsschwierigkeiten, Tremor
- Stimmungsschwankungen
- Familiäre Häufung von Apoplexen und anderen neurologischen Erkrankungen

10.4 Meningitiszeichen

Brudzinski-Zeichen

Durchführung

Der Patient liegt auf dem Rücken. Passiv den Kopf beugen (➤ Abb. 10.2).

Normalbefund

Keine Schmerzen von Kopf oder Wirbelsäule.

Pathologische Befunde

Starke Kopfschmerzen mit Ausstrahlung in den Nacken und die Wirbelsäule. Gleichzeitig ist zusätzlich zur Beugung auch meist die Drehung des Kopfes eingeschränkt und der Patient zieht reflektorisch die Beine an. Ursache ist eine meningeale Reizung u. a. bei Meningitis, Enzephalitis, Subarachnoidalblutung, Tumoren der hinteren Schädelgrube.

Lasègue-Zeichen

Durchführung

Der Patient liegt in Rückenlage. Das gestreckte Bein passiv im Hüftgelenk beugen (➤ Abb. 10.2). Dadurch wird der N. ischiadicus gedehnt. Die schmerzfreie Beugestrecke wird in Gradzahl dokumentiert.

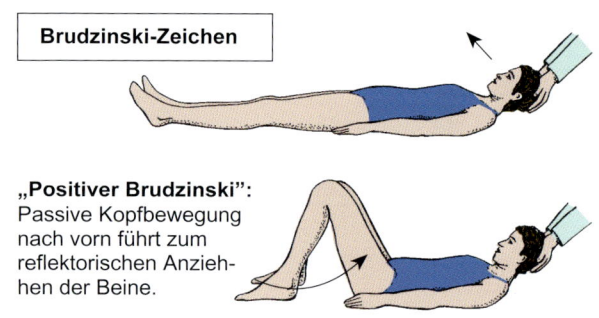

Brudzinski-Zeichen

„Positiver Brudzinski": Passive Kopfbewegung nach vorn führt zum reflektorischen Anziehen der Beine.

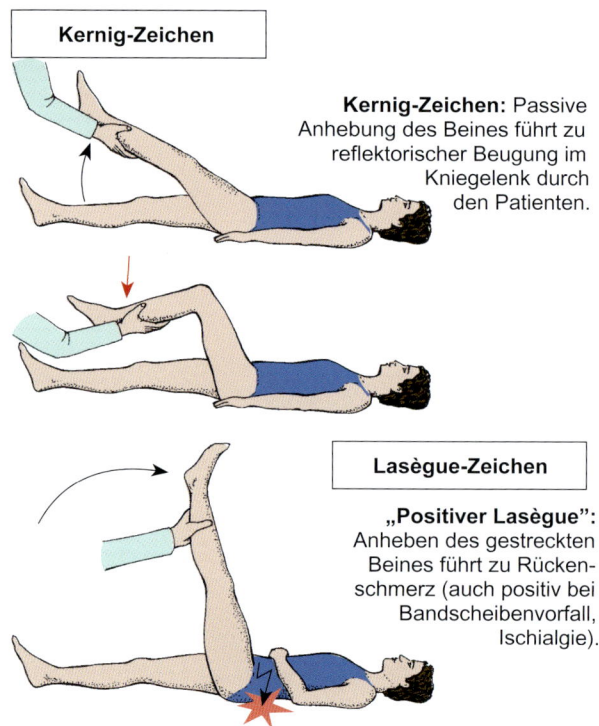

Kernig-Zeichen

Kernig-Zeichen: Passive Anhebung des Beines führt zu reflektorischer Beugung im Kniegelenk durch den Patienten.

Lasègue-Zeichen

„Positiver Lasègue": Anheben des gestreckten Beines führt zu Rückenschmerz (auch positiv bei Bandscheibenvorfall, Ischialgie).

Abb. 10.2 Klinische Meningitiszeichen. [L157]

Normalbefund

Keine Schmerzhaftigkeit während des Anhebens des gestreckten Beins.

Pathologische Befunde

Radikuläre Schmerzen vom lumbosakralen Bereich über Gesäß, Oberschenkel und Kniekehle bis zu den Zehen. Die Schmerzen können bereits bei wenigen Grad Beugung auftreten. Das Lasègue-Zeichen ist positiv bei meningealer Reizung und/oder Kompression der lumbosakralen Wurzeln sein. Die Höhe der Läsion lässt sich nicht bestimmen.

Umgekehrter Lasègue

Durchführung

Der Patient befindet sich in Bauchlage. Das gestreckte Bein passiv strecken. Dabei wird der N. femoralis gedehnt. Die schmerzfreie Streckstrecke wird in Grad dokumentiert.

Normalbefund

Keine Schmerzhaftigkeit während der Beinstreckung.

Pathologische Befunde

Radikuläre Schmerzen vom lumbalen Bereich bis zur Vorderseite des Oberschenkels. Das umgekehrte Lasègue-Zeichen ist positiv bei meningealer Reizung und/oder Kompression der lumbalen Wurzeln.

Kernig-Zeichen

Durchführung

Der Patient liegt auf dem Rücken. Zunächst das Bein im Knie- und Hüftgelenk beugen, dann das Bein im Kniegelenk strecken (➤ Abb. 10.2).

Normalbefund

Keine Schmerzhaftigkeit während der Beinstreckung.

Pathologische Befunde

Radikuläre Schmerzen vom lumbosakralen Bereich über Gesäß, Oberschenkel und Kniekehle bis zu den Zehen. Die Schmerzen können bereits bei wenigen Grad Beugung auftreten. Das Lasègue-Zeichen ist positiv bei meningealer Reizung und/oder Kompression der lumbosakralen Wurzeln sein. Die Höhe der Läsion lässt sich nicht bestimmen.

Bragard-Zeichen

Durchführung

Der Patient liegt auf dem Rücken. Es empfiehlt sich, das Bragard-Zeichen im Zusammenhang mit dem Lasègue-Zeichen zu testen. Wenn das Lasègue-Zeichen bei einer bestimmten Gradzahl schmerzhaft ist, das Bein zur Unterlage absenken und im schmerzfreien Bewegungsausmaß eine Dorsalextension des Fußes herbeiführen (➤ Abb. 10.3). Dabei wird der N. ischiadicus gedehnt, die Schmerzausstrahlung ist die gleiche wie beim Lasègue-Zeichen.

Normalbefund

Keine Schmerzhaftigkeit bei Dorsalextension des Fußes.

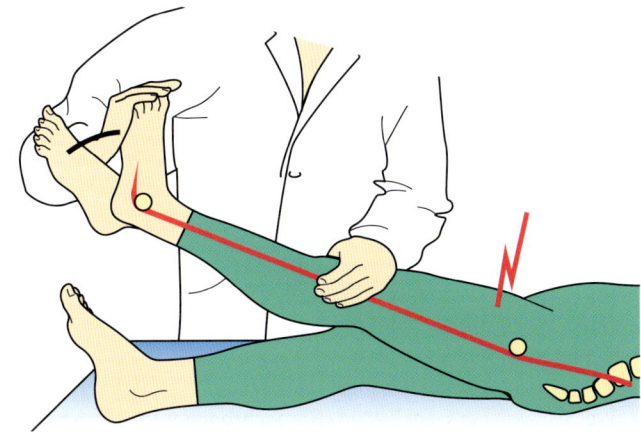

Abb. 10.3 Bragard-Zeichen. [L106]

Pathologische Befunde

Radikuläre Schmerzen vom lumbosakralen Bereich über Gesäß, Oberschenkel und Kniekehle bis zu den Zehen. Die Schmerzen können bereits bei wenigen Grad Dorsalextension auftreten. Das Bragard-Zeichen ist positiv bei meningealer Reizung und/oder Kompression der lumbosakralen Wurzeln sein. Die Höhe der Läsion lässt sich nicht bestimmen.

Lhermitte-Zeichen

Durchführung

Der Patient liegt auf dem Rücken. Passiv den Kopf beugen.

Normalbefund

Keine Schmerzhaftigkeit beim Beugen des Kopfes.

Pathologische Befunde

Obwohl die Durchführung des Lhermitte-Zeichens die gleiche wie beim Brudzinski-Zeichen ist, ist der pathologische Befund anders. Während Patienten beim positiven Brudzinski-Zeichen als Reaktion Kopfschmerzen mit Ausstrahlung in die Wirbelsäule angeben und reflektorische die Beine anziehen, haben Patienten mit positiven Lhermitte-Zeichen elektrisierende Nervenschmerzen und Parästhesien entlang der Wirbelsäule, die bis in die Peripherie ausstrahlen. Das Lhermitte-Zeichen ist positiv bei entzündlichen Prozessen im Bereich des Rückenmarks, z. B. bei der multiplen Sklerose.

10.5 Sensibilität

Die Sensibilität wird über freie Nervenendigungen oder spezielle Rezeptoren (u. a. Ruffini-Körperchen, Merkel-Tastscheiben, Vater-

10

Pacini-Körperchen) von der Peripherie zum Gyrus postcentralis des Parietallapens des Gehirns geleitet. Die Prüfung der Sensibilität ist nicht besonders zuverlässig, weil sie von der Konzentration, Bewertung und Stimmung des Patienten abhängt.

Die Sensibilität kann unterteilt werden in:

- **Protopathische** Sensibilität: Schmerz, Druck- und Temperaturempfinden
- **Epikritische** Sensibilität: feine Berührung, Lage- und Vibrationsempfinden

Die Prüfung der Sensibilität kann als Prüfung der Oberflächen- oder Tiefensensibilität erfolgen.

10.5.1 Oberflächensensibilität

Berührungsempfinden

Durchführung

Mit Fingerkuppen, einem Pinsel oder einem Wattebausch die Haut im Dermatomverlauf bestreichen (➤ Abb. 10.4).

Normalbefund

Berührungsempfindung ist seitengleich und ohne Unterschied zwischen proximalen und distalen Körperarealen.

Pathologische Befunde

- Seitenunterschied: bei spinalen Erkrankungen
- Berührungsunterschied zwischen distalen und proximalen Körperabschnitten: bei Polyneuropathie (symmetrischer, distaler Verlust der Sensibilität)
- Störungen im Berührungsempfinden können sich äußern als
  - **Hypästhesie:** Verminderung der Empfindung
  - **Anästhesie:** Verlust der Empfindung
  - **Hyperästhesie:** gesteigerte Empfindung
  - **Dysästhesie bzw. Parästhesie:** schmerzhafte bzw. veränderte Empfindung im Sinne von z. B. Ameisenlaufen

Schmerzempfinden

Durchführung

Eine Hautfalte kneifen oder mit einer sterilen Einmalkanüle berühren.

Normalbefund

➤ Berührungsempfinden

Pathologische Befunde

➤ Berührungsempfinden

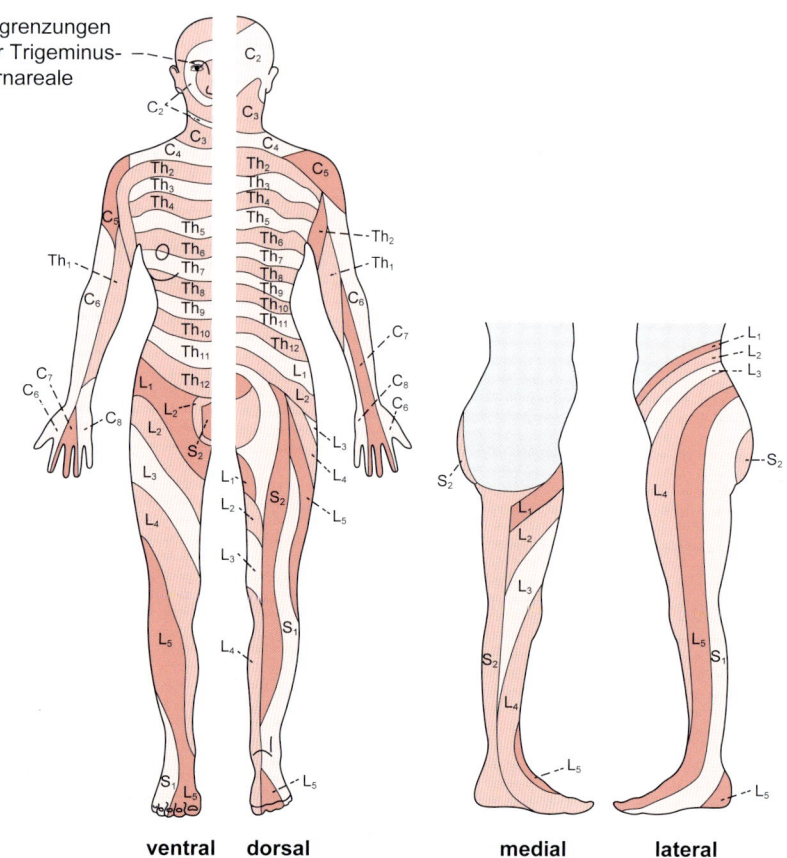

Abb. 10.4 Dermatome. [L231]

Temperaturempfinden

Durchführung

Metall- und Plastikstempel oder warme und kalte Gefäße auf die Haut aufsetzen.

Normalbefund

➤ Berührungsempfinden

Pathologische Befunde

➤ Berührungsempfinden

10.5.2 Tiefensensibilität

Lageempfinden

Durchführung

Mit Daumen und Zeigefinger das Endglied eines Fingers beugen und strecken, ohne die Nachbarfinger zu berühren. Der Patient muss mit geschlossenen Augen die Richtung angeben. Vorab müssen sich Therapeut und Patient darauf geeinigt haben, was „oben" und was „unten" ist.

Bei einer anderen Methode, das Lageempfinden zu überprüfen, den Patienten auffordern, mit der gegenseitigen Extremität die vom Untersucher an der anderen Extremität vorgegebene Haltung nachzuahmen.

Normalbefund

Korrekte Bezeichnung der Richtung, in welche die Gliedmaße bewegt wurde, oder korrekte Nachahmung der vorgegeben Haltung der Extremität.

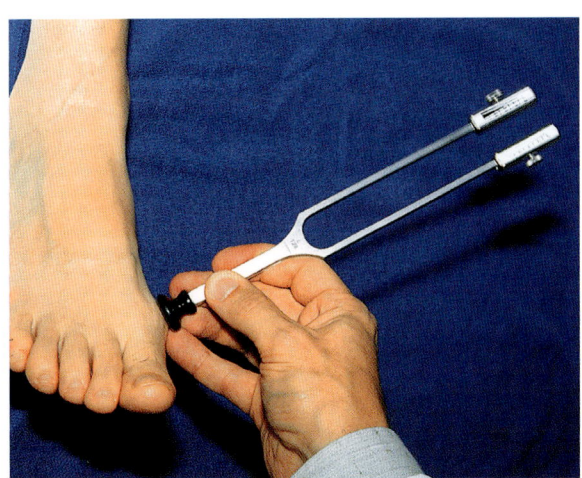

Abb. 10.5 Stimmgabel zur Prüfung des Vibrationsempfindens. [M108]

Pathologische Befunde

Unfähigkeit zur Unterscheidung der Richtung, in welche die Gliedmaßen bewegt werden, oder fehlerhafte Nachahmung der vorgegebenen Haltung können Hinweise auf eine gestörte Perzeption oder Störungen in der Nervenüberleitung sein.

Vibration

Durchführung

Zunächst eine angeschlagene Stimmgabel mit 64 oder 128 Hz am Sternum aufsetzen, damit der Patient weiß, was er spüren muss (➤ Abb. 10.5). Dann die angeschlagene Stimmgabel am medialen, lateralen Knöchel und der Großzehe aufsetzen. Der Patient muss sagen, wann er die Schwingung nicht mehr spürt. An der Skala das Vibrationsempfinden in Achteln ablesen. An der oberen Extremität das Vibrationsempfinden am Proc. styloideus ulnae durchführen.

Normalbefund

Mindestens ⅚ an der unteren Extremität und mindestens ⅞ an der oberen Extremität spürbar.

Pathologische Befunde

Weniger als ⅚ an der unteren Extremität und weniger als ⅞ an der oberen Extremität sind Hinweise auf eine Polyneuropathie.

10.6 Motorik

Das motorische System umfasst die Muskulatur und deren Innervation.

10.6.1 Bewegungsstörungen

Die Beweglichkeit der Muskulatur kann bereits beim ersten Eindruck des Patienten beurteilt werden. Die normale Muskelfunktion ist geschmeidig, zielgerichtet und koordiniert. Abweichungen können Hinweise auf Muskelerkrankungen, Erkrankungen der Motoneurone, Basalganglien oder des Kleinhirns geben.

Es können folgende Bewegungsstörungen unterschieden werden.
- **Akinesie** (*Bewegungslosigkeit*) und **Hypokinesie** (*Bewegungsarmut*): Spontanbewegungen sind entweder gar nicht oder nur spärlich vorhanden. Bei Morbus Parkinson, Apoplex.
- **Hyperkinesie:** Spontanbewegungen sind reichlich vorhanden und laufen meist unwillkürlich und automatisch ab. Sie können auftreten als
  - **Athetotische** Bewegungen: langsame, wurmartige, geschraubte Bewegungen, meist an der distalen Muskulatur
  - **Choreatische** Bewegungen: schnelle, zuckende und unwillkürliche Bewegungen einzelnen Muskelgruppen

10

– **Hemiballismus:** schleudernde, grobe Bewegungen einer Körperhälfte
- **Tremor** (*Zittern*; ➤ Tab. 10.1)
- **Myoklonus:** blitzartige, klonische Zuckungen einzelner Muskelgruppen
- **Tics:** automatisch und reflexartig ablaufende Bewegungen, die willentlich meist bis zum gewissen Grad unterdrückt werden können

10.6.2 Lähmung und Atrophie

Lähmung

Bei einer Lähmung ist die willentliche Bewegung eingeschränkt, die unwillkürlichen Mitbewegungen können verstärkt sein. Lähmungen können **schlaff** oder **spastisch** sein.

Zentrale Lähmungen entstehen durch Störungen meist im Gehirn und betreffen das 1. Motoneuron und das extrapyramidale System. Sie können beim Apoplex, insbesondere im Bereich der Capsula interna, Tumoren oder Metastasen auftreten (➤ Tab. 10.2). **Periphere** Lähmungen können durch Läsion des motorischen Vorderhorns (2. Motoneurons) und Läsionen der peripheren Nerven bis zur motorischen Endplatte oder durch Muskelerkrankungen bedingt sein.

Atrophie

Die Atrophie der Muskeln kann entweder auf Muskelerkrankungen oder auf die Läsion des 2. Motoneurons zurückzuführen sein. Atrophe Muskeln sind dünn und kraftlos.

Tab. 10.1 Differenzialdiagnostik bei Tremor.

Tremorart	Differenzialdiagnosen
Physiologischer Tremor	• Durch erhöhten Sympathikotonus ausgelöst • Angst, Schrecken
Ruhetremor	Morbus Parkinson
Intentionstremor	Kleinhirnerkrankungen: multiple Sklerose, Kleinhirntumor
Tremor bei internistischen Erkrankungen	• Asterixis (Flapping tremor): grobschlägiger Tremor • Hyperthyreose: feinschlägiger Tremor • Hypoglykämie: feinschlägiger Tremor

Tab. 10.2 Differenzialdiagnostik bei schlaffer und spastischer Lähmung.

	Zentrale Lähmung	Periphere Lähmung
Ort der Läsion	1. Motoneuron oder extrapyramidales System	2. Motoneuron
Tonus	Spastische Lähmung	Schlaffe Lähmung
Eigenreflexe	Gesteigert	Abgeschwächt oder erloschen
Fremdreflexe	Abgeschwächt	Abgeschwächt oder erloschen
Pathologische Reflexe	Positiv	Negativ
Klonus	Positiv	Negativ
Trophik	Keine Muskelatrophie	Muskelatrophie

10.6.3 Muskelkraft

Die **grobe** Muskelkraft wird über einen kräftigen Händedruck oder durch Beugung und Streckung im Knie- oder Ellbogengelenk gegen Widerstand überprüft. Man unterteilt folgende Kraftgrade:
- 0: keine Muskelaktivität
- 1: sichtbare Muskelkontraktionen, aber ohne Bewegungseffekt
- 2: Bewegungseffekt unter Ausschaltung der Eigenschwere
- 3: Bewegung auch gegen die Eigenschwere
- 4: Bewegung gegen mäßigen Widerstand möglich
- 5: Bewegung gegen großen Widerstand möglich, normale Muskelkraft

10.6.4 Muskeltonus

Hypertonus

Ein Hypertonus geht mit einer erhöhten Spannung des Muskels einher und kann unterteilt werden in
- **Rigor:** erhöhter Grundtonus der Muskulatur, der während des gesamten Bewegungsablaufs bestehen bleibt
- **Spastik:** stark erhöhter Grundtonus der Muskulatur bis hin zur Verkrampfung, der zu Beginn einer passiven Bewegung zunimmt, dann plötzlich nachlässt

Rigor

Durchführung
Im Hand- oder Ellenbogengelenk alternierend beugen und strecken.

Pathologische Befunde
Durchgehender, entweder gleich bleibender oder ruckartiger Widerstand. Diese Art der Bewegungsstörung wird auch **Zahnradphänomen** genannt (➤ Abb. 10.6). Der Rigor ist ein Hinweis auf eine extrapyramidale Störung, v. a. auf eine Basalganglienstörung.

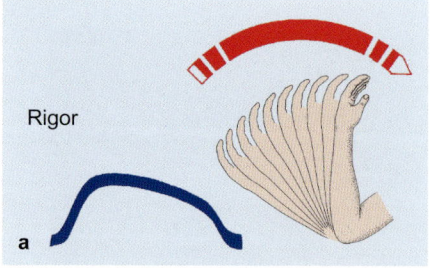

Abb. 10.6a Rigor mit gleichbleibend erhöhtem Widerstand. [L190]

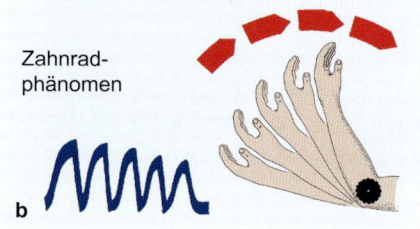

Abb. 10.6b Zahnradphänomen. [L190]

Spastik

Durchführung

Im Ellenbogengelenk alternierend beugen und strecken.

Pathologische Befunde

Stärkster Widerstand am Anfang der Bewegung, der sich aber „brechen" lässt, ist ein Hinweis auf eine zentrale Lähmung. Diese Bewegungsstörung wird auch **Taschenmesser-** oder **Klappmesserphänomen** genannt (➤ Abb. 10.7).

Hypotonus

Ein Muskelhypotonus bzw. eine Muskelatonie geht mit einem erniedrigtem Tonus der Muskulatur oder dessen Verlust einher. Ursachen sind periphere oder Kleinhirnlähmungen.

Paralyse und Parese

Unter einer Paralyse versteht man eine vollständige Lähmung. Die Parese geht mit einer unvollständigen Lähmung einher und kann als „Schwäche" eines Muskels oder von Muskelgruppe imponieren. Ursache können eine periphere oder eine frische zentrale Läsion sein.

Je nach Art der Parese bzw. Plegie unterscheidet man:
- **Monoparese (Monoplegie):** Lähmung einer Gliedmaße, u. a. durch zentrale Erkrankungen (Apoplex, Tumoren, Metastasen) oder periphere Erkrankungen (Plexusläsion)
- **Hemiparese (Hemiplegie):** Lähmung einer Körperhälfte, u. a. durch Apoplex
- **Paraparese (Paraplegie):** Lähmung beider Arme bzw. Beine, z. B. nach Rückenmarksverletzungen im lumbalen Bereich
- **Tetraparese (Tetraplegie):** Lähmung aller Gliedmaßen, z. B. nach Rückmarksverletzungen im Halswirbelbereich

Latente Parese (versteckte Parese)

Schweregefühl der betroffenen Extremität, das im Arm- und Beinhalteversuch geprüft wird.

Durchführung

Beim Armhalteversuch (➤ Abb. 10.8a) den Patienten auffordern, beide Arme hoch zu heben, Hände in Supinationsstellung (Handflächen nach oben). Beide Augen sind geschlossen.

Beim Beinhalteversuch (➤ Abb. 10.8b) den auf dem Rücken liegenden Patienten auffordern, beide Beine, die im Hüft- und Kniegelenk angewinkelt sind, in der Luft zu halten, wobei sich die Beine nicht berühren dürfen. Beide Augen sind geschlossen.

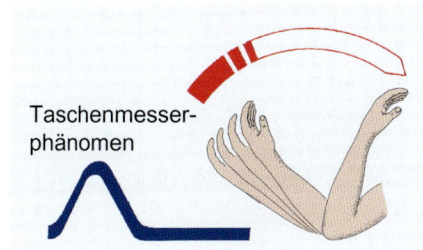

Abb. 10.7 Taschenmesserphänomen [L190]

Normalbefund

Kein Absinken der Arme oder Beine im jeweiligen Versuch.

Pathologische Befunde

- Absinken eines Arms oder Beins: bei ipsilateraler Schädigung im Kleinhirn
- Pronation und Flexion eines Arms im Ellenbogen oder leichte Abspreizbewegung der Finger: bei zentraler Läsion, z. B. nach zerebraler Ischämie

10.7 Reflexe

Ein Reflex ist eine immer gleich ablaufende, unwillkürliche Antwort auf einen Reiz. Als Reflexbogen werden hintereinander geschaltete Neurone bezeichnet, bei denen afferente Impulse aus Haut, Gelenken oder Eingeweiden in die Hintersäule des Rückenmarks geleitet werden. Von dort gelangen sie ins Rückenmark und Gehirn, wo die Verarbeitung erfolgt. Die efferenten Impulse ziehen zu den Motoneuronen, die die Muskeln innervieren.

Man unterscheidet:
- Eigenreflexe (➤ 10.7.1)
- Fremdreflexe (➤ 10.7.2)
- Pathologische Reflexe (➤ 10.7.3)

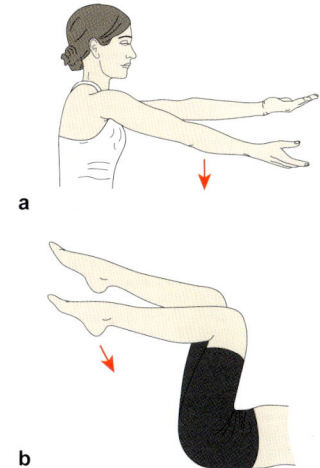

Abb. 10.8 a Armhalteversuch. **b** Beinhalteversuch. [L231]

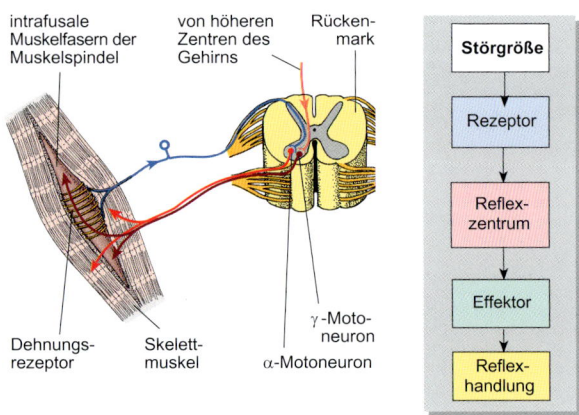

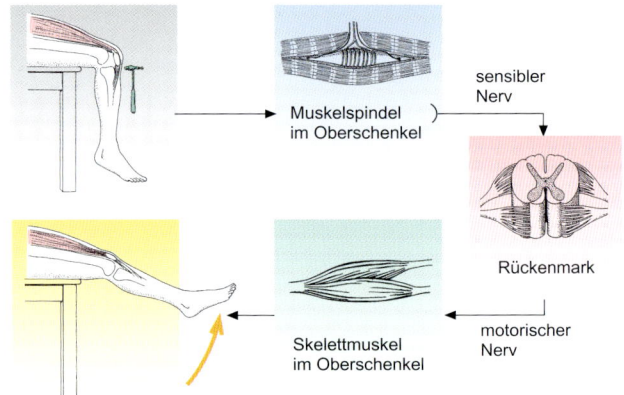

Abb. 10.9 Eigenreflex am Beispiel des Patellarsehnenreflexes. [L190]

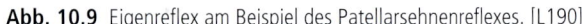

Merke

Reflexe immer im Seitenvergleich prüfen und beurteilen.

10.7.1 Eigenreflexe

Eigenreflexe bestehen aus einem afferenten und einem efferenten Neuron mit einer Umschaltung im Rückenmark. Das Reizorgan ist identisch mit dem Erfolgsorgan. Ein Eigenreflex ist somit **monosynaptisch** und nicht ermüdbar (➤ Abb. 10.9). Die Auslösung erfolgt nach dem **Alles-oder-Nichts-Prinzip**. Eine erleichterte Auslösung (sog. Bahnung) erfolgt durch den **Jendrassik-Handgriff** für die Beinreflexe (➤ Abb. 10.10) oder Aufeinanderbeißen der Zähne für die Auslösung der Armreflexe.

Die Testung der Eigenreflexe dient der Prüfung der spinalen neuronalen Verschaltung, die unter physiologischen Bedingungen seitengleich ist. Störungen der Reflexverschaltung, z. B. bei Erkrankungen des 1. und 2. Motoneurons, lösen eine Seitendifferenz bei der Reflexprüfung aus (➤ Tab. 10.3). Ein Reflex gilt erst dann als fehlend, wenn die Bahnung erfolglos war.

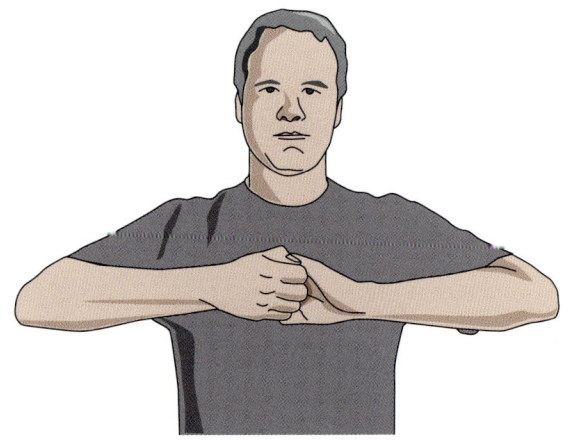

Abb. 10.10 Jendrassik-Handgriff. [L157]

Masseterreflex

Durchführung

Die Prüfung ist am sitzenden oder liegenden Patienten möglich. Gegen den auf dem Kinn liegenden Finger schlagen, der Mund ist leicht geöffnet (➤ Abb. 10.11).

Normalbefund

Kieferschluss.

Pathologische Befunde

Ausbleibender Kieferschluss bei Stammhirnschädigung.

Bizepssehnenreflex

Durchführung

Mit dem Reflexhammer auf den auf der Bizepssehne liegenden Finger schlagen (➤ Abb. 10.12). Der Arm sollte für die Reflexprüfung entspannt in einer leichten Beugestellung liegen.

Tab. 10.3 Übersicht über die Reflexveränderungen.

Reflexveränderungen	Differenzialdiagnosen
Gesteigerte Reflexe	• Schädigung des 1. Motoneurons • Begleitend tritt eine Spastik auf
Lebhafte Reflexe	• Hyperthyreose • Nervöse und psychisch angespannte Patienten
Seitengleich abgeschwächte oder fehlende Reflexe	• Läsionen des 2. Motoneurons, z. B. bei Polyneuropathie durch Diabetes mellitus, Hypothyreose oder Vitamin B-Mangel • Muskelerkrankungen
Seitendifferenz	Einseitige Wurzelläsionen

10

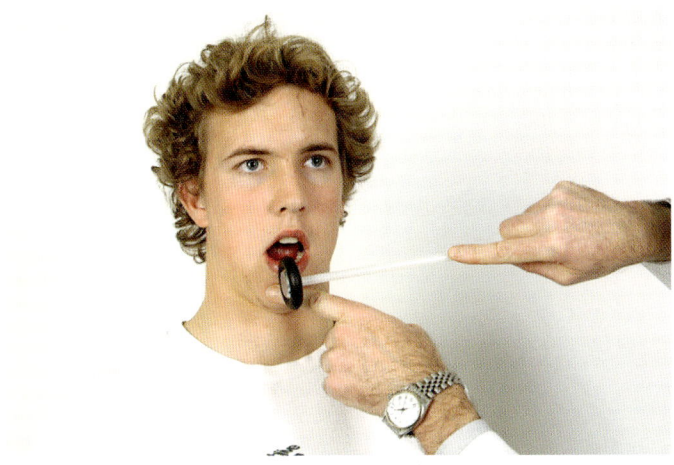

Abb. 10.11 Prüfung des Masseterreflexes. [E420]

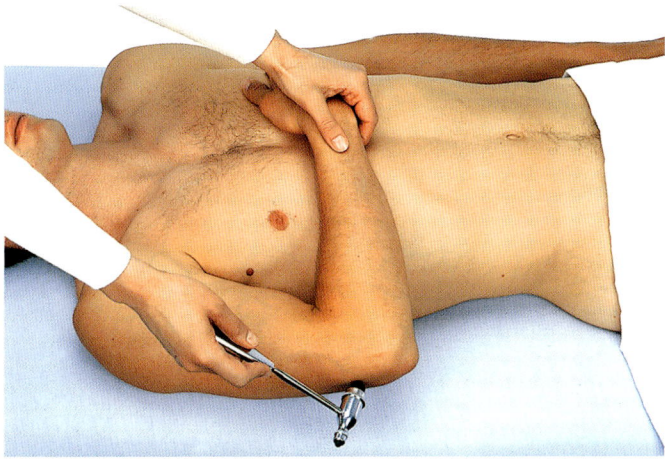

Abb. 10.13 Prüfung des Trizepssehnenreflexes. [K116]

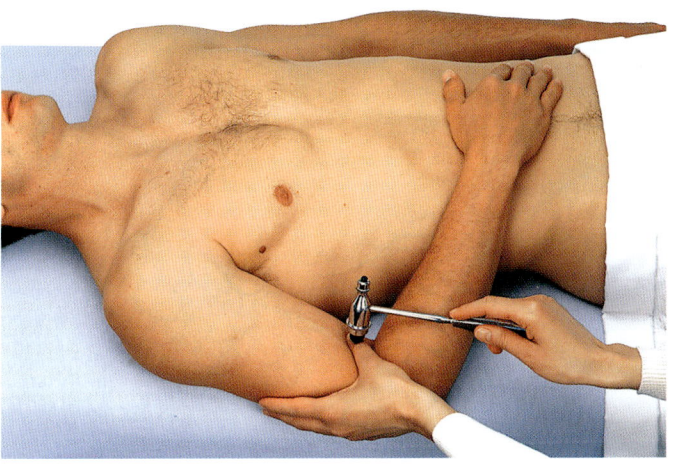

Abb. 10.12 Prüfung des Bizepssehnenreflexes. [K116]

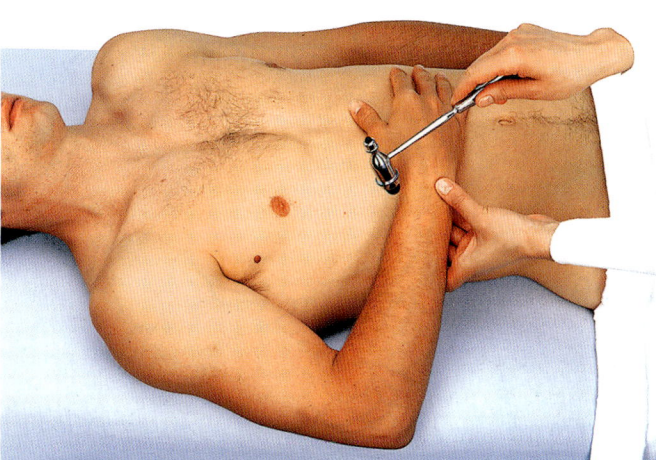

Abb. 10.14 Prüfung des Radiusperiostreflexes. [K116]

Normalbefund

Seitengleiche Beugung im Ellenbogengelenk.

Pathologische Befunde

Seitendifferenzen bei Wurzelläsion von C5/C6.

Trizepssehnenreflex

Durchführung

Mit dem Reflexhammer auf die Trizepssehne schlagen (➤ Abb. 10.13). Der Arm sollte für die Reflexprüfung entspannt in einer leichten Beugestellung liegen.

Normalbefund

Seitengleiche Streckung im Ellenbogengelenk.

Pathologische Befunde

Seitendifferenzen bei Wurzelläsion von C7/C8.

Radiusperiostreflex

Durchführung

Mit dem Reflexhammer auf die distale Radiuskante bei leicht gebeugtem Ellenbogengelenk schlagen (➤ Abb. 10.14).

Normalbefund

Seitengleiche Beugung im Ellenbogengelenk.

Pathologische Befunde

Seitendifferenzen bei Wurzelläsion von C5/C6.

10

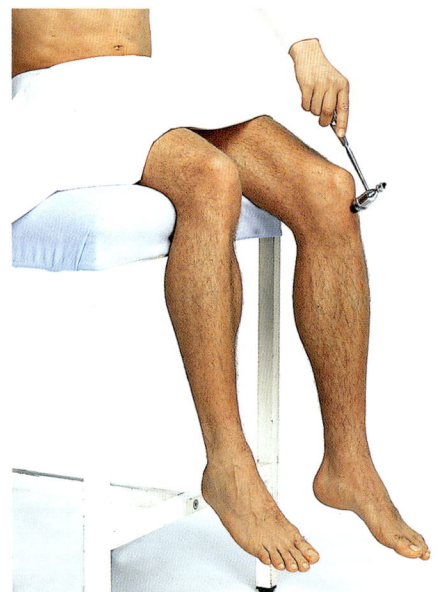

Abb. 10.15 Prüfung des Patellarsehnenreflexes. [K116]

Patellarsehnenreflex

Durchführung

Mit dem Reflexhammer auf die Patellarsehne bei leicht gebeugtem Kniegelenk schlagen (➤ Abb. 10.15). Die Prüfung des Patellarsehnenreflexes kann im Sitzen erfolgen oder besser im Liegen. Am liegenden Patienten das Kniegelenk leicht beugen.

Normalbefund

Seitengleiche Streckung im Kniegelenk.

Pathologische Befunde

Seitendifferenzen bei Wurzelläsion von L3/L4.

Achillessehnenreflex

Durchführung

Die Prüfung des Achillessehnenreflexes kann im Sitzen oder im Liegen erfolgen. In beiden Fällen muss die Achillessehne etwas vorgedehnt werden. Im Sitzen den Fuß in eine leichte Dorsalextension bringen und dann die Achillessehne mit dem Reflexhammer beklopfen (➤ Abb. 10.16). Im Liegen zunächst das zu untersuchende Bein im Knie beugen und den proximalen Unterschenkel über den anderen Unterschenkel legen. Im Anschluss den Fuß in eine leichte Dorsalextension bringen und die Achillessehne beklopfen.

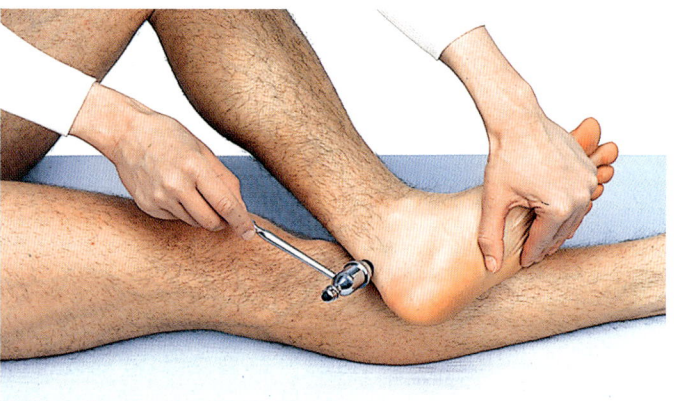

Abb. 10.16 Prüfung des Achillessehnenreflexes. [K116]

Normalbefund

Seitengleiche Plantarflexion.

Pathologische Befunde

Seitendifferenzen bei Wurzelläsion von L5/S1.

10.7.2 Fremdreflexe

Fremdreflexe sind **polysynaptisch** und **ermüdbar.** Das Reizorgan entspricht nicht dem Erfolgsorgan (➤ Abb. 10.17). Die Antwort ist abhängig von der Reizstärke, die Reflexzeit ist relativ lange.

Kornealreflex

Durchführung

Die Kornea mit einem Wattebausch am liegenden oder sitzenden Patienten betupfen.

Normalbefund

Lidschluss.

Pathologische Befunde

Fehlender Lidschluss. Ursachen können sein:
- Lähmung der Hirnnerven: N. ophthalmicus (afferenter Schenkel) oder N. facialis (efferenter Schenkel)
- Läsionen im Bereich des Stammhirns

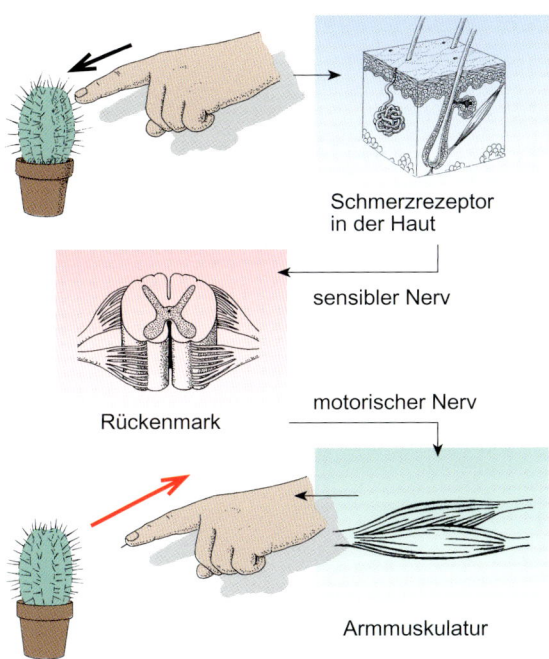

Abb. 10.17 Fluchtreflex als Fremdreflex. [L190]

Pupillenreflex

Durchführung (➤ 12.6)

Mit der Pupillenreaktion werden der afferente Schenkel (N. opticus) und der efferente Schenkel (N. oculomotorius) der Reflexverschaltung überprüft. Der Patient fixiert einen Punkt in der Ferne, um eine Miosis durch Akkommodation zu unterbinden. Zunächst in ein Auge leuchten und die Reaktion am beleuchteten Auge überprüfen. Die physiologische Reaktion auf den Lichteinfall wird auch **direkte Lichtreaktion** genannt und ist als Miosis sichtbar. Danach nochmal in das gleiche Auge leuchten und die Reaktion am anderen Auge prüfen. Die physiologische Reaktion ist ebenfalls eine Miosis **(konsensuelle Lichtreaktion)**. Grundlage dieser konsensuellen Lichtreaktion ist die anatomische Verknüpfung des afferenten Schenkels (N. opticus) mit beiden Okulomotoriuskernen, die dann durch den N. oculomotorius den M. sphincter pupillae innervieren.

Normalbefund

Seitengleiche Miosis bei der direkten und konsensuellen Lichtreaktion.

Pathologische Befunde

- Weite Pupille, keine Miosis bei der direkten Lichtreaktion und keine konsensuelle Lichtreaktion bei Beleuchtung des anderen Auges: Läsion des N. oculomotorius
- Keine Miosis bei der direkten Lichtreaktion, aber konsensuelle Lichtreaktion bei Beleuchtung des anderen Auges: Läsion des N. opticus

- Beidseits enge Pupillen mit kaum sichtbarer Reaktion auf Licht: Intoxikation mit Opiaten, E 605
- Beidseits weite Pupillen: Intoxikation mit Kokain, Halluzinogenen

Bauchhautreflex

Durchführung

Zügig die Bauchhaut von lateral nach medial beim auf dem Rücken liegenden Patienten bestreichen (➤ Abb. 10.18).

Normalbefund

Kurze Kontraktion der Bauchmuskulatur.

Pathologische Befunde

Fehlende Reflexantwort bei Adipositas, Schwangerschaft, multipler Sklerose, Querschnittslähmung, nach Operationen

> **Merke**
>
> Bei der multiplen Sklerose ist der Bauchhautreflex typischerweise erloschen. Ein fehlender Bauchhautreflex beweist die Erkrankung jedoch nicht.

Cremasterreflex

Durchführung

Oberschenkelinnenseite am liegenden Patienten bestreichen.

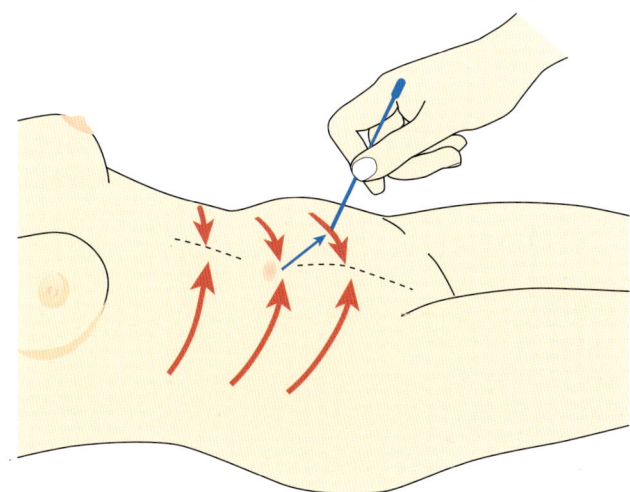

Abb. 10.18 Prüfung des Bauchhautreflexes. [L143]

10

Normalbefund

Hochziehen des Skrotums auf der gleichen Seite.

Pathologische Befunde

Fehlender Skrotumhochzug, z. B. bei Wurzelkompression im Sakralbereich.

Analreflex

Durchführung

Perianale Hautregion am seitlich liegenden Patienten bestreichen.

Normalbefund

Kontraktion des äußeren Sphinkters.

Pathologische Befunde

Ausbleibende Kontraktion des Sphinkters bei Wurzelkompression im Sakralbereich.

10.7.3 Pathologische Reflexe

Pathologische Reflexe können ausgelöst werden, wenn eine **Schädigung der Pyramidenbahn** vorliegt oder wenn diese noch nicht vollständig ausgereift ist. Bei Kindern bis zum ca. 18. Lebensmonat sind deshalb die pathologischen Reflexe physiologisch.

Babinski-Reflex

Durchführung

Den lateralen Fußrand von der Ferse im Bogen Richtung Großzehe am liegenden oder sitzenden Patienten bestreichen (➤ Abb. 10.19).

Normalbefund

Beugung der Zehen.

Pathologische Befunde

Tonische Dorsalextension der Großzehe und gleichzeitige Spreizung der restlichen Zehen.

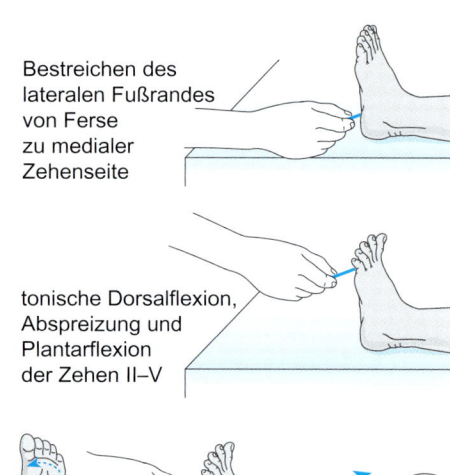

Bestreichen des lateralen Fußrandes von Ferse zu medialer Zehenseite

tonische Dorsalflexion, Abspreizung und Plantarflexion der Zehen II–V

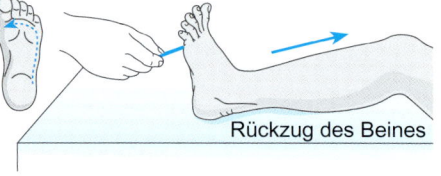

Rückzug des Beines

Abb. 10.19 Prüfung des Babinski-Reflexes. [L106]

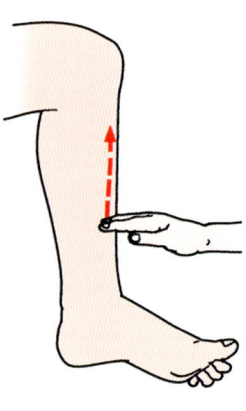

Oppenheim

Abb. 10.20 Prüfung des Oppenheim-Zeichens. [E989]

Oppenheim-Zeichen

Durchführung

Die Tibiavorderkante am liegenden Patienten bestreichen (➤ Abb. 10.20).

Normalbefund

Beugung der Zehen.

Pathologische Befunde

Tonische Dorsalextension der Großzehe und gleichzeitige Spreizung der restlichen Zehen.

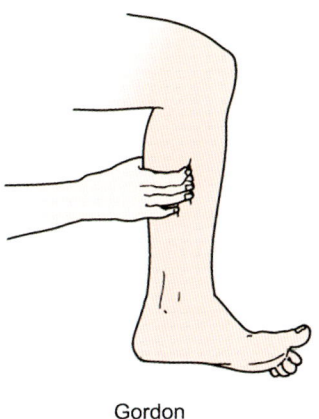

Abb. 10.21 Prüfung des Gordon-Scharfer-Reflexes. [E989]

Gordon-Scharfer-Reflex

Durchführung

Die Wade am liegenden Patienten kneten (➤ Abb. 10.21).

Normalbefund

Beugung der Zehen.

Pathologische Befunde

Tonische Dorsalextension der Großzehe und gleichzeitige Sprei-zung der restlichen Zehen.

10.8 Kleinhirnzeichen

Das Kleinhirn dient primär der Koordination von Bewegungsabläu-fen, der Feinmotorik, der Steuerung des Gleichgewichts und des Muskeltonus. Die nachfolgenden Untersuchungen eignen sich für die Beurteilung der Kleinhirnfunktion. Abweichungen vom Nor-malbefund sind bei allen beschriebenen Tests Hinweise auf eine gestörte Kleinhirnfunktion und/oder der leitenden Nervenbahnen.

Finger-Nase-Versuch

Durchführung

Den Patienten auffordern, seinen Zeigefinger bei geschlossenen Au-gen zur Nasenspitze zu führen (➤ Abb. 10.22). Die Untersuchung kann im Liegen oder Sitzen durchgeführt werden.

Normalbefund

Flüssige, zielgerichtete Bewegung des Zeigefingers zur Nasenspitze ohne Tremor.

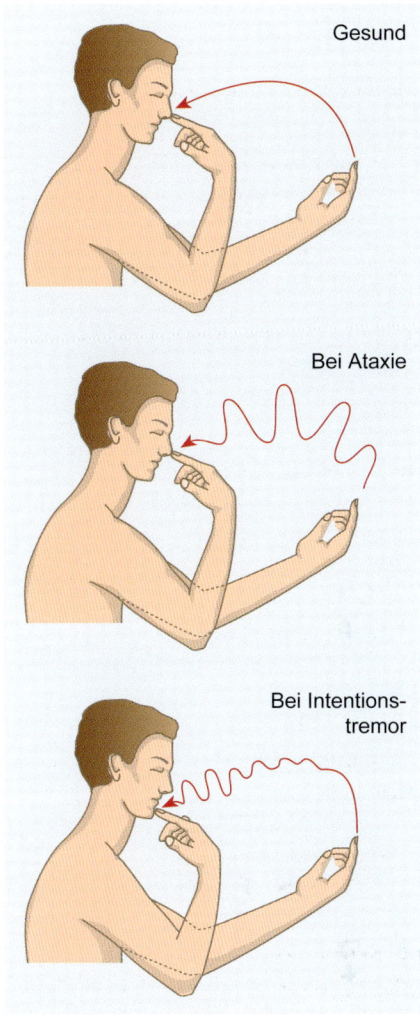

Abb. 10.22 Finger-Nase-Versuch. [L138]

Pathologische Befunde

- **Ruckartige, abgehakte Bewegung** oder sogar Verfehlung der Nasenspitze
- **Intentionstremor:** Zittern, das umso stärker ausgeprägt ist, je näher der Finger am Zielobjekt ist

Ursachen können im Kleinhirn (u. a. Blutung, Tumor, multiple Sklerose) oder in den leitenden Bahnen liegen (Stoffwechselstörun-gen u. a. durch Vitamin B-Mangel).

Knie-Hacke-Versuch

Durchführung

Der Patient setzt die Ferse eines Beines auf die Kniescheibe des an-deren Beines auf und bewegt das Bein entlang der Schienbeinkante zum Fuß hin (➤ Abb. 10.23). Die Untersuchung kann im Liegen oder Sitzen durchgeführt werden.

10

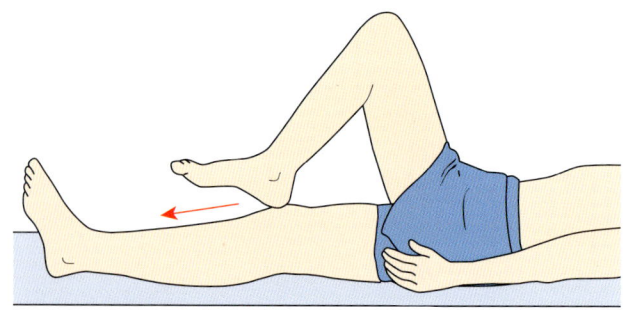

Abb. 10.23 Knie-Hacke-Versuch. [L143]

Normalbefund

Flüssige, zielgerichtete Bewegung des der Ferse entlang der Tibia-vorderkante ohne Tremor.

Pathologische Befunde

- **Ruckartige, abgehakte Bewegung** oder sogar Verfehlung der Tibiavorderkante
- **Intentionstremor:** Zittern, das umso stärker ausgeprägt ist, je näher der Finger am Zielobjekt ist

Ursachen können im Kleinhirn (u. a. Blutung, Tumor, multiple Sklerose) oder in den leitenden Bahnen liegen (Stoffwechselstörungen u. a. durch Vitamin B-Mangel).

Diadochokinese

Durchführung

Der Patient führt schnelle, alternierende Bewegungen aus, z. B. klopft er abwechselnd mit Handfläche und Handrücken auf eine Unterlage oder dreht eine Glühbirne ein. Die Untersuchung kann im Liegen oder Sitzen durchgeführt werden.

Normalbefund

Flüssige, zielgerichtete Bewegung der Hände.

Pathologische Befunde

Ruckartige, langsame oder unkoordinierte Bewegungen (Dysdiado-chokinese). Ursachen können entzündliche Kleinhirnveränderungen, z. B. multiple Sklerose, degenerative Veränderungen, u. a. alkoholto-xische Schädigungen, Tumoren, Metastasen oder Blutungen sein.

Rebound-Phänomen

Durchführung

Überprüfung der Agonisten und Antagonisten an einer Extremität. Den Patienten auffordern, den gebeugten Ellenbogen gegen Widerstand des Untersuchers zu beugen. Die andere Hand des Therapeuten muss sich vor dem Gesicht des Patienten befinden, für den Fall, dass der Patient die Bewegung nicht kontrollieren kann. Danach den Widerstand lösen (➤ Abb. 10.24). Die Untersuchung kann im Liegen durchgeführt werden.

Normalbefund

Die Bewegung kann kontrolliert werden, ist adäquat und der Patient kann diese z. B. vor dem Auftreffen auf das eigene Gesicht stoppen.

Pathologische Befunde

Wird der Arm losgelassen, kommt es zu einer überschießenden Bewegung des Armes auf den Körper zu. Der Patient kann die Bewegung nicht kontrollieren und rechtzeitig abbremsen. Ursachen entsprechen denen der Dysdiadochokinese, z. B. eine Klein-hirnläsion.

Romberg-Stehversuch

Durchführung

Den Patienten auffordern, mit geschlossenen Augen im Stehen das Gleichgewicht zu halten und dabei die Arme nach vorne mit den Händen in Supinationsstellung auszustrecken.

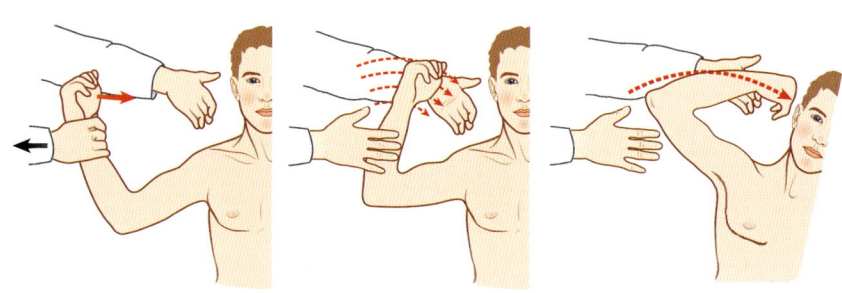

Abb. 10.24 Prüfung des Rebound-Phänomens. [L126]

A C H T U N G

Bei der Durchführung von Romberg-Stehversuch, Unterberger-Tretversuch, Blindgang, Strichgang und Hüpfen auf einem Bein immer hinter dem Patienten stehen, um bei einer Fall- oder Sturzneigung Folgeverletzungen zu vermeiden.

Normalbefund

Der Patient kann im Stehen mit geschlossenen Augen die Position ohne Schwank- oder Fallneigung beibehalten.

Pathologische Befunde

Das Zeichen ist positiv, wenn der Patient eine Fallneigung hat. Ursachen können Läsionen des Vestibularapparates, Hirnstamm- oder Kleinhirnläsionen sein.

Unterberger-Tretversuch

Durchführung

Den Patienten auffordern, im Stehen mit geschlossenen Augen im Verlauf einer Minute auf der Stelle zu treten. Die Arme sind dabei nach vorne ausgestreckt, die Hände in Supinationsstellung.

Normalbefund

Keine Körperdrehung, Schwank- oder Fallneigung.

Pathologische Befunde

Eine Körperdrehung von mehr als 45° kann auf eine ipsilaterale vestibuläre oder Kleinhirnläsion hinweisen.

Strichgang, Blindgang, Hüpfen auf einem Bein

Durchführung

Der Patient geht mit zunächst offenen, dann geschlossenen Augen entlang einer gedachten Linie. Im Anschluss kann der Patient auf einem Bein hüpfen.

Normalbefund

Strichgang und Blindgang sind zielgerichtet und ohne Schwankungen.

Pathologische Befunde

Strichgang, Blindgang und Hüpfen auf einem Bein sind entweder gar nicht möglich oder deutlich verzögert und unsicher. Diese Veränderungen kommen bei Erkrankungen des Vestibularapparates, Hirnstamm- oder Kleinhirnläsionen vor.

10.9 Hirnnervenprüfung

10.9.1 Die Hirnnerven im Überblick (➤ Abb. 10.25, ➤ Tab. 10.4)

Tab. 10.4 Übersicht über die Hirnnerven und ihre Innervationsgebiete.

Hirnnerv	Qualität	Funktion bzw. Innervation
N. olfactorius (I)	Sensorisch	Riechen
N. opticus (II)	Sensorisch	Sehen
N. oculomotorius (III)	Motorisch	• Lidheber • Äußere Augenmuskeln
	Parasympathisch	• M. ciliaris • M. sphincter pupillae
N. trochlearis (IV)	Motorisch	M. obliquus superior
N. trigeminus (V)	Sensibel	• Gesichtshaut • Augapfel • Kieferschleimhaut • Dura mater
	Motorisch	Kaumuskulatur
N. abducens (VI)	Motorisch	M. rectus lateralis
N. facialis (VII)	Motorisch	Mimische Muskulatur
	Sensorisch	Vordere ⅔ der Zunge
	Parasympatisch	• Speicheldrüse • Tränendrüse
	Sensibel	Mittelohr
N. vestibulocochlearis (VIII)	Sensorisch	• Hören • Gleichgewicht
N. glossopharyngeus (IX)	Parasympathisch	Parotisdrüse
	Sensorisch	Hinteres Drittel der Zunge
	Motorisch	Pharynxmuskulatur
	Sensibel	Pharynxschleimhaut
N. vagus (X)	Parasympathisch	Innere Organe bis zur linken Kolonflexur
	Motorisch	Kehlkopfmuskeln
	Sensibel	• Dura mater • Äußerer Gehörgang
N. accessorius (XI)	Motorisch	• M. sternocleidomastoideus • M. trapezius
N. hypoglossus (XII)	Motorisch	Zungenmuskulatur

10

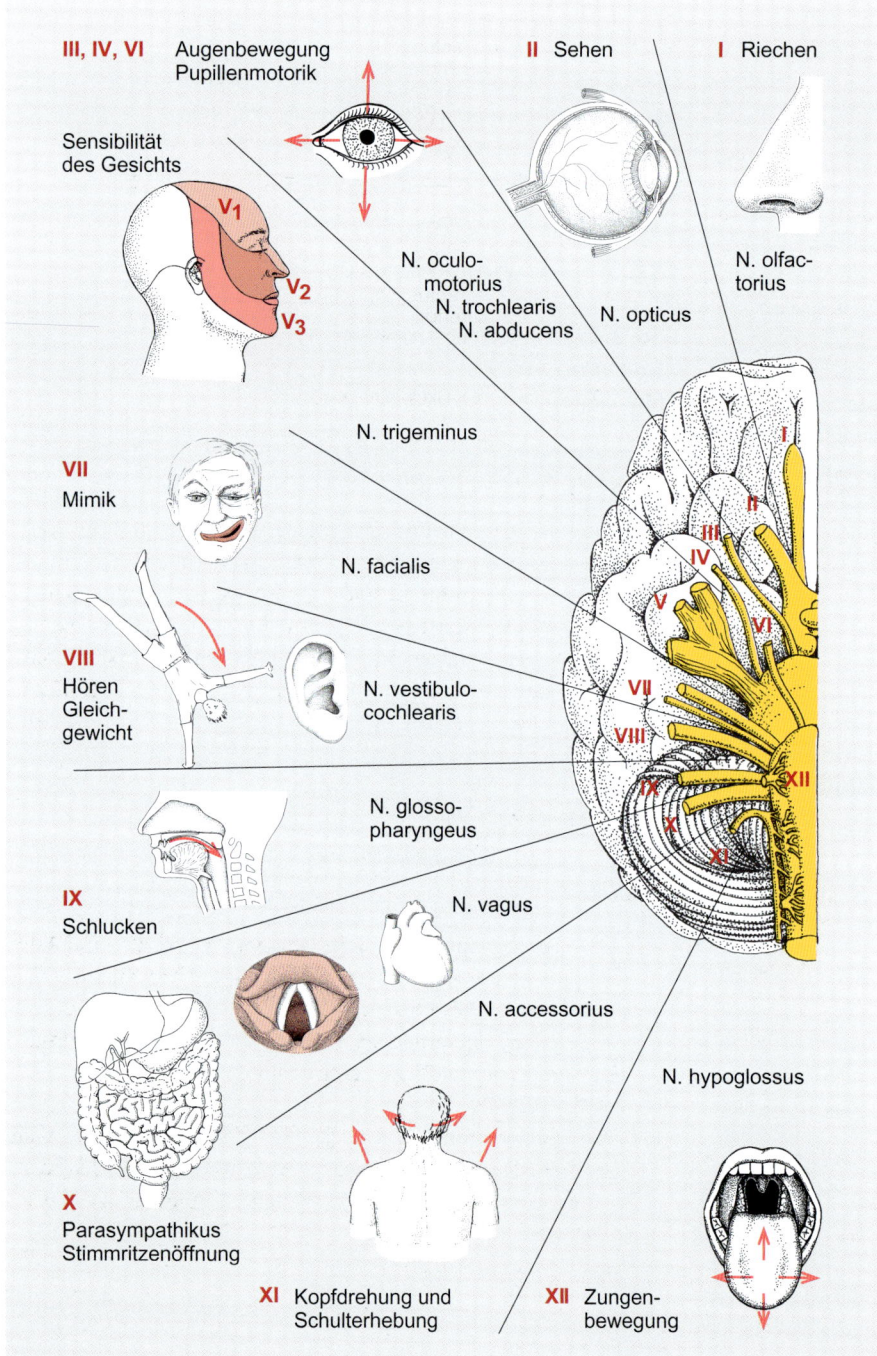

III, IV, VI Augenbewegung
Pupillenmotorik

II Sehen   **I** Riechen

Sensibilität
des Gesichts

V₁

V₂

V₃

N. oculo-
motorius
N. trochlearis
N. abducens

N. opticus

N. olfac-
torius

N. trigeminus

VII
Mimik

N. facialis

VIII
Hören
Gleich-
gewicht

N. vestibulo-
cochlearis

N. glosso-
pharyngeus

IX
Schlucken

N. vagus

N. accessorius

N. hypoglossus

X
Parasympathikus
Stimmritzenöffnung

XI Kopfdrehung und
Schulterhebung

XII Zungen-
bewegung

Abb. 10.25 Die Hirnnerven und ihre wichtigsten Funktionen. [L190]

10.9.2 Untersuchung der einzelnen Hirnnerven

N. olfactorius (I)

Durchführung

Den Patienten verschiedene Aromen riechen lassen, z.B. Kaffee, Vanille, Tabak. Die Prüfung des Geruchssinns sollte seitengetrennt bei geschlossenen Augen erfolgen.

Sollte der Verdacht aufkommen, dass der Patient unwahre Aussagen trifft, kann eine Überprüfung mit Stoffen erfolgen, die den N. trigeminus reizen, z.B. Ammoniak und Formaldehyd. Diese Stoffe rufen eine sichtbare Reizung der Schleimhäute hervor, die als Absonderung von wässrigem Sekret aus der Nase sichtbar ist. Wenn der Patient keine Reaktion angibt, kann eine psychogene Störung vorliegen.

Normalbefund

Korrekte Zuordnung der einzelnen Aromen.

Pathologische Befunde

Eine ein- oder beidseitige **Anosmie** kann bei Verletzungen des N. olfactorius auftreten oder bei einer Raumforderung. Die Probe mit einem Trigeminusreizstoff ist dabei positiv.

N. opticus (II)

Durchführung

Die Funktion des N. opticus kann zum einen über eine Visusprüfung und Gesichtsfeldbestimmung, zum anderen über die Spiegelung des Augenhintergrundes und Prüfung des Pupillenreflexes (➤ 10.7.2, ➤ 12.6) erfolgen.

N. oculomotorius (III), N. trochlearis (IV) und N. abducens (VI)

Durchführung

Überprüfung der Augenbeweglichkeit in der Horizontalen und Diagonalen. Der Untersucher steht vor dem Patienten und bewegt ca. 40 cm vor den Augen des Patienten ein Objekt in der Horizontalen und Diagonalen (➤ Abb. 10.26). Der Patient sollte den Kopf dabei nicht bewegen.

Normalbefund

Seitengleiche, flüssige Verfolgung des Objektes. Kein Nystagmus, keine Doppelbilder.

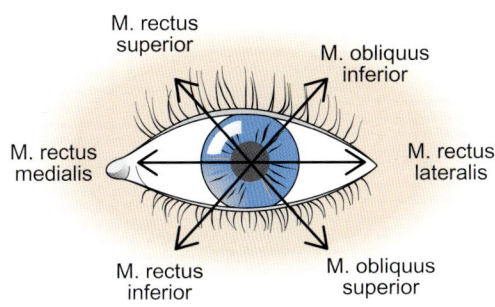

Abb. 10.26 Prüfung der Okulomotorik. [L106]

Pathologische Befunde

- **Seitendifferenzen** bei der Verfolgung des bewegten Objektes können ein Hinweis auf eine Augenmuskelparese sein.
- **Nystagmus:** Rhythmische und unwillkürliche Augenbewegungen, die meist ruckartig sind. Er kann horizontal, vertikal oder rotatorisch sein. Ursachen können angeboren, erworben durch Augenschäden, Erkrankungen des Stammhirns oder Läsionen des Vestibularapparates sein.

N. trigeminus (V)

Durchführung

- **Prüfung der Sensibilität:** Im Versorgungsbereich der drei Äste (Stirn, Backe und Kinnpartie) die Gesichtshaut mit einem Wattestäbchen sanft bestreichen.
- **Prüfung der Trigeminusaustrittspunkte:** Am Foramen supraorbitale, infraorbitale und mentale sanften Druck ausüben (➤ Abb. 10.27).
- **Prüfung der Kaumuskulatur:** Die Fingerkuppen zunächst auf die Backen (Prüfung des M. masseter) legen, dann auf die Schläfen (Prüfung des M. temporalis). Den Patienten auffordern zu kauen.
- **Kornealreflex** ➤ 10.7.2
- **Massterreflex** ➤ 10.7.2

Normalbefund

- Seitengleiche Sensibilität.
- Keine Schmerzen im Bereich der Nervenaustrittspunkte.
- Seitengleiche Kaukraft.

Pathologische Befunde

- Seitendifferenz hinsichtlich der Sensibilität im Bereich der Trigeminusäste bei einseitiger Nervenläsion.
- Schmerzhafte Nervenaustrittspunkte u.a. bei Sinusitis frontalis und maxillaris, Trigeminusneuralgie.
- Weicher Kiefer bei einseitigem Ausfall der Kaumuskulatur. Der Kiefer weicht zur paretischen Seite ab.

10

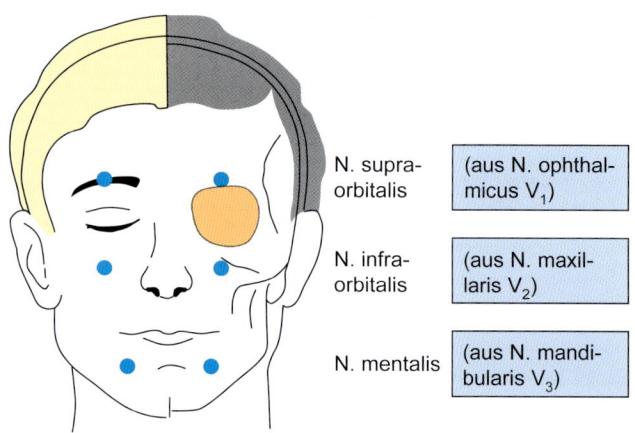

N. supra-
orbitalis (aus N. ophthalmicus V$_1$)

N. infra-
orbitalis (aus N. maxil-
laris V$_2$)

N. mentalis (aus N. mandi-
bularis V$_3$)

Abb. 10.27 Prüfung der Austrittspunkte des N. trigeminus. [L143]

N. facialis (VII)

Durchführung

- **Geschmacksprüfung:** Dem Patienten die Geschmacksqualitäten süß, sauer und salzig anbieten.
- **Prüfung der Gesichtsmotorik:** Den Patienten auffordern, die Stirn zu runzeln, die Augen zusammenzukneifen, die Backen aufzublasen und die Zähne zu zeigen.

Normalbefund

- Sichere und seitengleiche Unterscheidung zwischen den Geschmacksqualitäten süß, sauer und salzig.
- Seitengleiche Fähigkeit, die Stirn zu runzeln, die Augen zusammenzukneifen, die Backen aufzublasen und die Zähne zu zeigen.

Pathologische Befunde

- Unsichere Geschmackszuordnung von süß, sauer und salzig bei Läsionen des N. facialis oder des N. olfactorius durch z. B. Trauma oder Rhinitis.
- Seitendifferenz bei der Beweglichkeit der mimischen Muskulatur bei zentraler oder peripherer Fazialisparese (➤ Abb. 10.28, ➤ Tab. 10.5).

Tab. 10.5 Charakteristika der zentralen und peripheren Fazialisparese.

	Periphere Fazialisparese	Zentrale Fazialispa-rese
Ursachen	Periphere Läsionen ipsilateral: idiopathisch, Herpes zoster, Borreliose, Otitis media	Zentrale Läsionen kontralateral: Tumor im ZNS, Apoplex
Stirnrunzeln	Nicht möglich	Möglich
Lidschluss	• Nicht möglich • Positives Bell-Phänomen	Möglich, aber schwach

N. vestibulocochlearis (VIII)

Durchführung

- **Grobe Prüfung des Hörvermögens:** ➤ 13.6
- **Prüfung der Fallneigung:** Romberg-Stehversuch, Unterberger-Tretversuch, Strichgang, Blindgang und Hüpfen auf einem Bein (➤ 10.8)

N. glossopharyngeus (IX)

Durchführung

- **Prüfung der Pharynxschleimhaut und -muskulatur:** Den Patienten auffordern, den Mund weit zu öffnen und „Aaaaa" zu sagen.
- **Prüfung des Würge- und Schluckreflexes:** Die Rachenhinterwand mit einem Wattebausch bestreichen.
- **Prüfung der Geschmacksqualität bitter:** Dem Patienten die Geschmacksqualität bitter anbieten.

Normalbefund

- Während der Patient „Aaaaa" sagt, seitengleiche Kontraktion der Gaumenbogenmuskulatur.
- Beim Bestreichen der Rachenhinterwand wird ein Schluck- und Würgereflex ausgelöst.
- Die Geschmacksqualität bitter kann seitengleich wahrgenommen werden.

Pathologische Befunde

- Bei Lähmung der Gaumenbogenmuskulatur entsteht beim Sagen von „Aaaaa" das Kulissenphänomen: Das Gaumensegel weicht zur gesunden Seite ab (➤ Abb. 10.29).
- Fehlender Würge- und Schluckreflex können ein Hinweis auf einen Apoplex oder Hirnstammläsionen sein. Im praktischen Alltag ist ein rezidivierendes Verschlucken die Folge.
- Bei Lähmung kann die Geschmacksqualität bitter nicht geschmeckt werden.

N. vagus (X)

Durchführung

Der N. glossopharyngeus und der N. vagus innervieren gemeinsam die Rachenhinterwand motorisch. Über beide Hirnnerven werden auch der Würge- und Schluckreflex vermittelt. Die Prüfung der Pharynxmuskulatur und der beiden Fremdreflexe ist daher die selbe wie beim N. glossopharyngeus.

Ferner ist der N. vagus an der Innervation der Stimmbänder über den N. laryngeus recurrens beteiligt und zuständig für den

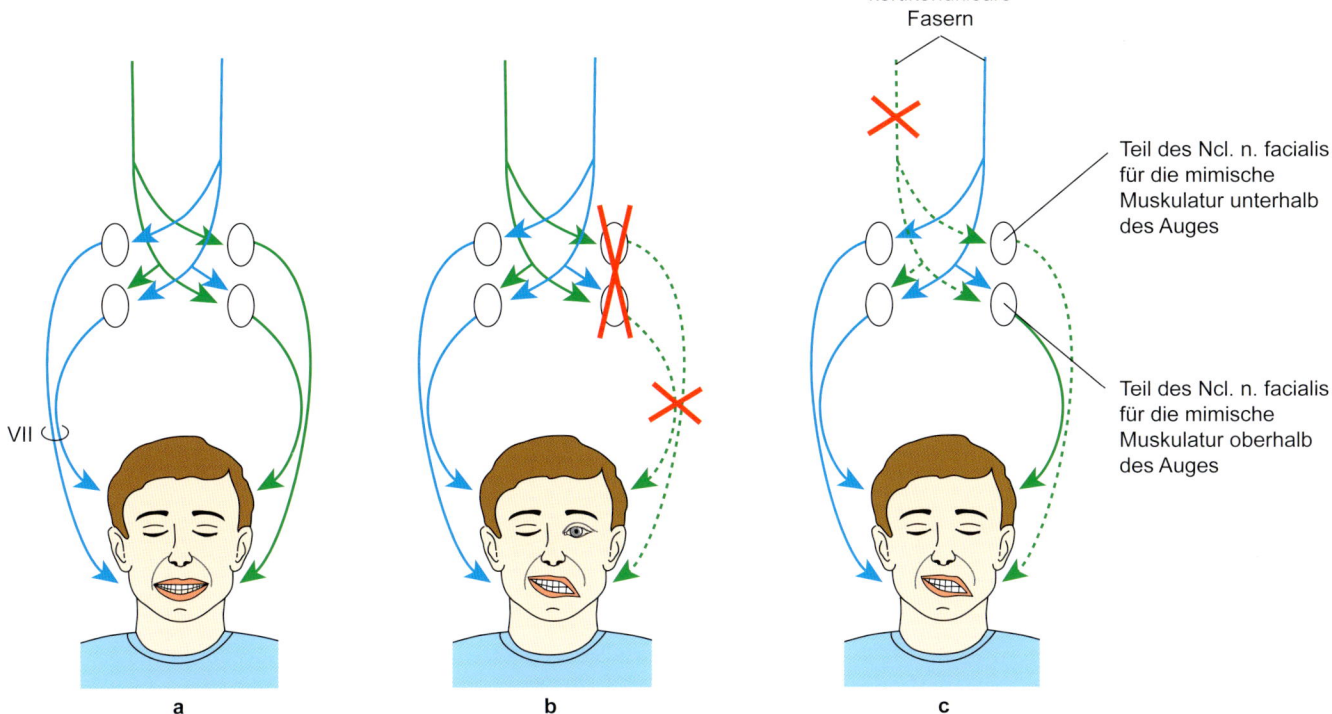

kortikonukleäre
Fasern

Teil des Ncl. n. facialis
für die mimische
Muskulatur unterhalb
des Auges

Teil des Ncl. n. facialis
für die mimische
Muskulatur oberhalb
des Auges

VII

a   b   c

Abb. 10.28 a Motorischer Anteil des N. facialis. **b** Repräsentation der Gesichtsmuskeln im Kern des N. facialis. Die Kerne für die Muskeln der oberen Gesichtshälfte werden von beiden Hirnhälften her versorgt, die Kerne für die Muskeln der unteren Gesichtshälfte nur von der kontralateralen Großhirnrinde. Bei einer zentralen Lähmung (*) kann der Patient daher die Stirn noch runzeln und die Augenlider schließen, während bei einer peripheren Lähmung (**) alle Muskeln einer Gesichtshälfte betroffen sind. [L143]

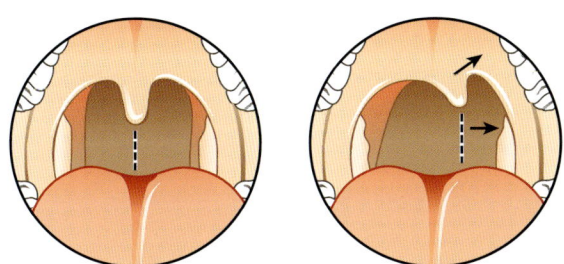

Abb. 10.29 Kulissenphänomen bei Lähmung des N. glossopharyngeus. [L126]

adäquaten Ablauf des Hustenreflexes. Eine Heiserkeit oder ein beeinträchtiger Hustenreflex können Hinweise auf eine Vaguslähmung geben.

N. accessorius (XI)

Durchführung

Den Patienten auffordern, die Schulter hochzuziehen und den Kopf hin und her zu wenden.

Normalbefund

Schulterhochzug und Kopfwenden sind ohne Probleme möglich.

Pathologische Befunde

Bei Lähmungen sind ein Schulterhochzug und das Kopfwenden nicht möglich.

N. hypoglossus (XII)

Durchführung

Den Patienten bitten, die Zunge herauszustrecken.

Normalbefund

Die Zunge kann problemlos ausgestreckt werden, es sind keine Seitenabweichungen und keine Muskelatrophie sichtbar.

Pathologische Befunde

Bei Lähmung weicht die Zunge zur kranken Seite ab, auf der betroffenen Seite ist eine Muskelatrophie sichtbar (➤ Abb. 10.30).

10

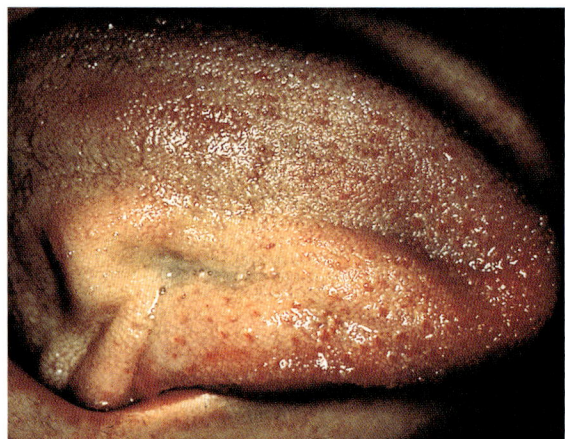

Abb. 10.30 Hypoglossusparese. [E273]

Hirnwassers können das Aussehen (klar, trüb, flockig oder blutig), die Zellzahl, der Eiweiß-, Glukosegehalt, evtl. Bakterienarten und andere spezifische Parameter beurteilt werden.

Indikationen zur Liquorpunktion sind v. a. entzündliche Erkrankungen des ZNS (Meningitis, Enzephalitis) oder die multiple Sklerose. Als **Komplikationen** können eine Infektion oder eine Einklemmung des Hirnstamms bei Hirndrucksteigerung auftreten. Häufig klagen Patienten nach einer Liquorpunktion über z. T. massive Kopfschmerzen, die Stunden und Tage anhalten können.

> **ACHTUNG**
> Dem Heilpraktiker ist die Liquorpunktion nicht verboten, außer bei V. a. auf eine Meningitis durch Keime aus den § 6 Abs. 1, § 7 und § 34 Abs. 1 des IfSG. In Anbetracht der Voraussetzungen und der Komplikationen muss an dieser Stelle dringend von solchen Experimenten abgeraten werden.

10.10 Funktionsprüfung

Die apparative Diagnostik erfolgt in der Regel im Anschluss an die neurologische Untersuchung. Die unten genannten Techniken sind die am häufigsten durchgeführten.

> **HINWEIS PRÜFUNG**
> Eine Grundkenntnis über Indikation und Aussagekraft der Untersuchungen ist von Vorteil.

Liquoruntersuchung

Die Liquorgewinnung geschieht durch Lumbalpunktion meist zwischen den Wirbeln L3 und L4, alternativ bei L4/L5. Sie muss unter absolut aseptischen Bedingungen und nach Ausschluss einer Hirndrucksteigerung durchgeführt werden. Nach der Gewinnung des

EEG

Mit der Elektroenzephalographie werden die Hirnströme gemessen. Sie ist eine der wichtigsten Untersuchungen zur Diagnostik einer Epilepsie.

CT, MRT und andere bildgebende Verfahren

Die Computertomographie und die Magnet-Resonanz-Tomographie eignen sich hervorragend zur Darstellung des Gehirns, bei denen die Ergebnisse meist in Schichtaufnahmen vorliegen, sodass Abschnitte des Gehirns detailliert dargestellt werden. Indikationen sind u. a. die Unterscheidung zwischen einem ischämischen und blutigen Apoplex, Tumor- oder Metastasensuche oder die Suche nach Entmarkungsherden.

10.11 Differenzialdiagnostik (➤ Tab. 10.6)

Tab. 10.6 Ausgewählte Differenzialdiagnosen der neurologischen Erkrankungen und deren Befunde.

Differenzial-diagnosen	Inspektion	Neurologische Untersuchung	Funktionsprüfung
Meningitis	• Schwer krank aussehender Patient • Evtl. petechiale Blutungen • Opisthotonus	• Meningendehnungszeichen schmerzhaft positiv • Motorische Fähigkeiten reduziert • Eigenreflexe evtl. gesteigert • Pathologische Reflexe bei Beteiligung des Gehirns positiv	Liquoruntersuchung: • Bakterielle Ursache: trüb, Zellzahl ↑, Eiweiß ↑, Glukose ↓ • Virale Ursache: klar, Zellzahl ↑, Eiweiß ↑, Glukose normal
Apoplex	• Hängender Mundwinkel, Gesichtsasymmetrien • Wernicke-Mann-Gang • Hemiparese	• Sensibilitätseinbußen auf der kontralateralen Seite • Grobe Muskelkraft vermindert • Muskelspastik • Eigenreflexe gesteigert • Fremdreflexe abgeschwächt oder erloschen • Pathologische Reflexe positiv • Koordination beeinträchtigt • Je nach Lokalisation des Apoplex Hirnnervenausfälle	• CT: bei akutem Apoplex Unterscheidung zwischen blutigem und ischämischem • CT, MRT: bei altem Apoplex Narbenbildung sichtbar

Tab. 10.6 Ausgewählte Differenzialdiagnosen der neurologischen Erkrankungen und deren Befunde. *(Forts.)*

Differenzial-diagnosen	Inspektion	Neurologische Untersuchung	Funktionsprüfung
Morbus Parkinson	• Verlangsamter, vornüber gebeugter und bewegungsarmer Patient • Masken-, Salbengesicht • Ruhetremor	• Muskeltonusprüfung: Zahnradphänomen als Ausdruck des Rigors • Grobe Kraft meist reduziert • Koordination beeinträchtigt	• Diagnostik erfolgt klinisch • Pathohistologisch Reduktion oder Verlust der Substantia nigra post mortem
Multiple Sklerose	• Ataktischer Gang • Koordinationsprobleme	• Lhermitte-Zeichen schmerzhaft positiv • Sensibilitätsprüfung: Dysästhesien, Hypästhesien, Hyperästhesien • Grobe Kraft vermindert • Muskelspastik • Eigenreflexe gesteigert • Fremdreflexe abgeschwächt oder erloschen • Pathologische Reflexe positiv • Koordination z. T. stark beeinträchtigt mit Schwindel, Fallneigung • Visusbeeinträchtigungen • Evtl. Nystagmus	• Liquoruntersuchung: oligoklonale Banden • MRT: Entmarkungsherde
Bandscheibenvorfall	• Starke Schmerzhaftigkeit im sakralen Bereich mit Ausstrahlung in die Peripherie • Hinkender Patient	• Nervendehnungszeichen, insbesondere Lasègue-, Kernig-, Bragard-Zeichen positiv • Verlust der Sensibilität im betroffenen Dermatom • Verlust der Kennmuskelfunktion • Eigenreflexe im betroffenen Gebiet erloschen • Bei Cauda-Syndrom tiefe Querschnittslähmung, Sensibilitätsverlust (Reithosenanästhesie), Verlust motorischer Fähigkeiten, Eigenreflexe erloschen, Verlust der Sphinkterfunktion	• MRT: sichtbarer Prolaps einer (oder mehrerer) Bandscheiben mit Kompression der Nervenwurzeln • Cauda-Syndrom: medialer Vorfall mit Kompression des Spinalkanals und der Nerven
Polyneuropathie	• Schwankender Gang • Dünne Extremitäten • Trophische Störungen der Haut	• Symmetrischer, sensibler Verlust häufig an der unteren Extremität (sockenförmig, strumpfförmig), seltener an der oberen Extremität (handschuhförmig) • Vibrationsempfinden an der unteren Extremität <⁶/₈, an der oberen Extremität < ⁷/₈ • Grobe Kraft vermindert • Eigenreflexe abgeschwächt oder erloschen (v. a. Achillessehenreflex) • Koordination je nach Stadium und Verlauf eingeschränkt	Nervenleitgeschwindigkeit: reduzierte Impulsübertragung

10

11 Untersuchung der Haut und Hautanhangsgebilde

HINWEIS PRÜFUNG

Die Untersuchung der Haut und der Hautanhangsgebilde ist im Hinblick auf die inspektorischen Befunde prüfungsrelevant. Hier sollte insbesondere auf die korrekte Bezeichnung der Effloreszenzen geachtet werden.

11.1 Untersuchung der Haut

Die Untersuchung der Haut erfolgt v.a. mittels **Inspektion**, wobei die Hautveränderung möglichst korrekt beschrieben werden. Das wichtigste Instrumentarium bzw. die wichtigste Voraussetzung dafür ist eine gute **Beleuchtung**. Zusätzlich können ein Holz- und ein Glasspatel benutzt werden. Mit dem **Holzspatel** lassen sich Schuppen ablösen oder an den Schleimhäuten Beläge hinsichtlich ihrer Abwischbarkeit prüfen. Mit dem **Glasspatel** kann zwischen Erythem und Petechien unterschieden werden; Erytheme sind wegdrückbar und Petechien nicht wegdrückbar. Zusammen mit den anamnestischen Angaben ist eine (Verdachts-)Diagnose meist möglich.

11.1.1 Erster Eindruck

Der erste Eindruck vom Patienten kann bereits Hinweise auf vorhandene Erkrankungen der Haut liefern, insbesondere in warmen Monaten bei spärlich bekleideten Patienten. Mögliche Befunde können sein:
- **Rhinophym:** knollenartige Verdickung der Nase mit entzündlichen Veränderungen, Teleangiektasien und grobporiger Haut
- **Schmetterlingserythem:** entzündliche, plaqueartige Rötung über beiden Wangen und Nasenrücken

- **Akne:** Komedonen, entzündliche Papeln und Pusteln an Kinn, Wangen, Nase und Stirn
- **Quincke-Ödem:** Schwellung der periorbitalen Region, Lippen und Zunge
- **Impetigo contagiosa:** honiggelbe Krusten auf entzündlichem Grund
- **Neurodermitis:** Kratzspuren und entzündliche Veränderungen in den Ellenbeugen, Kniekehlen oder an den Handgelenken
- **Psoriasis vulgaris:** silbrigweiße Schuppung auf gerötetem Grund

11.1.2 Ausschluss eines Notfalls

Die wichtigsten und häufigsten dermatologischen Notfälle sind:
- **Erythrodermie:** Generalisierte Hautentzündung, die mit starker Rötung einhergeht. Begleitend können Brennen und Jucken auftreten. Durch den starken Wärmeverlust über dilatierte Gefäße frieren die Patienten häufig.
- **Quincke-Ödem:** Als Ausdruck einer allergischen Reaktion vom Typ I. Die Komplikation kann eine Verlegung der Atemwege sein.

11.1.3 Anamnestische Anhaltspunkte

Im Rahmen der Anamnese können folgende Angaben Hinweise auf dermatologische Erkrankungen liefern:
- Allergien in der Vorgeschichte
- Mögliche Auslöser der jetzigen Veränderungen z.B. berufliche Noxenexposition, chronische Lichtexposition, Auslandsaufenthalt, Haustiere, Nahrungsmittel

- Verbessernde und verschlechternde Faktoren, z. B. Wärme, Kälte, Ruhe, Kratzen
- Mögliche Infektionen der Haut
- Einnahme von Medikamenten, die als Nebenwirkung Hauterscheinungen hervorrufen können
- Internistische Vorerkrankungen

11.1.4 Inspektion

Die Inspektion ist bei der dermatologischen Untersuchung die wichtigste und einfachste Art der Untersuchung. Die Haut ist das beste zu untersuchende Organ. Zu achten ist auf die Lokalisation und die Art der **Hauterscheinungen** (*Effloreszenzen*) sowie die **Begleitfaktoren** wie Juckreiz oder Brennen der Haut. Effloreszenzen werden nach **Größe, Form, Begrenzung, Anordnung und Ausdehnung** beschrieben (➤ Abb. 11.1).

Bezüglich ihrer **Verteilung** auf der Haut unterscheidet man:
- Gruppiert: in Gruppen beieinander liegend
- Diffus: großflächig
- Zirkumskript: umschrieben, auf eine Stelle beschränkt
- Regionär: auf eine Körperregion beschränkt
- Disseminiert: unregelmäßig verteilt
- Generalisiert: die gesamte Haut befallend

Ihr **Aussehen** kann sein:
- Anulär: ringförmig
- Linear: linienförmig
- Nummulär: münzförmig
- Gyriert: gewunden
- Polyzyklisch: vielbogig
- Landkartenartig

Effloreszenzen werden je nach Entstehungsmodus eingeteilt in:
- **Primäreffloreszenzen:** entstehen auf gesunder Haut (➤ 11.1.5)
- **Sekundäreffloreszenzen:** entstehen auf geschädigter, kranker Haut (➤ 11.1.6)

Bei der Befundaufnahme und -beschreibung können ferner die Hautveränderungen folgendermaßen definiert werden:
- **Exanthem:** Effloreszenzen sind über den gesamten Körper oder in großer Ausdehnung vorhanden
- **Enanthem:** an den Schleimhäuten verteilte Effloreszenzen
- **Erythem:** Rötung
- **Purpura:** petechiales Exanthem, das mit dem Glasspatel nicht wegdrückbar ist
- **Ekzem:** unspezifische Hautveränderung auf unterschiedlichste Reize

11.1.5 Primäreffloreszenzen

Fleck *(Macula)*

Umschriebene Hautveränderung im Hautniveau (nicht erhaben) (➤ Abb. 11.2). Sie kann unterschiedliche Farben tragen von rot

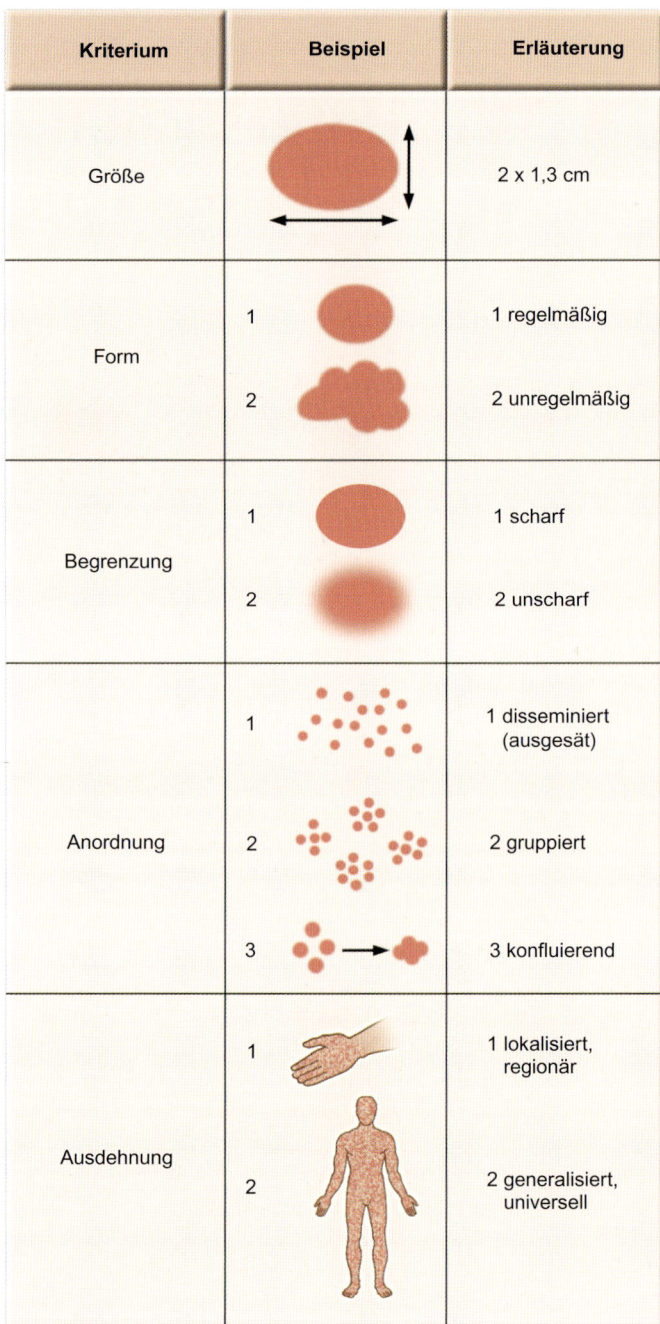

Kriterium	Beispiel	Erläuterung
Größe		2 x 1,3 cm
Form	1	1 regelmäßig
	2	2 unregelmäßig
Begrenzung	1	1 scharf
	2	2 unscharf
Anordnung	1	1 disseminiert (ausgesät)
	2	2 gruppiert
	3	3 konfluierend
Ausdehnung	1	1 lokalisiert, regionär
	2	2 generalisiert, universell

Abb. 11.1 Beschreibung der Effloreszenzen. [L238]

über bläulich bis hin zu dunkel. Die Konsistenz der Haut ist ebenfalls unverändert.

Beispiele

- Sommersprossen
- Muttermal (Naevus)
- Depigmentierung der Haut (z. B. bei Vitiligo)

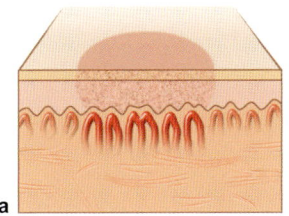

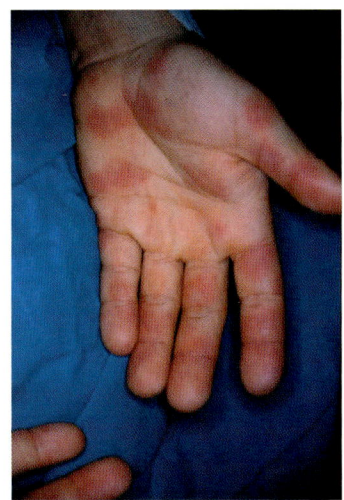

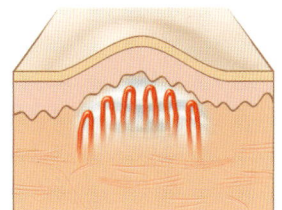

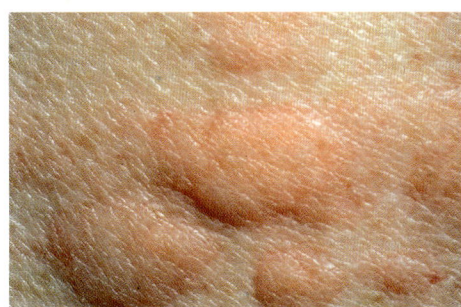

Abb. 11.2 Fleck. **a** Herdförmige Veränderung der Hautfarbe im Hautniveau. [L238] **b** Rötliche Flecken (Erytheme) beim Erysipeloid. [F500]

Abb. 11.3 Quaddel. **a** Plateauartige Veränderung über das Hautniveau durch ein umschriebenes Ödem. [L238] **b** Mehrere z. T. einzeln stehende, z. T. konfluierende Quaddeln bei Urtikaria. [E451]

Beispiele

- Xanthelasmen
- Kondylome
- Warzen
- Milien
- Akne

Quaddel *(Urtica)*

Flüchtige, stark juckende Erhabenheit der Haut. Quaddeln entstehen durch eine lokale Histaminausschüttung aus Mastzellen im Zuge der Typ-I-Allergie. Meist ist die Urtica fleischfarben mit gerötetem Randsaum (➤ Abb. 11.3).

Beispiele

- Hauterscheinung z. B. nach Kontakt mit einer Brennnessel
- Urtikaria durch Kontakt-, Nahrungsmittel- oder Inhalationsantigene, Schweiß, Wärme, Kälte

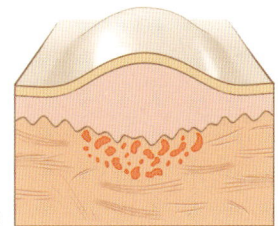

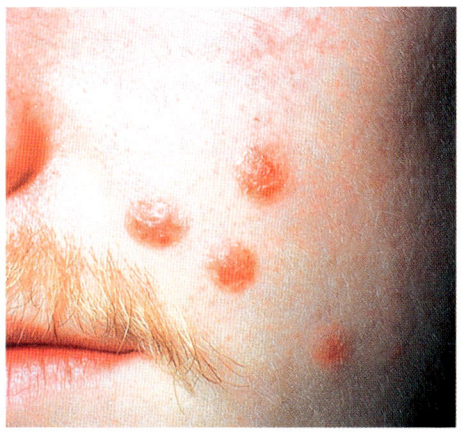

Papel *(Papula),* Knoten *(Nodus)* und Tumor

Eine **Papel** ist eine erhabene Hautveränderung, die kleiner als erbsengroß (< 5 mm) ist (➤ Abb. 11.4). Sie kann entweder in der Epidermis oder der Lederhaut entstehen als Folge einer Zellvermehrung oder Ablagerung von festen Substanzen.

Bei einer erhabenen Hautveränderung, die 5–10 mm groß ist, spricht man von einem **Nodus**, der sozusagen eine Forsetzung der Papel ist.

Ab einer Größe von 1 cm wird einer erhabene Hautveränderung als **Tumor** bezeichnet. Dies beinhaltet noch keine Dignitätszuordnung; Tumoren können benigne, maligne oder semimaligne sein. In der beschreibenden Dermatologie sagt die Definition des Tumors nichts über die biologische Art aus, sondern beschreibt lediglich die Größe.

Abb. 11.4 Papel. **a** Umschriebene, feste Verdickung der Haut. [L238] **b** Gerötete Knötchen unterschiedlicher Größe Akne. [E426]

11

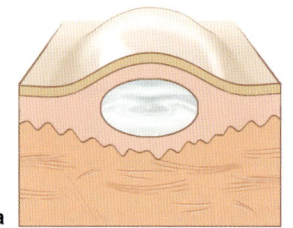

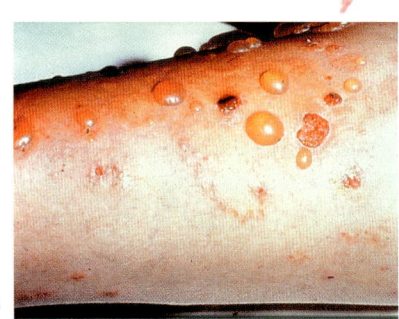

Abb. 11.5 Bläschen und Blase. **a** Intradermales Bläschen. [L238] **b** Pralle Bläschen und Blasen bei bullösem Pemphigoid. [M111]

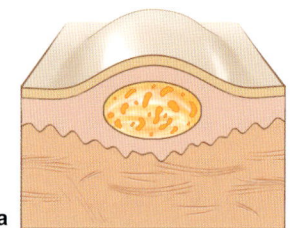

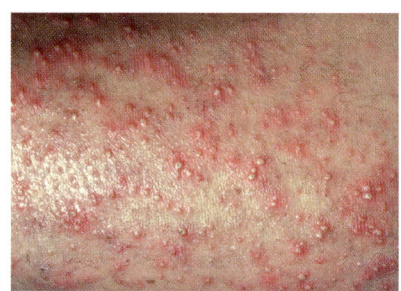

Abb. 11.6 Pustel. **a** Mit Eiter gefüllter Hohlraum der Haut. [L238] **b** Zahlreiche, dicht stehende, teils konfluierende Pusteln. [M123]

Bläschen *(Vesicula)* und Blase *(Bulla)*

Ein flüssigkeitsgefüllter Hohlraum, der kleiner als erbsengroß ist, heißt **Bläschen** (➤ Abb. 11.5). Bläschen können in der Epidermis oder unter der Basalmembran in der Lederhaut entstehen. In der Epidermis haben sie keine feste Hautdecke und neigen zur Eruption, subepidermale Bläschen haben eine straffe Hautdecke, weshalb eine Eruption eher selten ist. Der Inhalt der Bläschen kann klar sein (seröse Bläschen) oder blutig (hämorrhagische Bläschen).

Wenn das Bläschen größer als erbsengroß ist, wird dies als **Blase** bezeichnet (➤ Abb. 11.5). Blasen können ebenso in der Epidermis oder der Lederhaut entstehen. Festigkeit und Inhalt gleichen denen der Bläschen.

Beispiele

- Herpesbläschen
- Varizellen
- Verbrennungsblasen
- Bullöses Pemphigoid
- Bullöses Erysipel

Eiterbläschen *(Pustula, Pustel)*

Eitergefüllter Hohlraum, der entweder in der Lederhaut durch bakterielle Besiedlung der Schweiß-, Talgdrüsen oder Haarfollikeln entsteht oder als sekundäre Komplikation durch bakterielle Besiedlung der Bläschen (➤ Abb. 11.6).

Beispiele

- Follikulitis
- Akne
- Bakterielle Hautinfektionen, z. B. Impetigo contagiosa

Zyste und Pseudozyste

Eine Zyste ist ein Hohlraum, der mit Drüsensekreten gefüllt und mit Epithel ausgekleidet ist. Eine Pseudozyste hingegen ist zwar flüssigkeitsgefüllt, aber nicht mit Epithel ausgekleidet.

Beispiele für Zysten

- Hornzyste
- Talgzyste

11.1.6 Sekundäreffloreszenzen

Schuppe *(Squama)*

Als Schuppe bezeichnet man die Ansammlung von Hornlamellen, die Folge einer Verhornungsstörung sind (➤ Abb. 11.7). Schuppen können festhaftend sein oder locker aufsitzen.

Beispiele

Psoriasis vulgaris

11

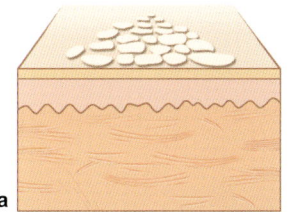

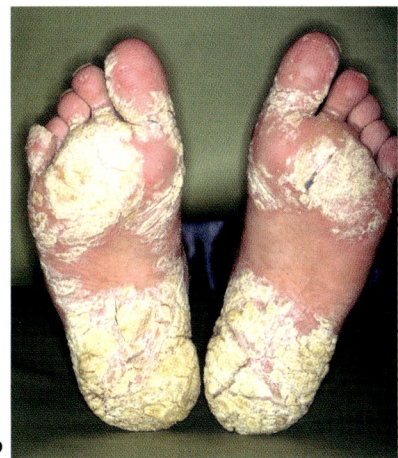

Abb. 11.7 Schuppen. **a** Auflagerungen aus ablösbaren bzw. sich selbst ablösenden Hornzellkomplexen. [L238] **b** Scharf begrenzte Herde mit weißlicher, plättchenförmiger Schuppung. [M123]

Schürfung *(Erosion, Erosio)* und Exkoriation

Bei einem oberflächlichen Substanzdefekt, der über die Basalmembran nicht hinausgeht, also auf die Epidermis beschränkt bleibt und ohne Narbe abheilt, spricht man von Erosion (➤ Abb. 11.8).

Bei Verlust des Oberflächenepithels mit Eröffnung der darunter liegenden, dermalen Gefäße spricht man von einer Exkoriation, die als Punktblutung sichtbar ist.

Beispiele

Abschürfung

Geschwür *(Ulkus)*

Tiefer Substanzdefekt auf vorgeschädigter Haut, der über die Basalmembran hinausgeht und mit Narbenbildung abheilt (➤ Abb. 11.9). Ein Ulkus kann sich auf die Lederhaut oder die Subkutis erstrecken oder noch tiefere Schichten erreichen, z. B. die Muskulatur.

Beispiele

- Ulcus cruris venosum und arteriosum
- Malum perforans
- Dekubitus

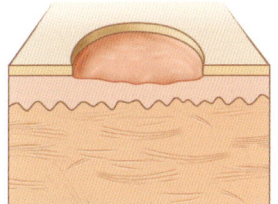

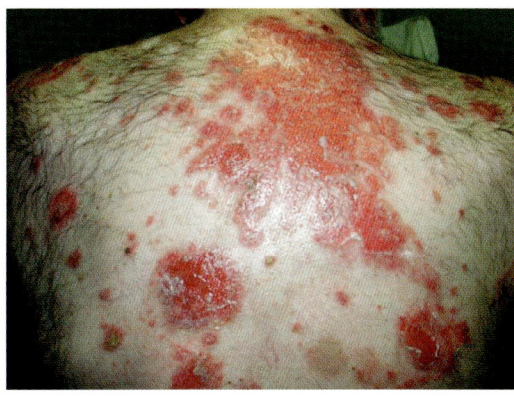

Abb. 11.8 Erosion. **a** Der epidermale Substanzdefekt kann einige oder alle Schichten der Epidermis umfassen. [L238] **b** Großflächige Erosionen, die z. T. noch von der abgelösten und zusammengeschobenen Epidermis bedeckt sind. [E454]

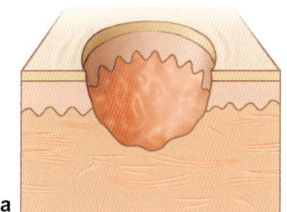

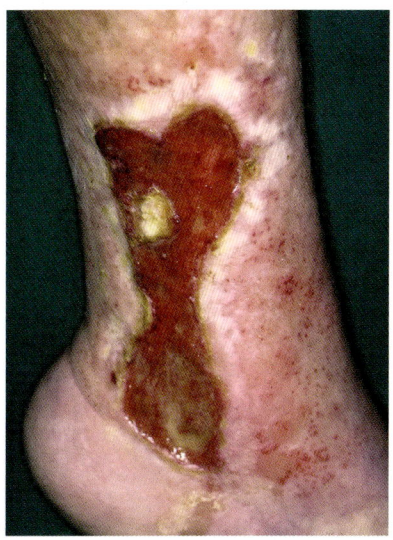

Abb. 11.9 Geschwür. **a** Tief reichender Substanzdefekt. [L238] **b** Großflächiges Ulkus mit leicht gerötetem Rand und z. T. rötlichem, z. T. schmierig-gelblich belegtem Ulkusgrund. [M123]

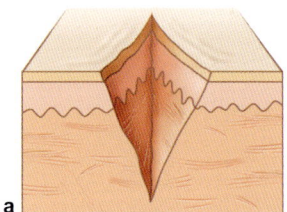

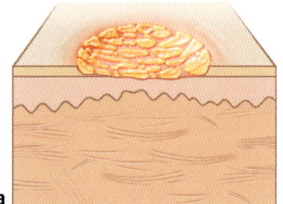

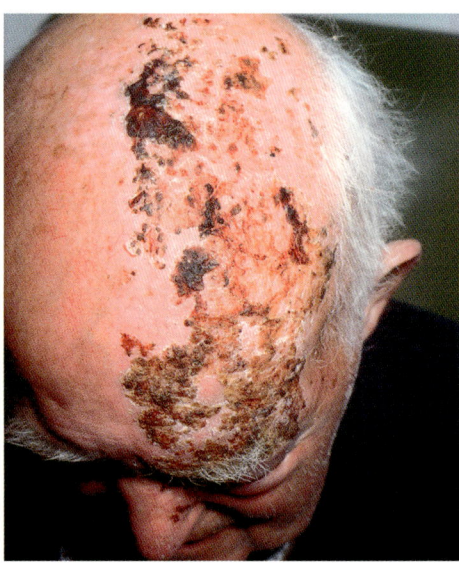

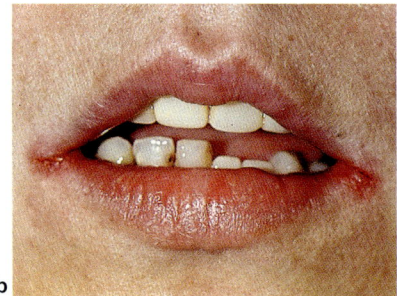

Abb. 11.10 Rhagade. **a** Schmerzhafter Einriss, der bis in die Dermis reicht. [L238] **b** Mundwinkelrhagaden. [M537]

Rhagade und Fissur

Rhagaden sind längliche, spaltförmige Risse in der Epidermis bei vorgeschädigter oder besonders trockener Haut, z. B. durch zu starke Dehnung (➤ Abb. 11.10). Sie entstehen bevorzugt an mechanisch belasteten Stellen und können bluten. An nicht verhornenden Haut- oder Schleimhautregionen bezeichnet man einen solchen Riss als **Fissur**.

Abb. 11.11 Kruste. **a** Die Kruste ist eingetrocknetes Sekret und entsteht meist auf Erosionen. [L238] **b** Krusten. [E426]

Beispiele

- Mundwinkelrhagade
- Fersenrhagade
- Analfissur

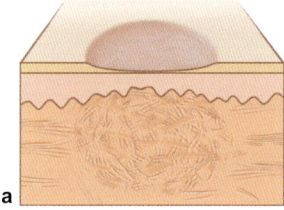

Kruste *(Crusta)*

Eine Kruste bildet sich nach oberflächlichen Hautdefekten durch Auflagerung von eingetrocknetem Serum oder Blut mit oder ohne Zelltrümmer (➤ Abb. 11.11).

Beispiele

Verkrustung nach einer Verletzung als seröse oder hämorrhagische Kruste

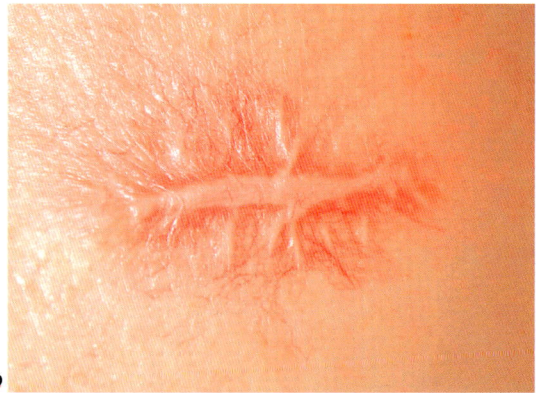

Narbe *(Cicatrix)*

Narben entstehen durch bindegewebigen Umbau des originären Gewebes. Sie bilden sich nach tiefen Substanzdefekten (Ulzera) aus und bestehen aus kollagenem Bindegewebe (➤ Abb. 11.12). Im

Abb. 11.12 Narbe. **a** Defektheilung des Gewebes. [L238] **b** Narbe nach Verletzung. [E990]

Narbengewebe sind keine Talgdrüsen, Schweißdrüsen und Melanozyten enthalten.

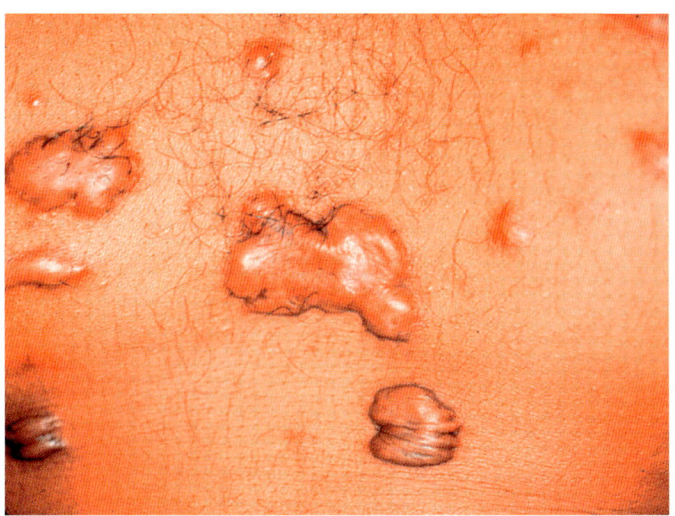

Abb. 11.13 Keloid: scharf, aber unregelmäßig-bizarr begrenzte Streifen bzw. plattenartige, verdickte, gerötete Hautherde. [E991]

Beispiele

Narbenbildung nach Verbrennungen oder Ulzera

Wulstnarbe *(Keloid)*

Das Keloid ist eine überschiessende Narbenbildung nach einer Verletzung. Die Keloidbildung zählt zu den Wundheilungsstörungen und kann nach jedem Trauma der Haut auftreten (➤ Abb. 11.13). Bevorzugt sind farbige Menschen und solche mit genetischer Disposition betroffen.

Atrophie

Eine Atrophie ist eine Ausdünnung der Hautschichten (➤ Abb. 11.14). Die Haut imponiert dünn und fragil.

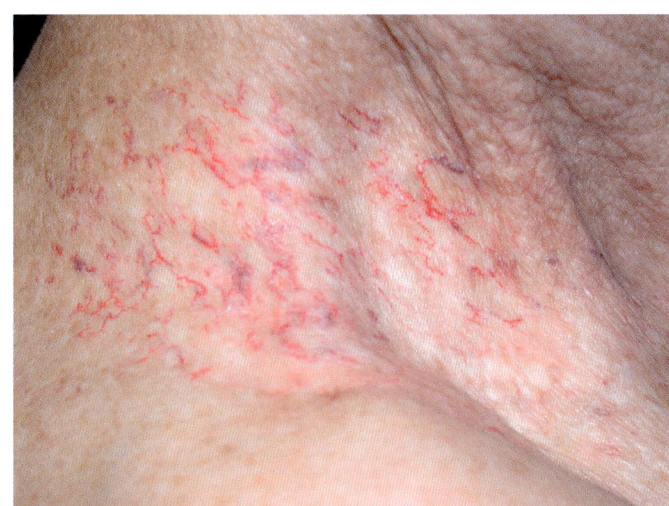

Abb. 11.14 Hautatrophie mit zigarettenpapierartiger Fältelung sowie hypo- und hyperpigmentierten Arealen. [F501]

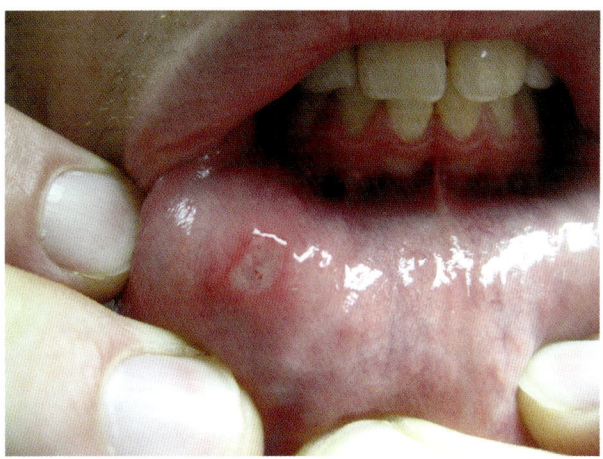

Abb. 11.15 Aphthen: gelbliche Herde mit gerötetem Hof. [E992]

Beispiele

- Hautatrophie bei Kortikoidtherapie
- Acrodermatitis chronica atrophicans im Stadium III der Borreliose

11.1.7 Effloreszenzen der Schleimhaut

Aphthe

Eine Aphthe ist eine oberflächliche Substanzverletzung (Geschwür oder Erosion), die schmerzhaft ist. Der Grund ist meist fibrinös belegt und imponiert gelblich, der Randsaum zeigt eine Rötung (➤ Abb. 11.15).

Beispiele

- Stomatitis aphthosa
- Herpes simplex
- Habituelle Aphthen
- Morbus Behçet

Geschwür *(Ulkus)*

Tiefer Substanzdefekt, der über die Basalmembran der Epidermis in die Tiefe reicht. Die Abheilung erfolgt ohne Narbenbildung.

Beispiele

- Ulzera im Rahmen maligner Geschehen in der Mundhöhle
- Ulcus ventriculi
- Ulcus duodeni

Leukoplakie

Weißliche, flächige Verfärbung der Schleimhaut, die nicht abwischbar ist (➤ Abb. 11.16). Die Leukoplakie entsteht durch eine Um-

11

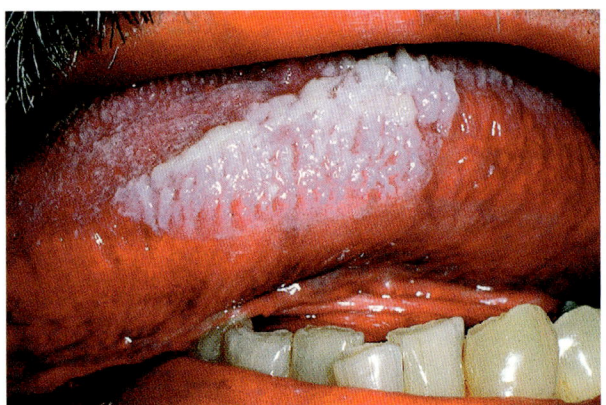

Abb. 11.16 Leukoplakie: scharf begrenzter, nicht abstreifbarer weißlicher Herd. [E772]

wandlung des mehrschichtigen, unverhornten Plattenepithels der Schleimhaut in ein verhornendes, Plattenepithel (Metaplasie). Sie stellt eine Präkanzerose dar. Ursachen können z. B. eine chronische Noxeneinwirkung durch Pfeiffen- bzw. Zigarrenrauchen sein.

11.1.8 Palpation

Bei der Palpation der Haut können der Hauttonus, Hautturgor und somit der Hydrierungszustand und die Hauttemperatur beurteilt werden.

Hauttonus

Mit dem Hauttonus wird die Spannung bzw. **Spannkraft** des Gewebes beurteilt. Sie ist durch die Zusammensetzung der Lederhaut und damit der Menge der elastischen und kollagenen Fasern definiert.

Hautturgor

Der Hautturgor ist maßgeblich vom **Wassergehalt** der Haut abhängig. Dehydrierungszustände (Exsikkose) führen zu einem erniedrigten Hautturgor und damit zu einer Abhebbarkeit der Haut (stehende Hautfalten). Am besten lässt sich das am Handrücken oder Unterarm testen. Im Gesicht ist der Hydrierungszustand an eingesunkenen Augen zu sehen (halonierte Augen). Bei Kindern wird der Hydrierungszustand im Windelbereich geprüft. Bei einer Exsikkose kann dort eine Faltenbildung gesehen werden.

11.1.9 Funktionsprüfung

Neben der Inspektion der Haut, Beschreibung der Effloreszenzen und Palpation der Haut können Provokationstests oder spezifische Zeichen geprüft werden. Ferner sind eine Auflichtmikroskopie, mikrobiologische Untersuchungen, Entnahmen von Hautbiopsien und deren histologische Untersuchung möglich.

Provokationstests und spezifische Zeichen

- **Darier-Zeichen:** Kräftiges Reiben der Haut führt zur Bildung von Quaddeln. Dieser Befund ist für die Mastozytose (Urticaria pigmentosa) typisch.
- **Nikolsky-Phänomen:** Ein tangentialer Druck auf gesunde Haut kann die Bildung von schlaffen Blasen nach sich ziehen. Dieses Zeichen ist für den Pemphigus vulgaris typisch.
- **Kerzenwachsphänomen:** Beim Abziehen von größeren Schuppen imponieren diese wie das Geschabsel von Kerzenwachs. Typisches Zeichen der Psoriasis.
- **Phänomen des letzten Häutchens:** Nach Abziehen der Schuppe kommt die Basalmembran zum Vorschein, die ein zart-glänzendes Aussehen hat. Typisches Zeichen der Psoriasis.
- **Auspitz-Phänomen:** Nach Abziehen des letzten Häutchens, also der Basalmembran, werden die kleinsten Gefäße im Stratum papillare der Lederhaut eröffnet, die eine punktförmige Blutung zeigen. Das wird auch als blutiger Tau bezeichnet und ist ein typisches Zeichen der Psoriasis.
- **Reizung der Haut** mit bestimmten Einflüssen, u. a. Druck, Kälte, Wärme, Kratzen: Es kann es zur Ausbildung von Quaddeln kommen. Diese Phänomene lassen sich bei der Kälte-, Wärme- und Druckurtikaria auslösen.

Weiterführende Untersuchungen

- Auflichtmikroskopie: Erfolgt mit einem Dermatoskop, das über eine 10–100fache Vergrößerung verfügt. Mit diesem Verfahren können Effloreszenzen genauer beurteilt werden.
- Mikrobiologische Untersuchungen: Erfolgen, um einen Verdacht zu erhärten, zu beweisen oder zu verwerfen.
- Entnahme von Hautbiopsien und histologische Untersuchung: Dient der Diagnosesicherung.
- Allergietestungen: Können mit dem Prick-Test und der Epikutan-Testung erfolgen.

> **Merke**
>
> Die weiterführenden Untersuchungen sind dem Heilpraktiker nicht ausdrücklich verboten, außer der Durchführung der mikrobiologischen Tests, gehören aber grundsätzlich in die Hände des Facharztes. Der direkte (durch Anzüchtung) oder indirekte (durch Bestimmung der Antikörper) Erregernachweis der in den §§ 6, 7 und 34 genannten Erkrankungen und Erreger sind dem Heilpraktiker nach § 24 IfSG nicht gestattet.

11.1.10 Empfehlung für eine dermatologische Befundaufnahme

Für die systematische Erfassung und Dokumentation von dermatologischen Befunden kann folgendes Schema verwendet werden:

1. Beurteilung der allgemeinen Beschaffenheit der Haut (feucht, fettig, Turgor)
2. Lokalisation der Effloreszenzen
3. Benennung der Effloreszenz (Macula, Papel, Squama usw.)
4. Beurteilung von Farbe, Form und Oberflächenbeschaffenheit
5. Beurteilung der Konsistenz durch Palpation und Vergleich mit dem gesunden Gewebe
6. Dokumentation des Hautbefundes

11.2 Untersuchung der Nägel

11.2.1 Anamnestische Anhaltspunkte

Im Rahmen der Anamnese können folgende Angaben Hinweise auf Nagelerkrankungen geben:
- Mögliche Auslöser der jetzigen Veränderungen, z. B. berufliche Noxenexposition, Nageltraumen
- Mögliche Infektionen der Nägel, v. a. mit Dermatophyten
- Einnahme von Medikamenten oder (akzidentelle) Einnahme von Toxinen, die als Nebenwirkung Nagelveränderungen hervorrufen können
- Internistische Vorerkrankgen, z. B. subunguale Blutungen bei Endokarditis lenta, Uhrglasnägel
- Dermatologische Vorerkrankungen, z. B. Psoriasis vulgaris, Lichen ruber planus
- Familiär bedingte Nagelveränderungen

11.2.2 Inspektion

Die Nägel zählen zu den Hautanhangsgebilden (➤ Abb. 11.17). Sie bestehen aus einer ca. 0,5 mm dicken Hornplatte der Epidermis (Nagelplatte), die im Nagelbett verankert ist. Diese ist aus Hornschuppen zusammengesetzt. Die Nägel schützen die Finger und Zehenglieder und dienen gleichzeitig der Tastempfindung.

Die Nagelplatte hat vorne einen freien Rand, seitlich und hinten wird sie von einer Hautfalte, dem Nagelwall, begrenzt. Die Seitenränder des Nagels sind in einem Nagelfalz eingelassen. Aus der Nagelwurzel (Matrix) wächst der Nagel ständig nach. Das Nagelbett besteht aus der Lunula, dem sichtbaren Teil der Matrix, und dem distal liegenden dunkelrosa durch die Nagelplatte schimmernden Hyponychium.

> **Merke**
>
> Nägel können unterschiedlichste Veränderungen anzeigen und auf innere Erkrankungen hinweisen.

11.2.3 Nagelveränderungen

Trommelschlägelfinger

Darunter versteht man runde Auftreibung der Endglieder der Finger mit Weichteilverdickung und Schwellung des Nagelbetts (➤ Abb. 4.2).

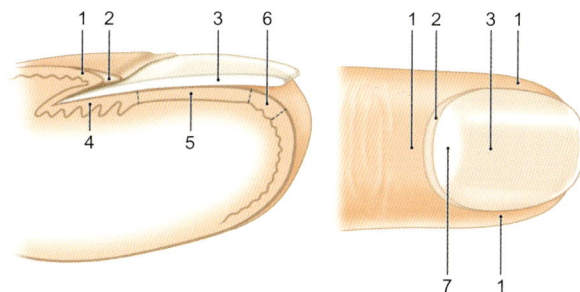

Abb. 11.17 Längsschnitt durch den Nagel. 1 = Nagelwall, 2 = Nagelhäutchen (Cuticula), 3 = Nagelplatte, 4 = Matrix, 5 = Nagelbett, 6 = Hyponychium, 7 = Lunula (sichtbarer Teil der Matrix). [L238]

Ursachen

- Sauerstoffmangel durch z. B. Herz- oder Lungenerkrankungen
- Chronisch-entzündliche Darmerkrankungen
- Leberzirrhose
- Paraneoplastisch beim Bronchialkarzinom

Uhrglasnägel

So wird eine starke Wölbung in Längs- und Querrichtung durch Schwellung des Nagelbetts bezeichnet (➤ Abb. 4.2).

Ursachen

- Lungenerkrankungen
- Herzerkrankungen
- Colitis ulcerosa

Koilonychie

Sogenannte Löffelnagel mit konkaver Form und abgehobenen Rändern (➤ Abb. 11.18).

Ursachen

- Angeboren
- Eisenmangelanämie
- Akromegalie

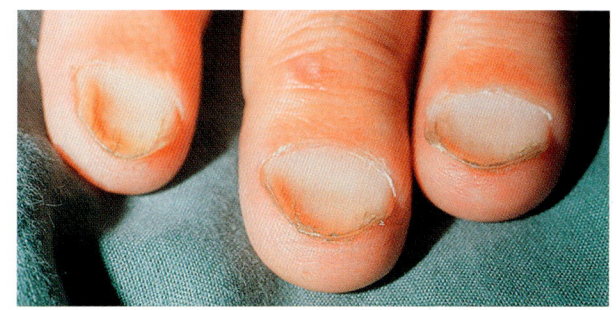

Abb. 11.18 Koilonychie. [E948]

- Hypothyreose
- Pilzinfektionen
- Trauma

Leukonychie

Partielle oder totale Weißfärbung der Nägel.

Ursachen

- Angeboren
- Verletzungen
- Intoxikationen (Thallium, Arsen)

Querfurchen (Beau-Reil-Furchen)

Quer angeordnete Rillen, die meist durch einen Wachstums-stopp entstehen.

Ursachen

- Abgelaufene schwere systemische Erkrankungen
- Chemotherapie
- Verletzungen

Onychoschisis

Lamellenartige, schichtweise Aufsplitterung der Nägel.

Ursachen

- Häufiges Benutzen von chemischen Externa (Waschpulver)
- Verstärkte Beanspruchung

Onychorrhexis

Längseinrisse in der Nagelplatte.

Ursachen

- Lebererkrankungen
- Anämie
- Lichen ruber

Onychogrypose

Wuchernde, verdickte Nägel, meist mit Querrillen (➤ Abb. 11.19).

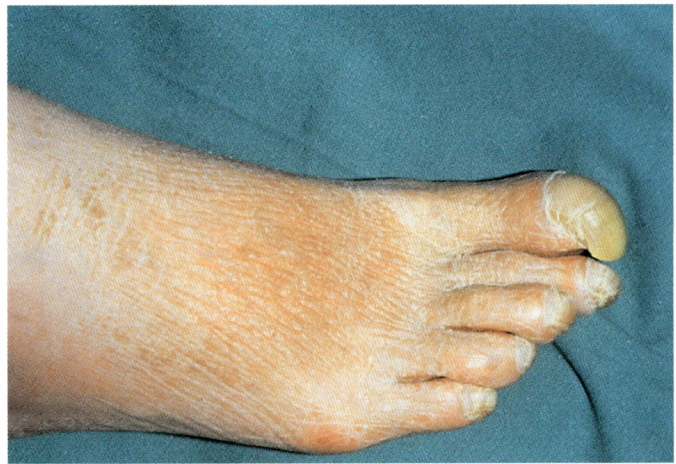

Abb. 11.19 Onychogrypose. [E273]

Ursachen

- Mangelnde Hygiene
- Verletzungen

Onycholyse

Partielle oder komplette Ablösung der Nagelplatte.

Ursachen

- Verletzungen
- Nagelinfektionen

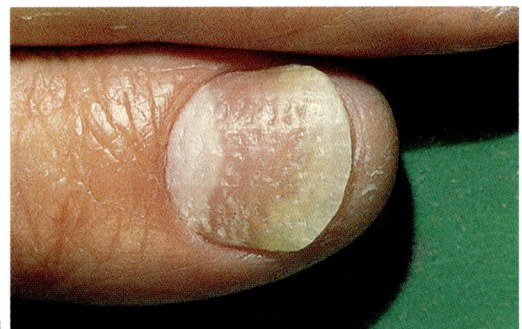

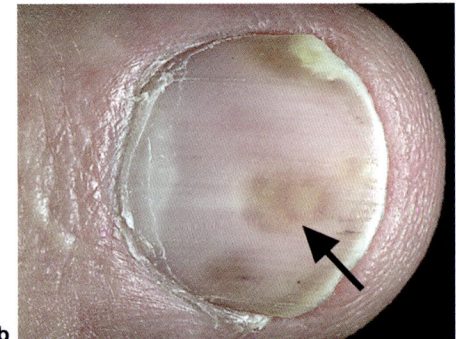

Abb. 11.20 a Tüpfelnägel. [E570] **b** Ölflecke. [E900]

- Hyperthyreose
- Diabetes mellitus

Tüpfelnägel

Punktuelle Einsenkungen in der Nagelplatte (➤ Abb. 11.20a).

Ursachen

Psoriasis

Ölfleck

Gelbliche Verfärbung der Nagelplatte (➤ Abb. 11.20b).

Ursachen

Psoriasis

Krümelnägel

Krümelig zerfallender Nagel durch Bildung parakeratotischer Massen (➤ Abb. 11.21).

Ursachen

Psoriasis

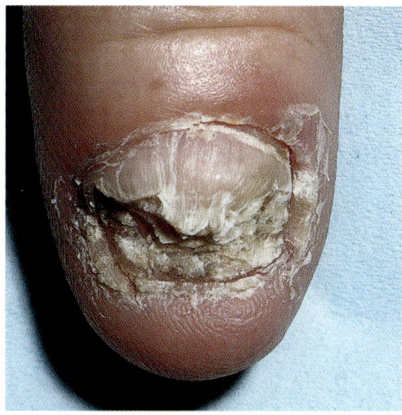

Abb. 11.21 Krümelnägel. [E426]

11.3 Untersuchung der Haare

Haare sind elastische Hornfäden, die aus verhornten Epithelzellen entstehen. Sie finden sich am gesamten Körper; ausgenommen sind Handflächen, Fußsohlen und die Innenflächen der Finger und Zehen.
Das Haar besteht aus:
- **Haarschaft:** liegt über der Epidermis
- **Haarwurzel:** liegt unter der Epidermis

Am tiefsten Punkt der Haarwurzel liegen Epithelzellen und Melanozyten und bilden die Matrix. Diese Zellen teilen sich und werden nach oben geschoben, wobei sie langsam absterben und nur noch eine „Hornstange" – das Haar – übrig bleibt.
Beim Menschen finden sich 2 Sorten von Haaren:
- **Lanugohaare** (*Flaum, Wollhaar*): Treten v. a. beim Feten auf. Sie sind dünn, hell und entspringen der Lederhaut. Der erwachsene Mensch besitzt eine sehr spärliche Lanugobehaarung am Stamm.
- **Terminalhaare:** Stehen schräg zur Oberfläche. Sie entstehen vermehrt in der Pubertät unter der Einwirkung der Geschlechtshormone. Sie sind länger, dicker und pigmentiert.

11.3.1 Anamnestische Anhaltspunkte

Im Rahmen der Anamnese können folgende Angaben Hinweise auf Haarerkrankungen geben:
- Mögliche Auslöser der jetzigen Veränderungen: hormonelle Schwankungen (z. B. Hyperthyreose, postpartal), berufliche Noxenexposition (z. B. Arsen, Thallium, Quecksilber)
- Mögliche lokale Infektionen der Kopfhaut (z. B. Trichophyten)
- Hauttumoren (z. B. Spinaliome)
- Systemische Infektionen wie Lues, HIV
- Einnahme von Medikamenten (z. B. Zytostatika) oder Hormonen
- Internistische Vorerkrankungen, z. B. Leberzirrhose
- Dermatologische Vorerkrankungen, z. B. systemischer Lupus erythematodes

11.3.2 Inspektion

Behaarungsmuster

Die Behaarung ist von vielen verschiedenen Faktoren abhängig, u. a. von rassischen und hormonellen Faktoren, Alter und Geschlecht. Es gibt unterschiedliche Behaarungsmuster (➤ Abb. 11.22):
- Weiblicher Behaarungstyp: Er ist gekennzeichnet durch eine dreieckige Behaarung im Genitalbereich. Am übrigen Körper findet sich meist eine spärliche Behaarung.
- Männlicher Behaarungstyp: Er ist gekennzeichnet durch eine rautenförmige Behaarung im Genitalbereich, die meist bis zum Nabel zieht. Die Brust- und Rückenbehaarung ist kräftiger. Im Gesicht findet sich eine gut ausgeprägte Bartbehaarung.

Hypotrichose

Verminderte Körperbehaarung. Bei Männern dominiert dann der weibliche Behaarungstyp, z. B. bei Leberzirrhose.

Hypertrichose

Verstärkte Körperbehaarung an geschlechtstypischen Stellen. Die Hypertrichose hängt u. a. von ethnischen und familiären Einflüssen

11

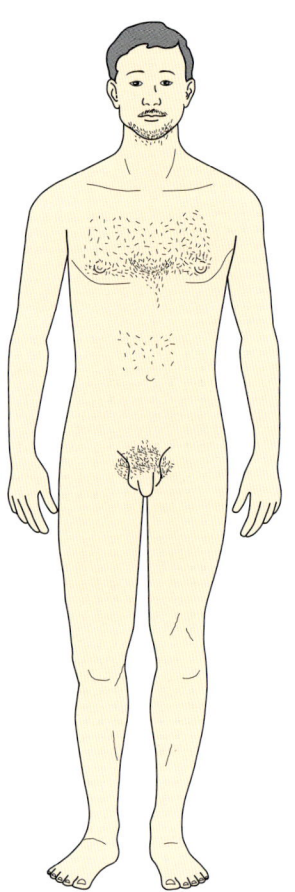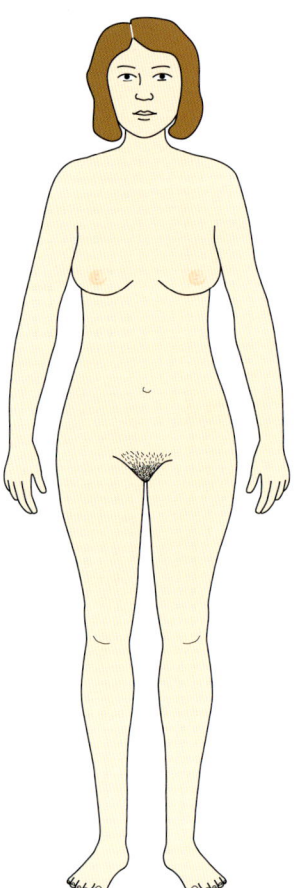

Abb. 11.22 Weiblicher und männlicher Behaarungstyp. [L143]

ab. Die pathologische Hypertrichose findet sich am häufigsten im Rahmen endokriner Störungen wie der Hypothyreose, des Hyperkortisolismus oder als Medikamentennebenwirkung.

Hirsutismus

Unter Hirsutismus versteht man eine pathologische Vermehrung der Menge und der Dicke der Haare bei Frauen und Kindern. Der Hirsutismus geht aber im Gegensatz zur Virilisierung nicht mit einer Vermännlichung (tiefe Stimme, männliche Körperformen, Klitorishypertrophie, Amenorrhö) einher. Die Ursachen sind idiopathischer und endokriner (Anabolika, Androgene, Glukokortikoide) Natur.

Effluvium

Haarausfall. Er kann zur Alopezie (Haarlosigkeit) führen, die diffus oder umschrieben sein kann. Ursachen der Alopezie sind:

- Traumatisch
- Endokrine Dysfunktion der Schilddrüse oder Hypophyse
- Nebenwirkung von Medikamenten: Hormone, Zytostatika
- Toxisch: Arsen, Thallium, Quecksilber
- Infektionskrankheiten: Syphilis, HIV, Pilzinfektionen

Einteilung

- **Nicht vernarbende Alopezie:**
  - **Alopecia areata:** rasch einsetzender kreisrunder Haarausfall (➤ Abb. 11.23a), der wahrscheinlich autoimmun bedingt ist; gehäuft familiäres Vorkommen; Spontanheilungen kommen vor
  - **Alopecia totalis:** Haarausfall, der die gesamte Kopfhaut betrifft und häufig irreversibel ist (➤ Abb. 11.23b)
- **Vernarbende Alopezie:** führt zum irreversiblen Haarverlust; nach/bei
  - Verbrennungen, Verätzungen
  - Tumoren (Basaliom, Spinaliom)
  - Lokalem Lupus erythematodes

11

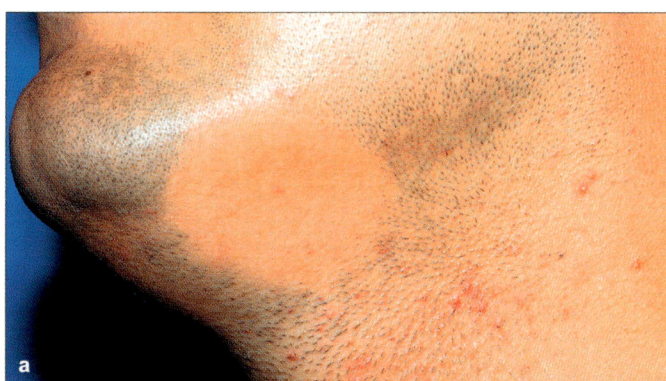

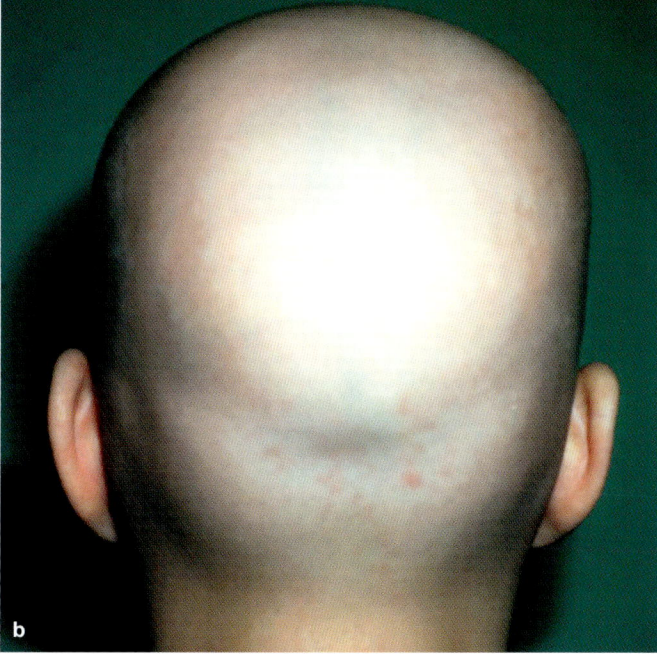

Abb. 11.23 **a** Alopecia areata. [E948] **b** Alopecia totalis. [E454]

11.4 Differenzialdiagnostik (➤ Tab. 11.1, ➤ Tab. 11.2)

Tab. 11.1 Hautveränderungen bei ausgewählten internistischen Erkrankungen.

Erkrankung	Hautveränderungen
Diabetes mellitus	• Diabetisches Ulkus an den druckbelasteten Fußstellen (Malum perforans) • Follikulitis • Erysipel • Candidosen • Nekrobiosis lipoidica • Diabetische Blasenbildung
Cushing-Syndrom	• Teleangiektasien • Purpura • Hirsutismus • Striae

Tab. 11.1 Hautveränderungen bei ausgewählten internistischen Erkrankungen. (Forts.)

Erkrankung	Hautveränderungen
	• Hautatrophie • Steroidakne • Fettumverteilung (Stammfettsucht)
Hyperthyreose	• Haarausfall • Prätibiales Ödem • Generalisierter Pruritus • Hyperhidrosis
Hypothyreose	• Trockene Haut • Generalisiertes Myxödem • Trocken-stumpfe Haare • Haarausfall
Leberzirrhose	• Spider naevi • Palmarerythem, Plantarerythem • Hautatrophie • Weißnägel • Lackzunge • Ikterus • Weibliches Behaarungsmuster
Morbus Addison	• Diffuser Haarausfall • Diffuse Hyperpigmentierung mit Verstärkung in den Handlinien
Polycythaemia vera	Juckreiz, v. a. nach warmen Bädern, der mit einer Rötung einhergeht
Leukämien und Lymphome	• Juckreiz (Ursache unbekannt) • Leukämische Hautinfiltrate bei der CLL
Andere	• Arzneimittelreaktionen • Psychogene Ursachen

Tab. 11.2 Hautveränderungen bei ausgewählten dermatologischen Erkrankungen.

Erkrankung	Hautveränderungen
Psoriasis vulgaris	• Über den Streckseiten der Gelenke, am Okzipitum und am Sakrum silbrig-weiße Schuppung auf gerötetem Grund • Kaum Juckreiz • Nagelveränderungen: Ölflecke, Tüpfelnägel, Krümelnägel • Bei Psoriasis arthropatica Gelenkbefall im Strahl
Neurodermitis	• Stark juckende, entzündliche Rötungen in den Beugeseiten der Gelenke mit Kratzexkoriationen, Nässen und anschließender Verkrustung • Bei chronischen Verlauf Lichenifizierung (Vergröberung) der Haut • Weißer Dermographismus • Dannie-Morgan-Infraorbitalfalte (doppelte Unterlidfalte) • Hertoghe-Zeichen (Ausdünnung der lateralen Augenbrauen) • Ichthyosis (vertiefte und verstärkte Hand- und Fußlinien) an Handflächen und Fußsohlen
Pemphigus vulgaris	• Schlaffe, schmerzhafte Blasen auf entzündlichem Grund an Haut und Schleimhäuten • Nikolsky-Phänomen positiv

Tab. 11.2 Hautveränderungen bei ausgewählten dermatologischen Erkrankungen. (Forts.)

Erkrankung	Hautveränderungen
Akne	• Komedonen, entzündliche Papeln, Pusteln und Knoten an talgreichen Arealen (Stirn, Wangen, Kinn) • Abszesse und Fistelbildung möglich
Rosazea	• Schmetterlingsförmige Rötung im Gesicht, mit Teleangiektasien, Papeln, Pusteln und grobporiger Haut • Rhinophym
Basaliom	• Knotiges Basaliom: glänzende Papel, Knötchen mit perlschurartigem Rand und zentraler Einsenkung, Teleangiektasien • Sklerodermiformes Basaliom: umschriebene vernarbte Plaque mit knotigen Anteilen am Rand und Teleangiektasien • Ulzerierendes Basaliom: umschriebenes, ulzerierendes und nässendes Hautareal
Malignes Melanom	• Asymmetrische, unscharf begrenzte, vielfarbige, erhabene oder nicht erhabene Papeln, Knoten oder Maculae • Durchmesser > 5 mm melanomsuspekt • Subjektiv Juckreiz, Aktivitätsgefühl, Brennen

HINWEIS PRÜFUNG

Das gesamte Kapitel der Augenuntersuchung ist prüfungsrelevant und sollte im Hinblick auf Durchführung und Interpretation der Befunde sicher beherrscht werden.

12.1 Erster Eindruck

Beim ersten Eindruck lassen sich mittelbar Zeichen und Symptome erkennen, die auf eine Augenerkrankung oder Augenbeteiligung im Rahmen anderer Krankheiten hinweisen. Mögliche auffallende Befunde können am noch bekleideten Patienten sein:

- **Pupillenweite:** Sie wird über M. sphincter pupillae (parasympathisch innerviert) und M. dilatator pupillae (sympathisch innerviert) reguliert. Störungen der Innervation können sich ausprägen als:
  - **Mydriasis** (*weite Pupillen*): Bei sympathikotoner Reaktion, u. a. bei Stress, Einnahme von Drogen wie Halluzinogenen, Stimulanzien (Kokain). Physiologisch tritt eine Mydriasis in der Dunkelheit auf.
  - **Miosis** (*enge Pupillen*): Bei parasympathikotoner Reaktion, u. a. bei Einnahme von Schlafmitteln und Opiaten. Intoxikationen mit Opiaten gehen mit stecknadelkopfgroßen Pupillen einher.
  - **Anisokorie** (*ungleich große Pupillen*): Bei Hirndrucksteigerung, die mit einer einseitigen Kompression des N. oculomotorius einhergeht. Auf der betroffenen Seite ist die Pupille weiter.
  - **Entrundete Pupille:** Folge einer narbig abgeheilten Iritis (durch partielle Verklebungen der Iris mit der Linse) oder Verletzung. Inzwischen sehr selten bei Neurosyphilis zu beobachten.
- **Lokale Entzündungszeichen:** Bei Infektionen im Auge oder an den Schutzeinrichtungen. Ein stark gerötetes Auge kann durch z. B. eine Konjunktivitis (➤ Abb. 12.1), Keratitis oder Iritis be-

dingt sein, eine entzündliche Reaktion an den Lidern kann auf ein Hordeolum, Erysipel oder Orbitaphlegmone hinweisen.
- **Blutungen:** Können am Auge z. B. im Rahmen einer Konjunktivitis oder periorbital als Brillenhämatom auftreten, was ein Hinweis auf einen Schädelbasisbruch ist.
- **Trübungen:** Können an der Kornea direkt sichtbar sein, z. B. bei Keratitis.
- **Horner-Syndrom:** Setzt sich aus den Symptomen **Miosis**, **Ptosis** und **Enophthalmus** zusammen. Meist kann es einseitig beobachtet werden und ist auf eine Läsion der sympathischen Fasern, die das Auge versorgen, zurückzuführen. Häufig liegt eine Läsion des Ganglion stellatum vor, das in Höhe des 1. Rippenköpfchens lokalisiert ist. Ursachen können infiltrierende Tumoren sein (Pancoast-Tumor, Schilddrüsenkarzinom) oder iatrogen, z. B. im Rahmen der Anlage eines zentralen Venenkatheters.
- **Exophthalmus:** Ist durch hervorgetretene Bulbi gekennzeichnet. Ein beidseitiger Exophthalmus kann begleitend beim Morbus Basedow auftreten, ein einseitiger bei einem retroorbitalen Tumorwachstum und muss dahingehend abgeklärt werden.

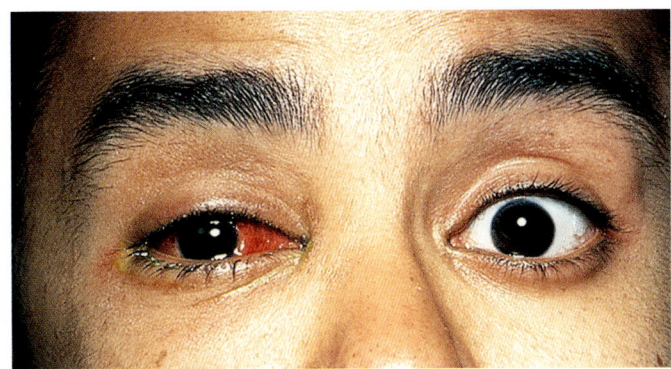

Abb. 12.1 Rotes Auge bei Konjunktivitis. [E273]

12.2 Ausschluss eines Notfalls

Die wichtigsten und die häufigsten ophthalmologischen Notfälle sind:

- Akuter schmerzhafter oder nicht schmerzhafter **Visusverlust** (➤ Tab. 12.1)
- **Nystagmus:** Bei Innenohrerkrankungen oder zentralen Läsionen.
- **Augenverletzungen:** Durch stumpfe Traumen oder als perforierende Verletzung.
- **Augenverätzungen:** Durch Säuren oder Laugen. In beiden Fällen muss noch vor Eintreffen des Notarztes das Auge von innen nach außen mit reichlich Wasser gespült werden.
- **Monokel- bzw. Brillenhämatom:** Meist Folge eines Traumas. Ein Monokelhämatom kann bei einer Orbitabodenfraktur entstehen, durch z. B. Faustschlag, Squash- oder Tennisballverletzungen. Brillenhämatome können auf einen Schädelbasisbruch hinweisen.

12.3 Anamnestische Anhaltspunkte

Im Rahmen der Anamnese können folgenden Angaben Hinweise auf Augenerkrankungen geben:

- **Diabetes mellitus:** Risikofaktor u. a. für Katarakt und diabetische Retinopathie
- **Hypertonie:** kann eine hypertensive Retinopathie hervorrufen
- **Kortisoneinnahme:** erhöht u. a. das Risiko der Kataraktentstehung
- **Rheumatische Erkrankungen:** können eine Beteiligung der Augenstrukturen hervorrufen, u. a. kann beim Morbus Reiter eine Konjunktivitis auftreten oder im Rahmen des Morbus Bechterew eine Iritis

Tab. 12.1 Differenzialdiagnostik bei akutem Visusverlust.

Ursache	Charakteristika
Trauma	Hinweise aus Anamnese
Zentralarterienverschluss	• Schmerzlos • Einseitig
Zentralvenenverschluss (bei Polycythaemia vera, Lymphom)	• Schmerzlos • Einseitig
Netzhautablösung	• Schmerzlos • Mauer von unten, Vorhang von oben
Glaskörperblutung	• Schmerzlos • Häufig bei Diabetes mellitus
Akutes Glaukom	• Starke Schmerzen • Mydriasis • Hochrotes Auge • Bulbus palpatorisch steinhart
Arteriitis temporalis	• Schmerzlose Erblindung • Schmerzen beim Kauen • Druckschmerzhafte Arterie • Sturzsenkung • Assoziation mit Polymyalgia rheumatica

- **Familienanamnese:** einige Augenerkrankungen wie Glaukom, Makuladegeneration oder Netzhautablösung können eine familiäre Häufig zeigen

12.4 Inspektion

Neben den Befunden, die man schon aus dem ersten Eindruck des Patienten gewonnen hat, können bei der Inspektion des Patienten weitere wichtige Befunde erhoben werden.

Augenbrauen

Ein Augenbrauenverlust kann nach einer Chemotherapie auftreten. Die Rarefizierung der lateralen Augenbrauen wird Herthoge-Zeichen genannt und ist häufig bei atopischer Diathese vorzufinden.

Lider

Die Augenlider können unterschiedlichste Veränderungen zeigen:

- **Entzündung:** durch Hordeolum, Erysipel, Orbitaphlegmone, bei allergischen und toxischen Reaktionen z. B. auf Kosmetika
- **Hämatom:** meist Folge eines Traumas; z. B. Monokelhämatom bei Orbitabodenfraktur, Brillenhämatome bei Schädelbasisbruch
- **Ödeme:** bei Nieren-, Herzerkrankungen, Quincke-Ödem
- **Ptosis:** angeboren oder erworben beim Horner-Syndrom, bei Myasthenia gravis oder Läsion des N. oculomotorius
- **Entropium:** Einwärtsstülpung meist des Unterlids, als Folge einer narbigen Abheilung oder im Alter
- **Ektropium:** Auswärtsstülpung der Lider, als Folge einer narbigen Abheilung oder bei Fazialisparese
- **Dannie-Morgan-Infraorbitalfalte:** bei atopischer Diathese
- **Xanthelasmen:** bei Fettstoffwechselstörungen
- **Basaliom:** sind häufig am inneren Lidwinkel zu finden, imponieren als hautfarbenes Knötchen mit perlschnurartigem Rand und zeigen eine gute Vaskularisation als Teleangiektasien
- **Melanom:** sind seltener als Basaliome, meist schnell wachsende, pigmentierte Areale mit Tendenz zur Ulzeration

Bindehaut

Die Bindehaut kann von folgenden Veränderungen betroffen sein:

- **Entzündung** durch Bakterien, Viren und physikalische Noxen. Sei geht mit einer starken Gefäßzeichnung, gelegentlich auch mit konjunktivalen Blutungen, eitriger oder seröser Sekretion einher.
- **Pterygium (Flügelfell):** Verdickung der Bindehaut, meist im nasalen Bereich, gut durchblutet und u. a. auf Entzündungen, Traumen oder Bestrahlung zurückzuführen.

Hornhaut

Die Hornhaut kann unterschiedliche Veränderungen zeigen:
- **Trübungen:** durch Entzündungen, u. a. mit Herpesviren, durch Austrocknung z. B. bei Fazialisparese oder Verätzungen des Auges
- **Erosionen, Ulzera:** können traumatisch entstehen, durch einen entzündlichen Prozess im Rahmen einer Keratitis oder sind genetisch determiniert
- **Hornhautkegel** (*Keratokonus*): starke Wölbung der Hornhaut nach außen
- **Arcus senilis** (*Gerontoxon*): weißlicher Ring in der Hornhautperipherie, auf Fetteinlagerung zurückzuführen
- **Kayser-Fleischer-Ring:** Kupferablagerung an der Hornhaut bei der Kupferspeicherkrankheit Morbus Wilson

Iris

Befunde an der Iris können sein:
- **Starke Gefäßeinsprossung:** bei entzündlichen Veränderungen
- **Herterochromie:** unterschiedliche Augenfarben der rechten und der linken Iris, ist sehr selten

12.5 Palpation

Die Palpation beider Augenbulbi dient der groben Abschätzung des Augeninnendrucks.

Durchführung

Die Palpation erfolgt im Sitzen. Der Therapeut steht hinter dem Patienten (➤ Abb. 12.2). Den Patienten nach unten blicken lassen und mit beiden Fingerkuppen den Bulbus palpieren.

Normalbefund

Bulbus leicht eindrückbar, Normwert 10–20 mmHg.

Pathologische Befunde

Steinharter, extrem schmerzhafter Bulbus beim akuten Glaukomanfall (mit Drücken von > 60 mmHg).

12.6 Funktionsprüfung

Orientierende Visusprüfung

Die orientierende Visusprüfung dient der Bestimmung der **Sehschärfe**.

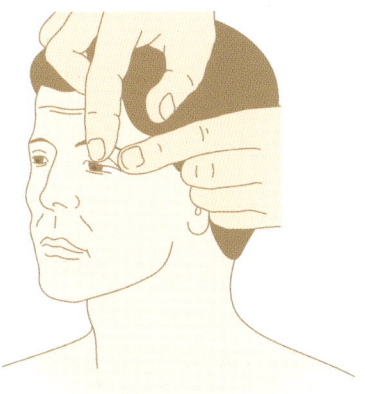

Abb. 12.2 Palpation der Bulbi. [L143]

Durchführung

Den Patienten 5 m entfernt von einer Sehtafel (➤ Abb. 12.3) hinsetzen und auffordern, zunächst mit dem einen Auge, dann mit dem anderen Auge die Buchstaben oder Zahlen zu lesen.

Normalbefund

Alle Zeilen der Tafel können gelesen werden, die Visusstärke beträgt 1,0.

Pathologische Befunde

Können nicht alle Zeilen gelesen werden, liegt eine Visusschwäche vor. In diesem Fall sollte der Patient zum Augenarzt verwiesen werden.

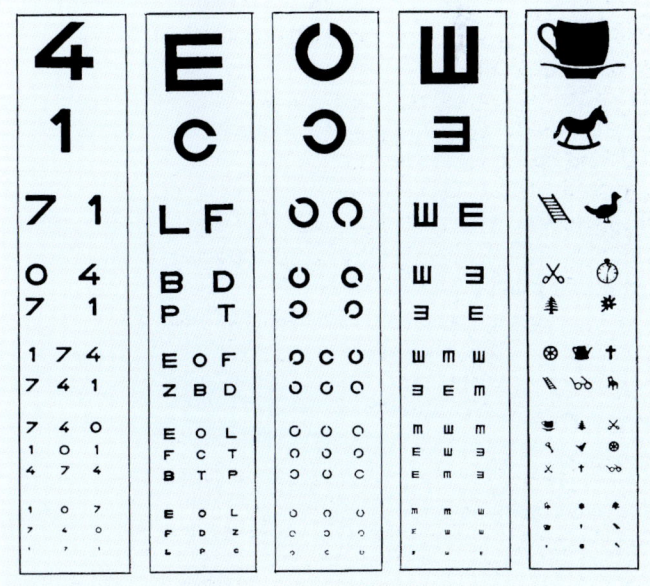

Abb. 12.3 Sehprobentafel mit Zahlen, Buchstaben, Landolt-Ringen, Snellen-Haken und Bildern für die Prüfung des Sehvermögens bei Erwachsenen und Kindern. [L106]

12

Pupillenreaktion

Mit der Pupillenreaktion werden der afferente Schenkel (N. opticus) der Sehbahn und der efferente Schenkel (N. oculomotorius) der Pupillenbahn überprüft.

Durchführung

Der Patient fixiert einen Punkt in der Ferne, um die Miosis durch Akkommodation zu unterbinden. Zunächst mit einer kleinen Lampe in ein Auge leuchten und die Reaktion am beleuchteten Auge überprüfen (direkte Lichtreaktion). Danach nochmal in das gleiche Auge leuchten und die Reaktion am anderen Auge prüfen (konsensuelle Lichtreaktion).

Normalbefund

Die physiologische Reaktion sowohl bei der direkten als auch bei der konsensuellen Lichtreaktion ist eine **Miosis**. Grundlage der konsensuellen Lichtreaktion ist die anatomische Verknüpfung des afferenten Schenkels (N. opticus) mit beiden Okulomotoriuskernen, die dann über den N. oculomotorius den M. sphincter pupillae innervieren (➤ Abb. 12.4).

Pathologische Befunde

- Mydriatische Pupille, keine Miosis bei der direkten und keine bei der konsensuellen Lichtreaktion: Läsion des N. oculomotorius (III)
- Keine Miosis bei der direkten, aber bei der konsensuellen Lichtreaktion: Läsion des N. opticus
- Beidseits enge Pupillen mit kaum sichtbarer Reaktion auf Licht: Intoxikation mit Opiaten, E 605
- Beidseits mydriatische Pupillen: Intoxikation mit Kokain, Halluzinogenen

Prüfung der Akkommodation bzw. Konvergenzreaktion

Durchführung

Den Patienten bitten, einen Gegenstand zu fixieren, der in der Mittellinie beider Augen in der Ferne gehalten wird. Diesen Gegenstand aus der Ferne auf etwa 15 cm Abstand von der Nasenwurzel hinführen.

Normalbefund

Konvergenzstellung der Bulbi und Miosis.

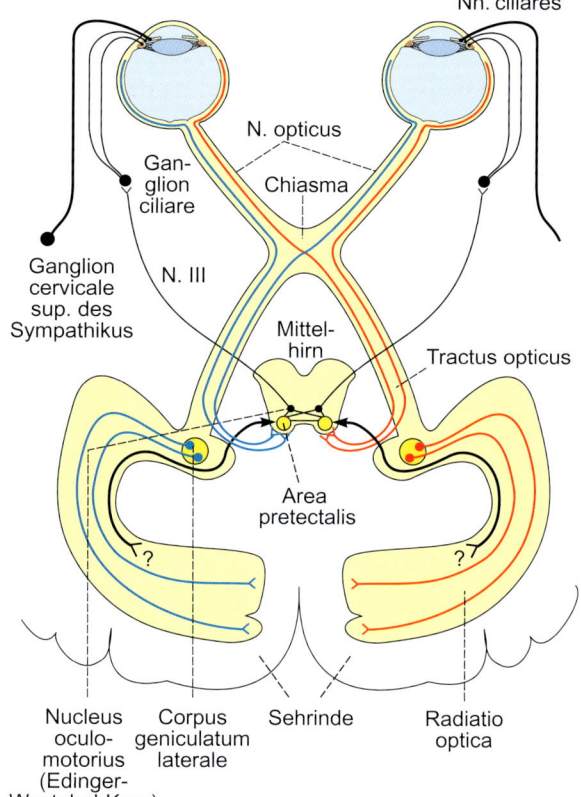

Abb. 12.4 Verschaltung der Pupillenlichtreaktion. Die Sehbahn mit N. opticus, Chiasma und Tractus opticus stellt den afferenten Anteil dar. Sie ist läuft zur Area pretectalis. Von dort wird der Reiz auf den Kern des N. oculomotorius (Nucleus Edinger-Westphal) übertragen und efferent zu den Augenmuskeln weitergeleitet. [L106]

Pathologische Befunde

Fehlende Konvergenzreaktion und Ausbleiben der Miosis bei Lähmung der Augenmuskulatur oder fehlender Innervation.

Gesichtsfeldbestimmung

Das Gesichtsfeld eines Auges ist der Bezirk der Außenwelt, den man mit einem ruhig gestellten Auge wahrnimmt. Ausfälle im Gesichtsfeld nennt man Skotome.

Für die Prüfung des Gesichtsfeldes verwendet man verschiedene technische Geräte (Perimeter), welche die besten und genausten Ergebnisse liefern. Orientierend kann auch eine Gesichtsfeldprüfung mit der Fingerperimetrie durchgeführt werden (➤ Abb. 12.5).

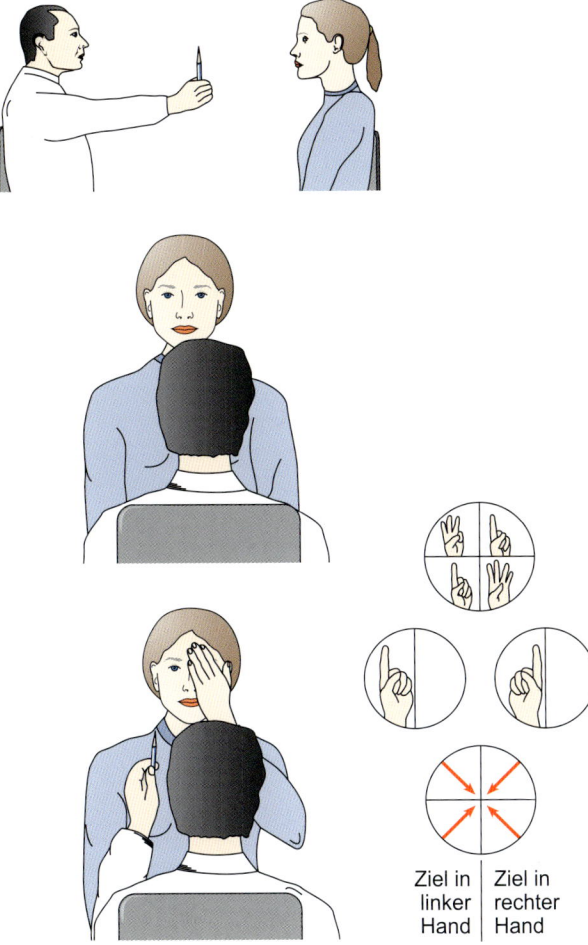

Prinzip
Arzt und Patient sitzen auf gleicher Höhe, Gesichter etwa 1 m voneinander entfernt. Patient und Arzt verdecken ein Auge mit der Hand und fixieren das Auge des Gegenübers. Man vergleicht das Gesichtsfeld des Patienten mit dem eigenen: R des Patienten mit eigenem L und umgekehrt. Das Ziel (Bleistift o. Ä.) soll langsam von außen kommend zur Mitte des Gesichtsfelds bewegt werden.

Schritte
1. Beide Augen offen
   „Schauen Sie auf meine Nase. Fehlt ein Teil meines Gesichts?"
   Erkennen eines zentralen Skotoms, einer Hemianopie

2. Jedes Auge abwechselnd
a) Fingerzählen nach Quadranten
   „Wie viele Finger sehen Sie?"
   Erkennen von Hemianopien oder Quadrantanopien
b) Vergleiche R und L Halbfelder simultan mit einem Finger
   „Welcher Finger ist schärfer zu sehen?"
   Erkennen von weniger ausgeprägten Hemianopien

3. Jedes Auge abwechselnd
   Das Ziel von der Peripherie nach innen führen. „Ab wann sehen Sie das Ziel?"
   Erkennen von Quadrantanopien, oberen und unteren Gesichtsfeldausfällen, parazentralen Skotomen

Ziel in linker Hand | Ziel in rechter Hand

Abb. 12.5 Perimetrie. [L141]

Durchführung

Patient und Untersucher sitzen sich bei der Fingerperimetrie mit einem Abstand von ca. 100 cm gegenüber. Jeder verdeckt ein Auge, sodass sich die verdeckten und nicht verdeckten Augen gegenüber liegen. Der Kopf sollte nicht bewegt werden.

Anschließend einen Gegenstand von außen in allen Quadranten genau in der Mitte zwischen beiden Personen in das Gesichtsfeld führen. Der Patient gibt an, wann er den Gegenstand sieht. Die Angaben des Patienten mit der eigenen Wahrnehmung überprüfen.

Normalbefund

- Nach oben bis 60°
- Nach unten bis 70°
- Nach nasal bis 60°
- Nach temporal bis 90°

Pathologische Befunde

- **Einseitiger Gesichtsfelddefekt:** ipsilaterale Läsionen vor dem Chiasma opticum
- **Bitemporale Hemianopsie:** Läsionen im Bereich der Sehnervenkreuzung im Chiasma opticum, z. B. durch Hypophysentumor
- **Homonyme Hemianopsie:** kontralaterale Schädigung nach dem Chiasma opticum, z. B. durch Blutungen, Tumoren oder Metastasen

Spiegelung des Augenhintergrundes

Bei der Spiegelung des Augenhintergrundes wird die **Netzhaut** untersucht. Beurteilt werden Sehnervenpapille, Arterien, Venen, Retina, Makula und Fovea centralis. Besonders geachtet wird auf eine Stauungspapille bei Hirndrucksteigerung, Kaliberschwankungen der Gefäße, Blutungen bei der diabetischen Retinopathie und einer lang bestehenden Hypertonie.

12.7 Differenzialdiagnostik (> Tab. 12.2)

Tab. 12.2 Ausgewählte Differenzialdiagnosen der Augenerkrankungen und deren Befunde.

Differenzialdiagnosen	Inspektion	Palpation	Funktionsprüfung
Konjunktivitis	• Stark gerötetes Auge • Schmerzen • Lichtempfindlichkeit • Seröser oder eitriger Tränenfluss • Schwellung der Bindehaut (Chemosis) und Lider • Evtl. Verschwommensehen	Kein Befund	Nachweis von Erregern (Cave: nach § 24 IfSG kein Nachweis und Behandlung von in §§ 6 Abs. 1, 7, 34 Abs. 1 genannten Erregern und Erkrankungen)
Keratitis	• Stark gerötetes Auge • Schmerzen • Lichtempfindlichkeit • Visuseinschränkung • Trübung der Hornhaut	Kein Befund	• Spaltlampenuntersuchung: Defekte der Hornhaut, Ödeme, Trübungen • Evtl. Nachweis von Erregern (Cave: nach § 24 IfSG kein Nachweis und Behandlung von in §§ 6 Abs. 1, 7, 34 Abs. 1 genannten Erregern und Erkrankungen)
Akuter Glaukomanfall	• Starke Augen- und Kopfschmerzen • Konjunktivale Injektion • Visuseinschränkung	Bulbi steinhart	Augeninnendruckmessung (Tonometrie): Druckanstieg über 50 mmHg

HINWEIS PRÜFUNG

Das gesamte Kapitel der Ohrenuntersuchung ist prüfungsrelevant und sollte im Hinblick auf Durchführung und Interpretation der Befunde sicher beherrscht werden.

13.1 Erster Eindruck

Beim ersten Eindruck lassen sich nur wenige Zeichen und Symptome erkennen, die auf eine Ohrenerkrankung hinweisen, sofern nicht durch Haare verdeckt sind.
- **Sichtbare Veränderungen an der Ohrmuschel:** entzündliche Veränderungen durch z. B. Perichondritis, Herpes zoster
- **Offensichtliche Schwerhörigkeit:** kann zügig erkannt werden, u. a. weil der Patient auf akustische Reize nicht reagiert

13.2 Ausschluss eines Notfalls

Die wichtigsten und häufigsten otologischen Notfälle sind:
- Akuter **Hörverlust** ➤ Tab. 13.1
- **Schwindel** mit Übelkeit und Erbrechen: bei Innenohrprozessen, z. B. Morbus Menière, oder Kleinhirnläsionen
- **Blutaustritt** aus dem äußeren Gehörgang: bei Schädelbasisbruch

13.3 Anamnestische Anhaltspunkte

Im Rahmen der Anamnese können folgenden Angaben Hinweise auf Ohrenerkrankungen geben:
- Tinnitus und Schwindel: bei Hörsturz
- Familiäre Häufung von Schwerhörigkeit, u. a. bei Otosklerose

Tab. 13.1 Differenzialdiagnostik bei akutem Hörverlust.

Altersgruppe	Differenzialdiagnosen
Kinder, Jugendliche	• Erbkrankheit • Embryopathie • Geburtstrauma • Chronische Mittelohrentzündung • Trauma
Erwachsene	• Otitis media • Meningitis, Enzephalitis • Osteomyelitis • Alkoholtoxisch • Otosklerose • Morbus Menière • Schädel-Hirn-Trauma
Senioren	Altersschwerhörigkeit (Presbyakusis)

- Einnahme von bestimmten Medikamenten: z. B. Furosemid oder Aminoglykoside können eine Schwerhörigkeit nach sich ziehen
- Arbeitsplatz mit starker Lärmbelastung: Ursache einer berufsbedingten Schwerhörigkeit

13.4 Inspektion

Neben den Befunden, die man schon aus dem ersten Eindruck des Patienten gewonnen hat, können bei der Inspektion des Patienten weitere wichtige Befunde erhoben werden. Bei der Inspektion der Ohrmuschel und des äußeren Gehörganges auf entzündliche Prozesse, z. B. bei Otitis externa, Zoster oticus (➤ Abb. 13.1) oder Perichondritis, achten. Ferner nach tumorösen Geschehen, die an der Helix oder retroaurikulär lokalisiert sein können (➤ Abb. 13.2), suchen.

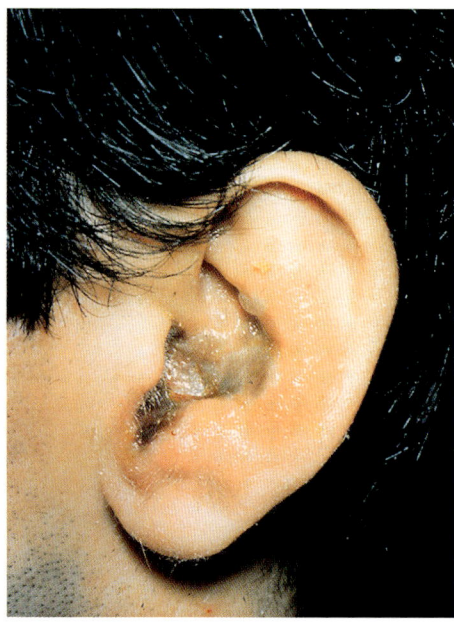

Abb. 13.1 Zoster oticus. [E273]

Durchführung

Bevor der Trichter des Otoskops in den Gehörgang eingeführt wird, die Ohrmuschel nach oben hinten ziehen, um den Gehörgang zu „strecken" und damit besser einsehen zu können. Ist der Trichter im Gehörgang eingeführt, kann man problemlos, sofern nicht von Zerumen vollständig verlegt, das Trommelfell einsehen.

Normalbefund

- Äußerer Gehörgang frei und reizlos.
- Trommelfell mit einem Lichtreflex, der kegelartig ist. Die Spitze zeigt in Richtung des Hammergriffs, der im Trommelfell eingelassen ist. Das Trommelfell zeigt im gesunden Zustand eine perlmutartige Farbe (➤ Abb. 13.3).

Pathologische Befunde

- Bei der Otitis externa Entzündungszeichen im äußeren Gehörgang. Die Otoskopie ist schmerzhaft.

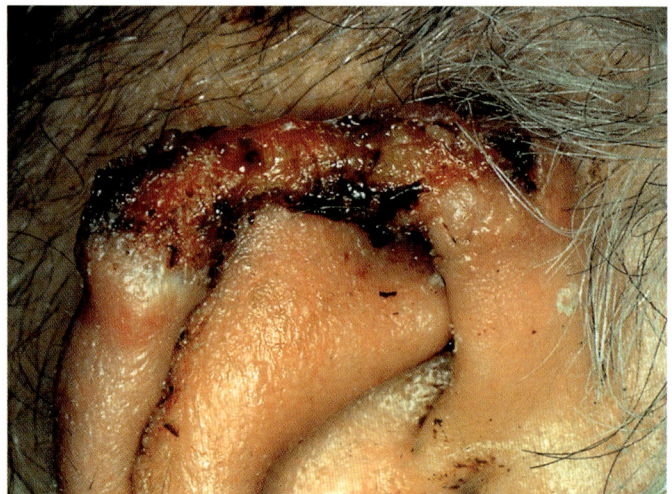

Abb. 13.2 Plattenepithelkarzinom an der Helix. [E273]

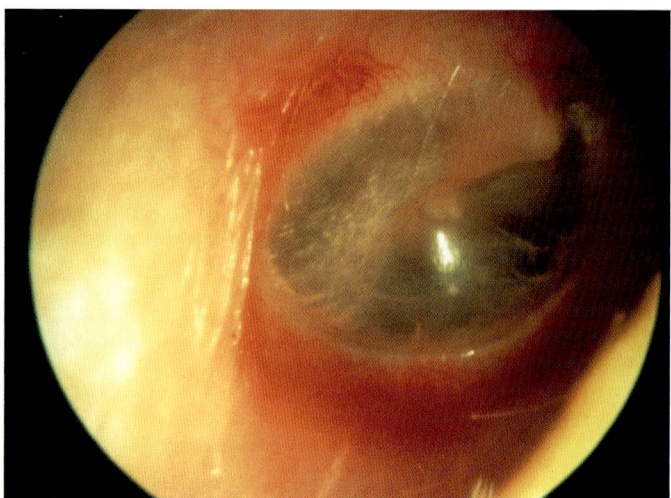

Abb. 13.3 Gesundes Trommelfell. [E273]

13.5 Palpation

Bei der Palpation kann ein **Tragusdruckschmerz** bei Otitis externa und Otitis media ausgelöst werden. Dazu mit der Kuppe des Zeigefingers am Tragus sanft drücken.

13.6 Funktionsprüfung

Otoskopie

Bei der Otoskopie werden der äußere Gehörgang und das Trommelfell untersucht.

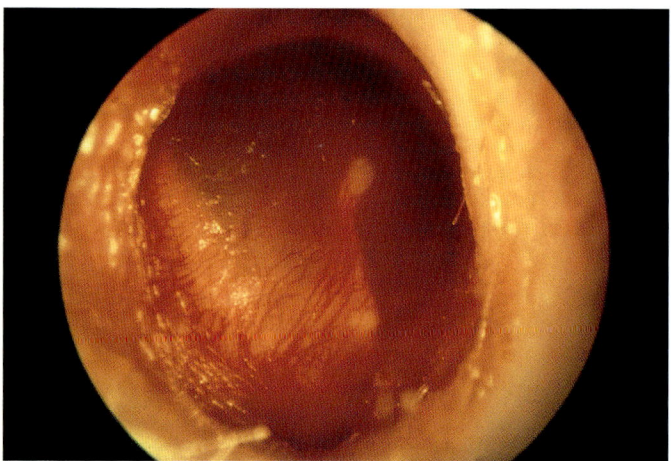

Abb. 13.4 Trommelfell bei Otitis media. [E273]

- Bei der Otitis media vorgewölbtes Trommelfell und starke Gefäßzeichnung (➤ Abb. 13.4).
- Substanzdefekte im Trommelfell nach Perforation.
- Atrophes Trommelfell nach rezidivierenden Entzündungen des Mittelohrs.

Weber-Rinne-Versuch

Mit dem Weber- und Rinne-Versuch kann zwischen beiden Formen der Schwerhörigkeit, der Schallleitungs- und Schallempfindungsstörung, unterschieden werden.

Weber-Versuch

Durchführung
Der Weber-Versuch vergleicht die Funktion beider Ohren über die **Knochenleitung**. Eine schwingende Stimmgabel auf der Mitte des Schädels aufsetzen (➤ Abb. 13.5a). Der Ton erreicht das Innenohr v. a. über die Knochenleitung von Schädeldach und Felsenbeinpyramide.

Normalbefund
Der Ton wird auf beiden Ohren gleich laut oder im gesamten Kopf gehört.

Pathologische Befunde
- Störung des Mittelohrs bzw. der Schallleitung: Tonempfindung auf erkrankter Seite lauter

- Schädigung des Innenohrs bzw. der Schallempfindung: Tonempfindung auf gesunder Seite verstärkt

Rinne-Versuch

Der Rinne-Versuch vergleicht die **Knochenleitung und Luftleitung** am gleichen Ohr. Eine schwingende Stimmgabel auf das Mastoid aufsetzen. Der Patient hört den Ton über die Knochenleitung. Nimmt der Patient den Ton nicht mehr wahr, die Stimmgabel vor das Ohr halten. Damit wird die Luftleitung geprüft.

Normalbefund
Der Ton wird über die Luftleitung wieder gehört.

Pathologische Befunde
- Schallleitungsstörung: Der Patient hört den Ton über die Luftleitung nicht (Rinne negativ)
- Schädigung des Innenohrs: Der Ton wird über Luftleitung wieder gehört (Rinne positiv)

Gleichgewichtsprüfung

Die Gleichgewichtsprüfung erfolgt mit u. a. dem Romberg-Stehversuch und Unterberger-Tretversuch (➤ 10.8).

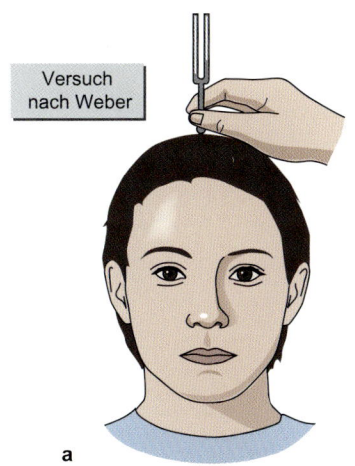
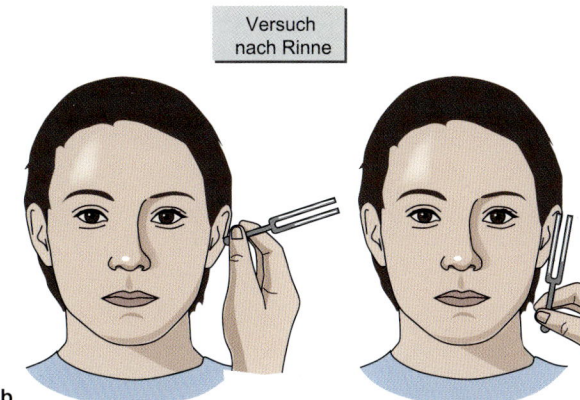

Abb. 13.5 Weber-Versuch (**a**) und Rinne-Versuch (**b**). [L157]

13.7 Differenzialdiagnostik (➤ Tab. 13.2)

Tab. 13.2 Ausgewählte Differenzialdiagnosen der Ohrenerkrankungen und deren Befunde.

Differenzialdiagnosen	Inspektion	Palpation	Funktionsprüfung
Otitis media	Evtl. Eiteraustritt aus dem äußeren Gehörgang	Tragusdruckschmerz	• Vorgewölbtes, entdifferenziertes Trommelfell, evtl. Trommelfell-perforation • Weber-Versuch: Lateralisation zur kranken Seite, Rinne negativ am betroffenen Ohr • CRP ↑, BSG ↑, Leukozyten ↑
Morbus Menière	• Inspektion ohne pathologischen Befund • Nystagmus und Fallneigung im Anfall • Anamnestisch: Drehschwindel, Übelkeit, Erbrechen	Kein Befund	Audiometrie: Hörverlust im Bereich der tiefen und mittleren Frequenzen

14 Untersuchung des lymphatischen Systems

HINWEIS PRÜFUNG

Die Erhebung des Lymphknotenstatus und die Untersuchung der Milz sind prüfungsrelevant und sollten im Hinblick auf Durchführung und Interpretation der Befunde sicher beherrscht werden.

14.1 Lymphknotenstatus

14.1.1 Erster Eindruck

Beim ersten Eindruck lassen sich mittelbar und unmittelbar Zeichen und Symptome erkennen, die auf eine Lymphknotenerkrankung hinweisen. Mögliche Befunde können noch am bekleideten Patienten sichtbar sein:

- **Halslymphknotenschwellung** (➤ Abb. 14.1): Lymphknoten können reaktiv verändert sein und bei infektiösen oder entzündlichen Erkrankungen anschwellen, u. a. bei der infektiösen Mononukleose, Tuberkulose oder HIV-Infektion. Sie können aber auch Ausdruck einer lymphogenen Metastasierung sein oder als primäres malignes Lymphom auftreten.
- **Lymphödem:** Können entweder angeboren oder erworben sein. Beim angeborenen Lymphödem sind Lymphgefäße nicht ausreichend angelegt worden, das erworbene Lymphödem kann durch Einengung oder Zerstörung der Lymphbahnen entstanden sein. Die häufigste Lokalisation sind die unteren Extremitäten. Das Ödem imponiert fest und ist häufig auch einseitig ausgeprägt.

14.1.2 Ausschluss eines Notfalls

Vitale Notfallzustände sind im Zuge der Lymphknotenerkrankungen selten. Sie können sich als **septisches Krankheitsbild** bemerk-

bar machen und sind meist auf eine Minderfunktion der Abwehrzellen zurückzuführen.

14.1.3 Anamnestische Anhaltspunkte

Im Rahmen der Anamnese können folgende Angaben Hinweise auf Lymphknotenerkrankungen liefern:

- **Schmerzhaftigkeit der Lymphknoten bzw. -schwellung**: schmerzhafte Lymphknoten bei reaktiv veränderten Lymphknoten, indolente Lymphknotenschwellung bei malignen Prozessen, Schmerzhaftigkeit nach Alkoholgenuss in 15 % der Fälle beim Morbus Hodgkin
- **Persistierendes, unklares Fieber:** bei hämatologischen Erkrankungen, die im Verlauf zu Lymphknotenschwellungen führen

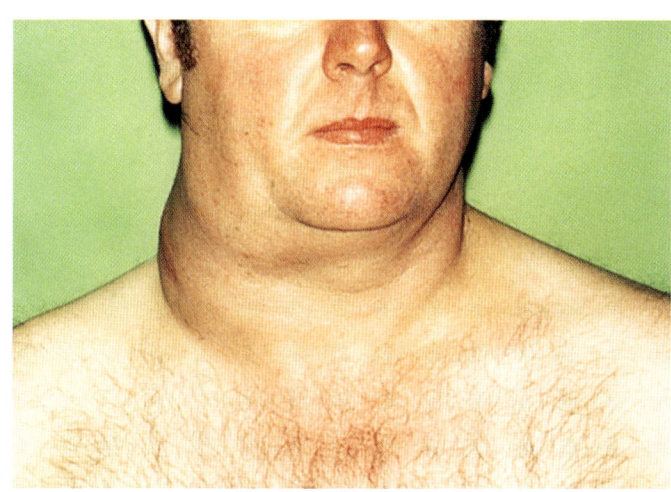

Abb. 14.1 Zervikale Lymphknotenschwellung. [E273]

- Frühere immunsuppressive Therapie, Chemotherapie oder Strahlenbelastung
- Exposition gegenüber Chemikalien, u. a. Holzschutzmitteln, Pestiziden
- EBV-Infektion
- Bestehende HIV-Infektion

14.1.4 Inspektion

Neben den Befunden, die man schon aus dem ersten Eindruck des Patienten gewonnen hat, können bei der Inspektion des Patienten weitere wichtige Befunde erhoben werden.

Lymphknoten

Durchführung

Die Untersuchung erfolgt am entkleideten Patienten am besten im Liegen, die des Okzipitums und der nuchalen Region im Sitzen. An der Kopfregion, am Hals, in der Axilla und in der Inguinalregion nach Schwellungen, entzündlichen Veränderungen, möglichen Verfärbungen und Ulzeration suchen.

Normalbefund

Keine Schwellungen sichtbar, reizlose Haut.

Pathologische Befunde (➤ Tab. 14.1)

- **Generalisierte Lymphknotenschwellungen:** bei Infektionskrankheiten, z. B. infektiöser Mononukleose, HIV-Infektion oder Lues, und bei malignen hämatologischen Erkrankungen wie chronischen Leukämien oder Lymphomen
- **Lokale Lymphknotenschwellungen:** können ebenfalls bei Infektionskrankheiten auftreten, z. B. Schwellung der zervikalen Lymphknoten bei Scharlach, Diphtherie oder Röteln, aber auch bei einer lymphogenen Metastasierung oder in frühen Stadien von Leukämien und Lymphomen

Lymphödem

Durchführung

Bei der Inspektion Beine und Füße im Hinblick auf Hautbeschaffenheit, Farbe, Pigmentstörungen, Ödeme und infizierte Areale begutachten.

Normalbefund

Keine Ödeme oder Pigmentverschiebungen zu sehen. Haut ist elastisch und ohne Infektionszeichen.

Tab. 14.1 Differenzialdiagnositk bei generalisierter Lymphknotenschwellung.

Ursache	Differenzialdiagnosen
Infektiös	• Toxoplasmose • Infektiöse Mononukleose • Zytomegalie • HIV-Infektion • Tuberkulose • Lues
Neoplastisch	• Metastasen • Leukämie • Lymphom
Systemisch	• Medikamente • Rheumatoide Arthritis • Kollagenosen

Pathologische Befunde

- **Hautverdickung:** beim Lymphödem oder generalisierten Myxödem
- **Hyperpigmentierung:** Hinweis auf venöse oder lymphatische Abflussstörungen oder auf postentzündliche Veränderungen
- **Quadratische Zehen:** bei Lymphödembildung am Fuß
- **Elephantiasis:** überdimensionierte Schwellung beim fortgeschrittenen Lymphödem (➤ Abb. 14.2)

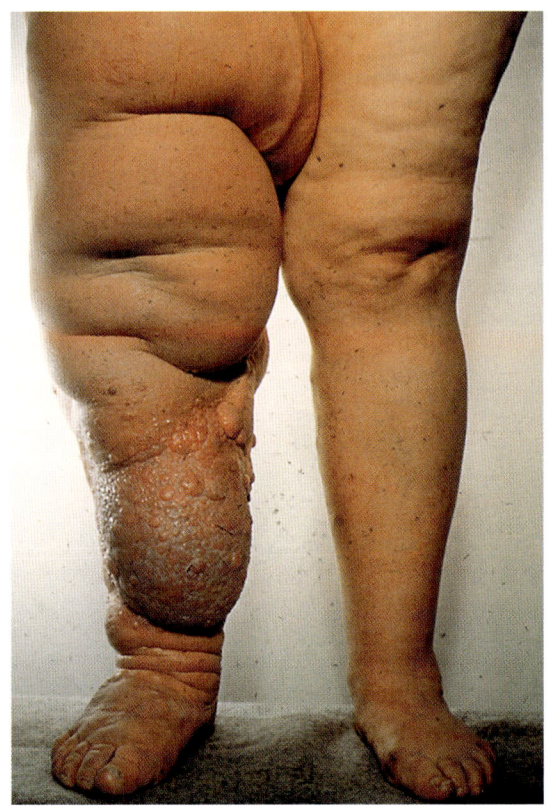

Abb. 14.2 Elephantiasis. [E273]

14.1.5 Palpation

Lymphknoten

Bei der Palpation aller zugänglichen Lymphknotengruppen werden die Lymphknoten im Hinblick auf Vergrößerung, Verschieblichkeit, Konsistenz und Druckschmerzhaftigkeit beurteilt.

Durchführung

Mit den Fingerbeeren des Zeige- und Mittelfingers die nachfolgenden Lymphknotenregionen bzw. -gruppen betasten (➤ Abb. 14.3) und dabei die über den Lymphknoten liegende Haut in alle Richtungen verschieben (➤ Abb. 14.4):
- Nuchal
- Okzipital
- Retroaurikulär
- Präaurikulär
- Submandibulär und submental
- Hintere Begrenzung des M. sternocleidomastoideus
- Vordere Begrenzung des M. sternocleidomastoideus
- Supraklavikulär
- Axillär
- Inguinal

Normalbefund

Die Lymphknoten sind entweder nicht oder als weiche, linsengroße Lymphknoten ohne Druckschmerzhaftigkeit und mit erhaltener Verschieblichkeit tastbar.

Pathologische Befunde

- **Schmerzhaft geschwollene** und **verschiebliche** Lymphknoten mit lokalen Entzündungszeichen: bei entzündlichen Prozessen
- **Schmerzlose, indolente Schwellung** mit verbackenen (nicht verschieblichen) Lymphknoten (*Kartoffelsack*): können auf tumoröse Prozesse hinweisen und müssen dahingehend abgeklärt werden

Lymphödem

Die Palpation bei Verdacht auf ein Lymphödem dient der Beurteilung von Lokalisation, Ausdehnung, Konsistenz und Eindrückbarkeit.

Durchführung

Mit den Fingerbeeren das inspektorisch auffällige Areal betasten.

Normalbefund

Die Haut ist elastisch, das Gewebe weich und ohne Schwellungen.

Pathologische Befunde

- **Derbe Haut, feste Konsistenz** des Gewebes, **fehlende Eindrückbarkeit** und **positives Stemmer-Zeichen:** Typische Befunde beim Lymphödem. Beim positiven Stemmer-Zeichen lässt sich die Haut über dem Fußrücken und den Zehen nicht vom darunter liegenden Gewebe abheben. Differenzialdiagnostisch muss man bei derben Ödemen ein Myxödem in Betracht ziehen. In den meisten Fällen wird das Myxödem aber nicht vom Stemmer-Zeichen begleitet und ist nach Gabe von Schilddrüsenhormonen reversibel.
- **Weiche Haut**, **eindrückbare Schwellungen** mit **Dellenbildung:** Ist eher ein Hinweis auf ein Ödem, das bei Rechtsherzinsuffizienz, venösen Abflussstörungen oder dem nephrotischen Syndrom vorkommt. In frühen Stadien des Lymphödems (Stadium I) ist das Ödem meist auch eindrückbar, in den Stadien II und III aber nicht mehr.

14.1.6 Funktionsprüfung

Die Funktionsprüfung bei Lymphknotenerkrankungen umfasst:
- Differenzialblutbild
- Knochenmarkspunktion und Lymphknotenbiopsie: bei V. a. Knochenmarksprozesse

14.2 Untersuchung der Milz

14.2.1 Erster Eindruck

Beim ersten Eindruck lassen sich eher selten äußere Zeichen und Symptome erkennen, die auf eine Milzerkrankung hinweisen. Mögliche auffallende Befunde können am noch bekleideten Patienten sein:
- **Blässe:** Unspezifisches Symptom, das sehr viele Erkrankungen begleiten kann. Bei einer Splenomegalie werden häufig mehr Erythrozyten gemausert; die Folge ist eine Anämie. Bei einer Hämolyse ist eine gelblich-blasse Farbe sichtbar. Die ikterische Färbung ist auf einen erhöhten Hämabbau und Bilirubinzunahme zurückzuführen.
- **Sichtbare Hauteinblutungen:** Störungen in der Blutstillung können Milzkrankheiten begleiten. Eine Splenomegalie poolt dabei deutlich mehr Thrombozyten, die in der Blutzirkulation keine blutstillenden Eigenschaften verrichten können. Die Folge sind petechiale Blutungen der Haut oder eine Neigung zum Nasenbluten oder zu Zahnfleischblutungen.
- **Zunahme des Bauchumfangs:** Kann neben z. B. der Aszitesbildung durch eine Splenomegalie bedingt sein (➤ Abb. 14.5).

14

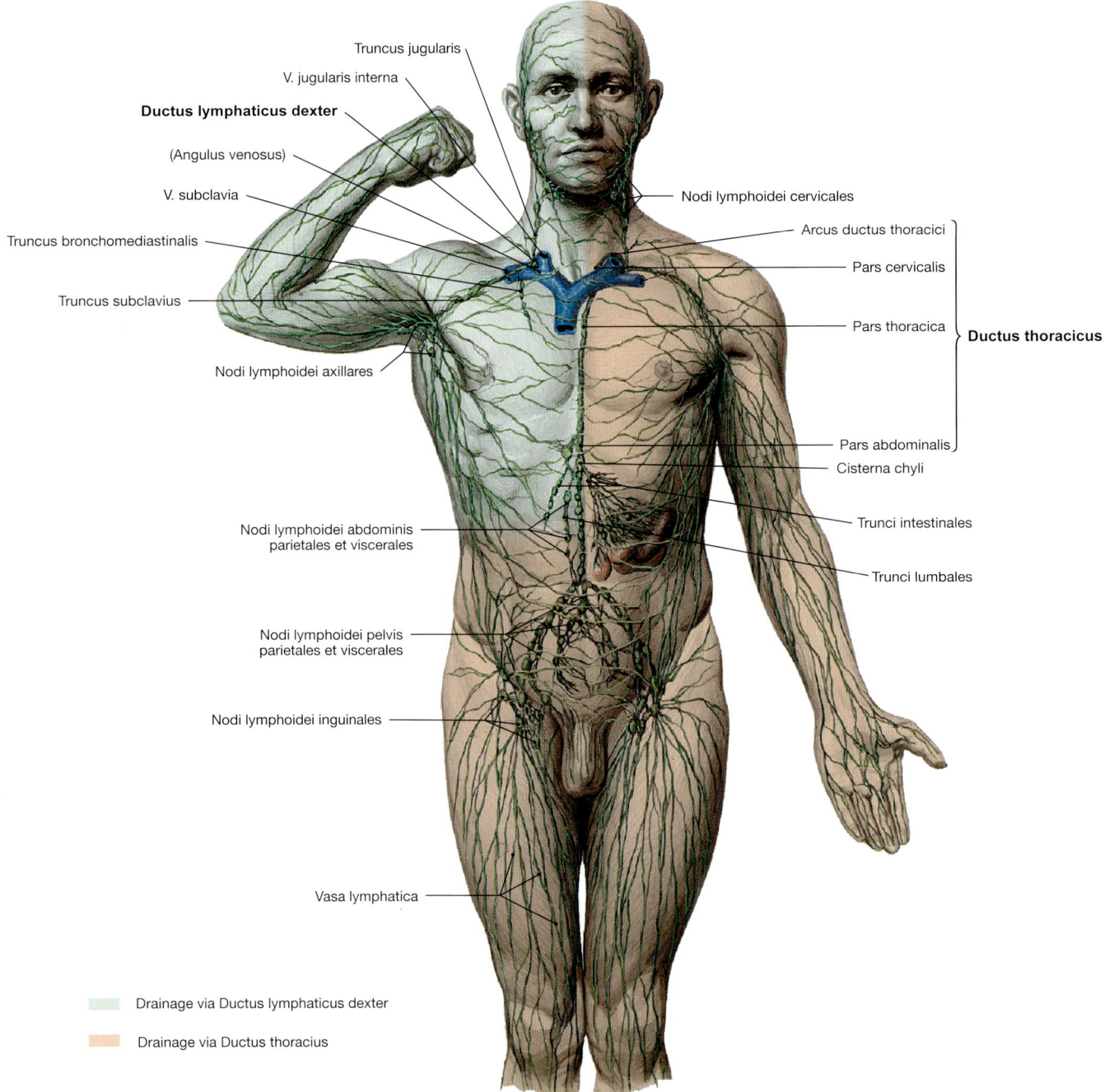

Truncus jugularis

V. jugularis interna

Ductus lymphaticus dexter

(Angulus venosus)

V. subclavia

Truncus bronchomediastinalis

Truncus subclavius

Nodi lymphoidei axillares

Nodi lymphoidei abdominis
parietales et viscerales

Nodi lymphoidei pelvis
parietales et viscerales

Nodi lymphoidei inguinales

Vasa lymphatica

Nodi lymphoidei cervicales

Arcus ductus thoracici

Pars cervicalis

Pars thoracica

Pars abdominalis

Cisterna chyli

Trunci intestinales

Trunci lumbales

Ductus thoracicus

Drainage via Ductus lymphaticus dexter

Drainage via Ductus thoracius

Abb. 14.3 Lymphknotenregionen. [S007-1-23]

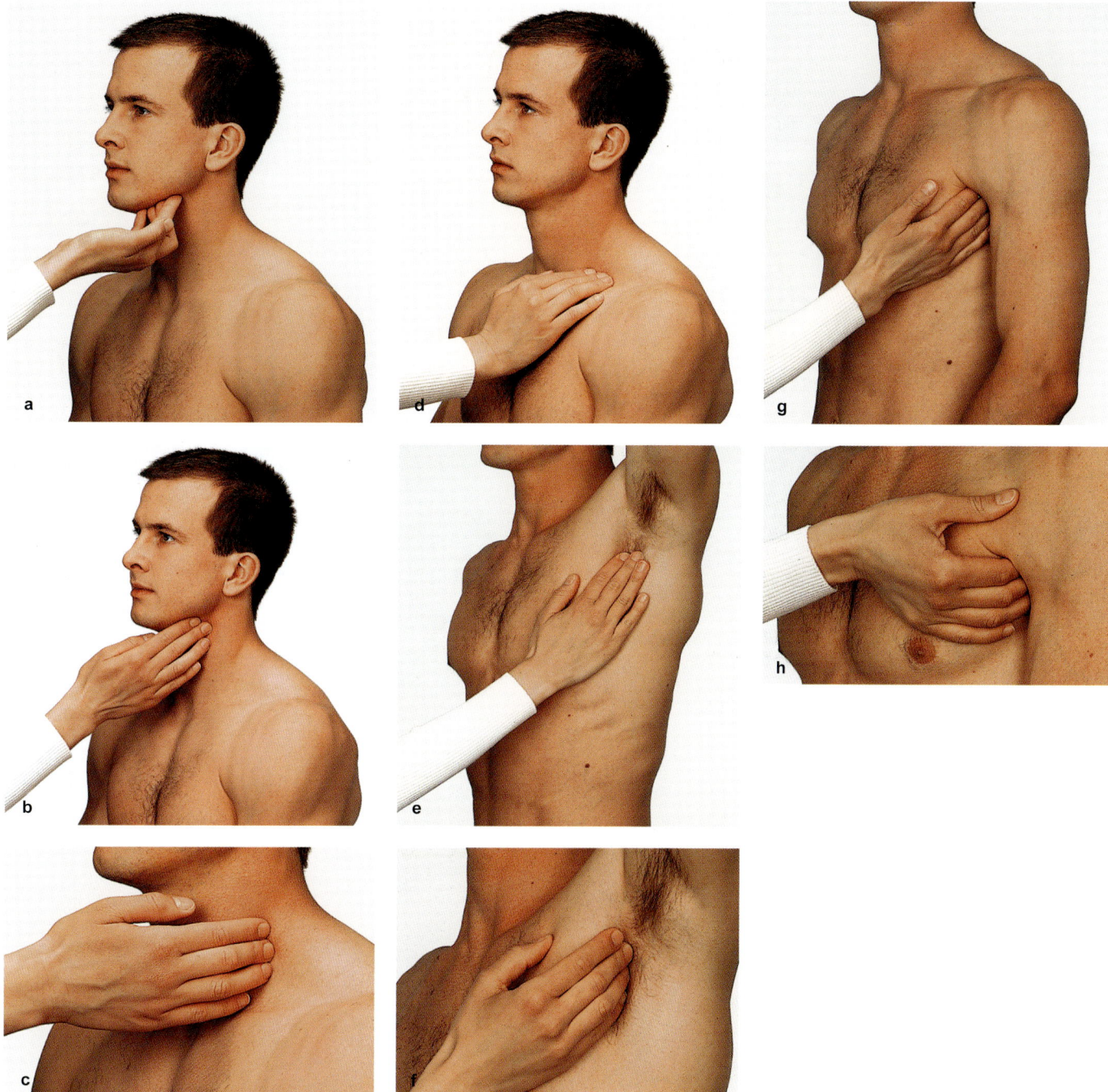

Abb. 14.4 Palpation der Lymphknoten (LK). **a** Entlang des Unterkiefers (submandibuläre LK). **b** Vor dem M. sternocleidomastoideus (zervikale LK). c Hinter dem M. sternocleidomastoideus (zervikale LK). d Oberhalb des Schlüsselbeins (supraklavikuläre LK). **e** und **f** In der Axilla bei erhobenem Arm (axilläre LK). **g** und **h** In der Axilla bei herabhängendem Arm (axilläre LK). [K116]

14

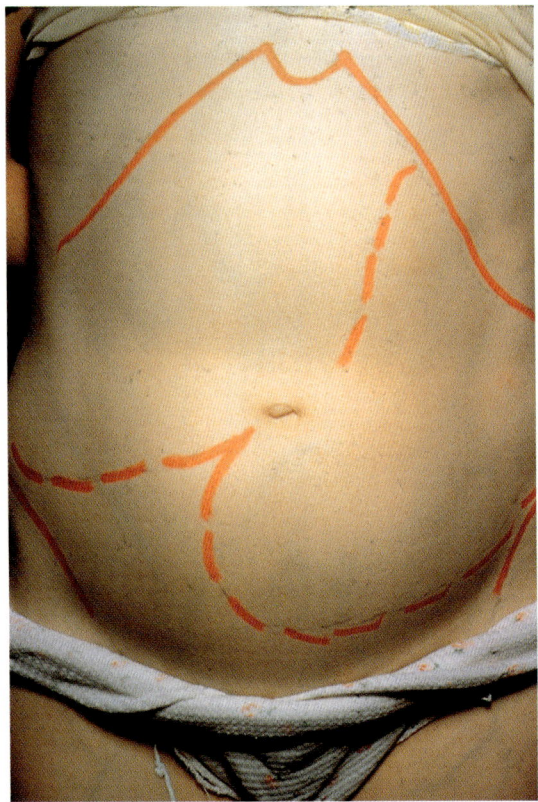

Abb. 14.5 Zunahme des Bauchumfangs bei Splenomegalie. [E273]

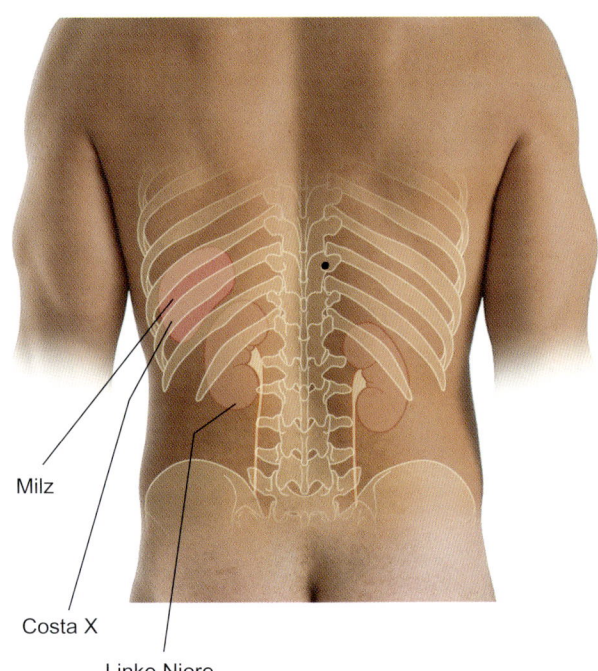

Milz

Costa X

Linke Niere

Abb. 14.6 Oberflächenprojektion der Milz. [E402]

14.2.2 Ausschluss eines Notfalls

Der wichtigste Notfall ist die **Milzruptur**. Diese ist meist auf abdominale Traumen zurückzuführen und kann sich einzeitig oder zweizeitig ereignen. Bei der **einzeitigen** Milzruptur reißen sowohl das Parenchym als auch die Kapsel; Folge ist eine akute Blutung in den Bauchraum. Bei der **zweizeitigen** Milverletzung reißt zunächst das Parenchym und es kommt zur Ausbildung eines Hämatoms innerhalb der Kapsel. Auf ein symptomfreies Intervall folgt dann die Ruptur der Kapsel.

14.2.3 Anamnestische Anhaltspunkte

Im Rahmen der Anamnese können folgende Angaben Hinweise auf eine Milzerkrankung geben:
- Hämatologische Erkrankungen: Anämie, Leukämie, Lymphome
- Chronische Entzündungen: Sarkoidose, rheumatoide Arthritis
- Chronische Infektionen: infektiöse Mononukleose, HIV, Toxoplasmose, Tuberkulose
- Leber- und Herzerkrankungen, die mit einem erhöhten Pfortaderhochdruck einhergehen
- Schmerzen und Druckgefühl im linken Oberbauch
- Blutungsneigung vom petechialen Typ

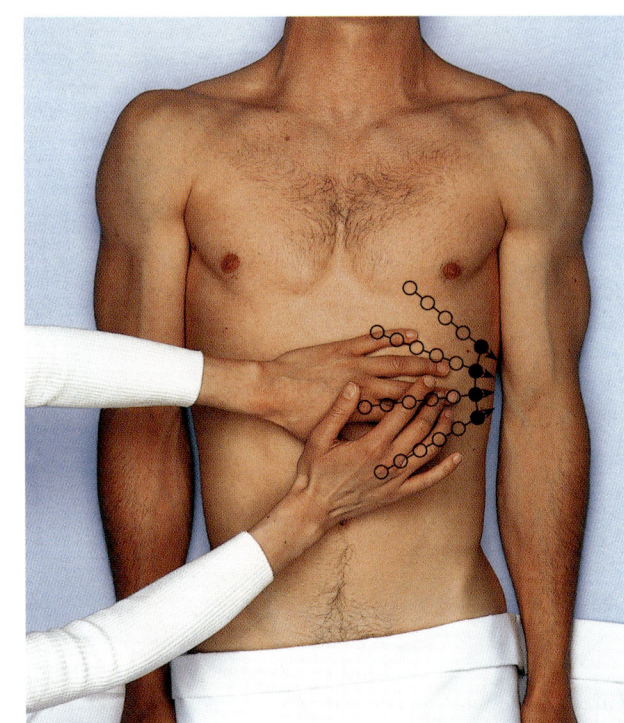

Abb. 14.7 Perkussion der Milzloge. [K116]

14.2.4 Inspektion

Bei der Inspektion wird die Form des Abdomens beurteilt, ferner wird nach sichtbaren Vorwölbungen und Tumormassen, insbesondere im linken Oberbauch, gefahndet (➤ Abb. 14.6). Ein weiterer

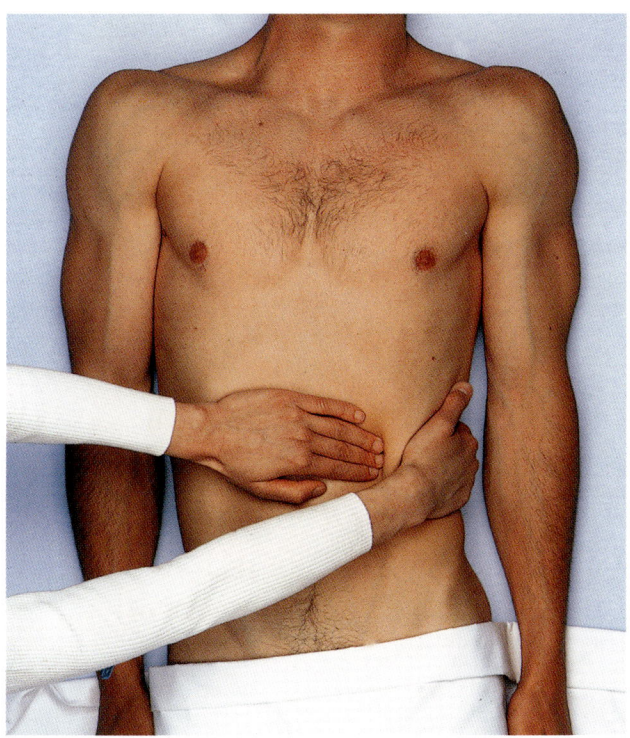

Abb. 14.8 Palpation der Milz. [K116]

Hinweis auf eine Milzerkrankung können petechiale Blutungen sein, die bei Thrombopenie auftreten.

14.2.5 Perkussion

Die Perkussion der Milz ist sehr ungenau. Gelegentlich ist eine Dämpfung des Klopfschalls zwischen der 9. und 11. Rippe von etwa der Medioklavikularlinie bis zur mittleren Axilarlinie hörbar (➤ Abb. 14.7).

14.2.6 Palpation

Durchführung

Die Palpation der Milz erfolgt in Rückenlage. Geprüft werden Größe, Druckschmerzhaftigkeit und Konsistenz des Organs. Um eine stark vergrößerte Milz nicht zu übersehen, sollte die Palpation vom Unterbauch her erfolgen. Ist bis zum Rippenbogen keine (Milz-)Resistenz tastbar, wird in der Milzloge untersucht. Dabei die linke Hand um die Flanke des Patienten legen und leicht im Bereich der anatomischen Milzlokalisation von dorsal nach ventral drücken. Mit der rechten Hand die Region unterhalb des linken Rippenbogens palpieren (➤ Abb. 14.8). Den Patienten dabei, ähnlich wie bei der Leberpalpation, auffordern, tief einzuatmen. Die Untersuchung kann in Rechtsseitenlage wiederholt werden, wobei der untere Milzpol meist besser tastbar ist. Der Patient sollte die Arme parallel

zum Körper halten, die Beine angewinkelt. Die Technik der Palpation ist die gleiche wie in Rückenlage.

Normalbefund

Milz wegen der kompletten Überdeckung durch den knöchernen Thorax nicht tastbar.

Pathologische Befunde

Zahlreiche Erkrankungen können mit einer mäßigen bis starken **Splenomegalie** einhergehen (➤ Tab. 14.2):
- Eine **starke Vergrößerung** der Milz ist bereits bei der oberflächlichen Palpation gelegentlich bis ins kleine Becken tastbar: v. a. bei CLL und CML
- Eine **mäßige Vergrößerung** der Milz ist unter dem Rippenbogen tastbar oder kaudal des Rippenbogens: bei Pfortaderhochdruck, akuten und chronischen Infektionserkrankungen, Leukämien und Lymphomen

A C H T U N G
Bei Verdacht auf infektiöse Mononukleose schwillt die Milz rasch an und die Dehnung der Milzkapsel hält der Schwellung meist nicht stand. Tiefe und beherzte Palpationen können daher eine Milzruptur zur Folge haben. Die Milzgröße sollte daher sonographisch bestimmt werden.

14.2.7 Funktionsprüfung

Die Funktionsprüfung bei Milzerkrankungen umfasst folgende Untersuchungen:
- Blutbildausstrich
- Sonografie des Organs: Beurteilung der Größe des Organs, der Homogenität des Gewebes und Erkennen etwaige Hämatome

Tab. 14.2 Differenzialdiagnostik bei Splenomegalie.

Ursache	Differenzialdiagnosen
Vaskulär	• Pfortaderhochdruck durch Leberzirrhose • Pfortaderthrombose
Infektiös	• Infektiöse Mononukleose • HIV • Tuberkulose • Malaria • Typhus abdominalis • Sepsis
Neoplastisch	• Leukämie • Lymphom • Polycythaemia vera
Hämolytische Anämie	Sichelzellenanämie

14

14.3 Differenzialdiagnostik (> Tab. 14.3)

Tab. 14.3 Ausgewählte Differenzialdiagnosen der Lymphknoten- und Milzerkrankungen sowie deren Befunde.

Differenzialdiagnosen	Inspektion	Palpation, Perkussion	Funktionsprüfung
Infektiöse Mononukleose	• Symmetrische, generalisierte Lymphknotenschwellungen • Graue, abwischbare Beläge an den Tonsillen und petechiales Enanthem	• Weiche, meist schmerzhafte, verschiebliche Lymphknoten • Vergrößerte Milz tastbar (Cave: Ruptur bei zu intensiver Palpation) • Ausbreitung der Klopfschalldämpfung über der Milzloge	• Differenzialblutbild: Vermehrung der mononukleären Zellen • Bei Begleithepatitis GOT ↑, GPT ↑, γ-GT ↑, Bilirubin ↑ • EBV-Antikörper positiv • Sonografie: Splenomegalie
Hodgkin-Lymphom	Asymmetrische, zunächst lokale (meist zervikale), im Verlauf generalisierte Lymphknotenschwellung	• Derbe, meist indolente, nicht verschiebliche Lymphknoten • Evtl. schmerzhafte Lymphknoten nach Alkoholgenuss • Vergrößerte Milz tastbar • Ausbreitung der Klopfschalldämpfung über der Milzloge	• Differenzialblutbild: Lymphopenie • Lymphknotenbiopsie: Hodgkin-Zellen und Sternberg-Reed-Zellen
Chronisch myeloische Leukämie (CML)	• In der Regel keine Lymphknotenbeteiligung • Petechiale Blutungen	• Stark vergrößerte Milz (bis ins Becken) • Ausbreitung der Klopfschalldämpfung über der Milzloge, die bis ins Becken reicht	• Labor ausgeprägte Leukozytose, Basophilie, Thrombopenie, Anämie • Knochenmarkspunktion: Hyperplasie der Myelopoese • Chromosomenanalyse: Nachweis des Philadelphia-Chromosoms
Chronisch lymphatische Leukämie (CLL)	• Im Verlauf systemische Lymphknotenschwellungen • Leukämische Infiltrate in der Haut	• Derbe, schmerzlose, vergrößerte Lymphknoten • Vergrößerte Milz • Ausbreitung der Klopfschalldämpfung über der Milzloge, die evtl. in linken Unterbauch reicht	• Labor: Leukozytose, Lymphozytose mit Nachweis von Gumprecht-Kernschatten, Anämie, Thrombopenie • Knochenmarkspunktion: Vermehrung reifer Lymphozyten (Tumorzellen)

15 Untersuchung des Kindes

HINWEIS PRÜFUNG

Die Kenntnis über die körperliche, sprachliche, soziale Entwicklung des Kindes, Primitivreflexe, Impfempfehlungen der STIKO, pränatale Infektionen der Mutter und die Differenzialdiagnostik von Exanthemen sind prüfungsrelevant und sollten sicher beherrscht werden.

15.1 Besonderheiten

Die Untersuchung des Kindes **unterscheidet** sich von derjenigen bei Erwachsenen:
- Die Reihenfolge mit erstem Eindruck, Ausschluss eines Notfalls, Anamnese usw. bleibt erhalten, wobei aber unangenehme Techniken wie Racheninspektion oder Otoskopie zum Schluss erfolgen.
- Zusätzlich wird der Entwicklungsstatus erfasst, u. a. durch Messung der Körpergröße und des Gewichts, Prüfung der Fein- und Grobmotorik, der Sprache, des Intellekts, des Sozialverhalten sowie des Seh- und Hörvermögens.
- Besonders wichtig ist die Kommunikation mit dem Kind. Untersuchungsgrund und Durchführung den Kindern grundsätzlich genau erklären.

Merke

Das häufigste Symptom bei Kindern ist der **Bauchschmerz.** Dabei muss die Ursache nicht zwangsläufig Bauch liegen. Denn häufig können Klein-, aber auch Schulkinder den Ursprungsort der Schmerzen nicht exakt benennen. Die häufigsten Erkrankungen bei Kindern, an die man bei „Bauchschmerzen" denken muss, sind:
- Otitis media
- Pneumonie
- Zystitis
- Abdominale Erkrankungen, v. a. Appendizitis

Deshalb empfiehlt es sich immer, nicht nur das Abdomen systematisch zu untersuchen, sondern ebenfalls den Urin, den äußeren Gehörgang mit Trommelfell und die Lunge zu auskultieren.

Eine orientierende Untersuchung des Kindes wird zwar beschrieben, es sei aber an dieser Stelle ausdrücklich darauf hingewiesen, dass detaillierte Untersuchungen von Pädiatern durchgeführt werden sollten. In der naturheilkundlichen Praxis ist die Kenntnis der Basisuntersuchungen jedoch wichtig und notwendig.

15.2 Meilensteine der Entwicklung

15.2.1 Körperliche Entwicklung

Das Wachstum eines Kindes kann durch objektive Größen festgehalten werden. Die wichtigsten Parameter sind:
- **Wachstum:** Ein Kind ist bei der Geburt im Durchschnitt 51 cm lang, nach 12 Monaten 75 cm (➤ Tab. 15.1).
- **Gewicht:** Ein Kind ist bei der Geburt im Durchschnitt ca. 3,3 kg schwer, hat mit ½ Jahr das Geburtsgewicht verdoppelt und mit 12 Monaten verdreifacht (➤ Tab. 15.1).
- **Zähne:** Die ersten (Milch-)Zähne erscheinen im Durchschnitt mit ca. 6 Monaten (untere Schneidezähne). Das Milchgebiss besteht aus 20 Zähnen, im Alter von 6–8 Jahren werden sie allmählich durch bleibende Zähne ersetzt.

Tab. 15.1 Entwicklung von Körpergewicht und Körperlänge.

Alter	Körpergewicht	Körperlänge
Geburt	3,3 kg (2,5–4,2 kg)	46–54 cm
5–6 Monate	Geburtsgewicht verdoppelt	+ ca. 15 cm
1 Jahr	Geburtsgewicht verdreifacht	+ ca. 25 cm
2,5 Jahre	Geburtsgewicht vervierfacht	
6 Jahre	Geburtsgewicht versechsfacht	
10 Jahre	Geburtsgewicht verzehnfacht	

- **Kopfumfang:** Der normale Kopfumfang des Neugeborenen beträgt 33–37 cm. Er wird frontookzipital gemessen. Am Ende des 1. Lebensjahres beträgt er ca. 47 cm.

15.2.2 Primitivreflexe

Primitivreflexe sind unwillkürliche und reflektorische Bewegungsmuster, die im Neugeborenen- und Säuglingsalter auftreten und physiologisch sind. Sie erlöschen mit zunehmender Reifung des zentralen Nervensystems. Zu den Primitivreflexen zählen u. a.:

- **Reflektorisches Schreiten:** Das Kind mit beiden Händen seitlich am Brustkorb fassen und die Füße wechselseitig geringes Gewicht übernehmen lassen. Das Kind imitiert Schreitbewegungen. Physiologisch ist der Reflex in den ersten 3 Monaten.
- **Rooting-Reflex:** Reflektorisches Brustsuchen.
- **Palmargreifreflex:** Bestreichen der Handinnenflächen mit dem Daumen führt zur Greifantwort bzw. zum Faustschluss. Physiologisch bis zum 6. Lebensmonat.
- **Babinski-Reflex:** Beim Bestreichen der lateralen Fußsohle von der Ferse zu den Zehen geht der große Zeh in Dorsalextension, die Zehen 2–5 spreizen sich. Physiologisch bis zum 18. Lebensmonat.
- **Moro-Reaktion:** Laute Geräusche oder eine plötzliche Veränderung der Kopfposition führen zunächst zur Streckung und dann zur Beugung des Körpers und Kopfes. Physiologisch in den ersten 3 Monaten.

15.2.3 Kindliche Entwicklung (> Tab. 15.2)

Tab. 15.2 Übersicht über motorische, sprachliche und soziale Entwicklung des Kindes.

Alter	Soziale Entwicklung, Spielverhalten	Motorische Entwicklung	Sprachliche Entwicklung	Primitivreflexe
1.–3. Monat (Saugkind)	• Antwort mit Lächeln bei Anlächeln • Fixieren und Verfolgung von Gegenständen, die im Gesichtsfeld bewegt werden	In Bauchlage Drehen des Kopfes zur Seite	Seufzen und Lautieren im zufriedenen Zustand (gesättigt)	• Reflektorisches Schreiten • Rooting-Reflex • Palmargreifreflex • Babinski-Phänomen • Moro-Reaktion
3. Monat (Schaukind)	• Spontanes Lächeln • Anschauen der eigenen Finger und Spielen mit ihnen	• Kopfkontrolle in Bauchlage vorhanden • Kopf kann von der Unterlage sicher gehoben werden	Spontane Vokalisation	• Rooting-Reflex • Palmargreifreflex • Babinski-Phänomen
6. Monat (Greifkind)	• Freude über Zuwendung • Greifen nach Gegenständen und Transferieren von einer Hand in die andere	• **Sichere Kopfkontrolle** in jeder Körperhaltung • Aufrechtes Sitzen mit Unterstützung möglich	Antworten mit Vokalisation	• Rooting-Reflex • Palmargreifreflex • Babinski-Phänomen
9. Monat (Krabbelkind)	Fremdeln	• Intensive Untersuchung von Gegenständen mit Händen, Augen und Mund • Scherengriff • **Freies Sitzen** möglich • Robben, Kriechen	Bildung von Silbenketten, z. B. wawawa	• Rooting-Reflex • Babinski-Phänomen
12. Monat (Gehkind)	• Zeigen von Zuneigung gegenüber vertrauten Personen • Schütteln von und Werfen mit Gegenständen • Pinzettengriff	• Stehen mit Festhalten möglich • **12.–18. Monat freies Gehen** • Bücken nach Gegenständen	• Imitation von Sprachlauten und Bildung von Doppelsilben, z. B. mamam, papap • Mit 18 Monaten gezielte Verwendung von Mama und/oder Papa	Babinski-Phänomen
2 Jahre (Trotzkind)	• Versuche, sich durchzusetzen, „Verteidigung" des eigenen Besitzes • Imitation von Handlungen der Erwachsenen	Sicheres Rennen und Umgehen von Hindernissen	• Gebrauch von ca. 20 Worten • Verstehen einfacher Aufträge	
3 Jahre (Ich-Kind)	• Teilen mit anderen, zumindest nach Aufforderung • Andauerndes und konzentriertes Rollenspiel	Kurzes Stehen auf einem Bein	Korrekte Benutzung von Singular und Plural	

15.3 Erster Eindruck

Beim ersten Eindruck sollten u. a. folgenden Kriterien beurteilt werden:
- Allgemeiner Eindruck vom Kind: lebhaftes, stilles, schreiendes, kontaktfreudiges Kind?
- Benehmen in der Spielecke: Interesse an Spielsachen, Kinderbüchern?
- Kranker oder gesunder Eindruck: Ist das Kind fiebrig, blass, dehydriert?
- Wie ist der Ernährungszustand?
- Exantheme oder sonstige Hauterscheinungen, z. B. Ekzeme im Rahmen der Neurodermitis?
- Nägelkauen: Kann Hinweise auf Konflikte geben.

15.4 Ausschluss eines Notfalls

Die wichtigsten und häufigsten pädiatrischen Notfälle sind:
- **Krupp-Syndrom:** Leitsymptome bellender Husten und inspiratorischer Stridor
- **Appendizitis:** Fieber, Übelkeit, Erbrechen und Bauchschmerzen
- **Invagination:** akuter Beginn, kolikartige Bauchschmerzen und blutig-schleimige Durchfälle
- **Meckel-Divertikel:** akute peranale Blutungen
- **Hodentorsion:** plötzliche skrotale oder abdominale Schmerzen, Hodenhochstand und Entzündungszeichen
- **Meningitis:** Kopfschmerzen, Nackensteifigkeit, Lichtscheu, Petechien

15.5 Anamnestische Anhaltspunkte

Einige anamnestische Angaben sind wichtig für Beurteilung der kindlichen Entwicklung:
- **Schwangerschaftsverlauf:** Dauer der Schwangerschaft, eingenommene Medikamente, Erkrankungen während der Schwangerschaft (➤ Tab. 15.3), Blutungen, sonstige Komplikationen
- **Alkohol, Drogen, Nikotin:** Genuss während der Schwangerschaft kann eine kindliche Entwicklungsverzögerung zur Folge haben
- **Geburtsverlauf:** Spontangeburt, Sectio caesarea, Zustand des Kindes bei der Geburt, Größe, Gewicht, Kopfumfang, Apgar-Index
- **Erbkrankheiten:** z. B. Mukoviszidose, Missbildungen, Klumpfüße
- Sozialer Status und Berufstätigkeit der Eltern, Geschwister
- Gewichtsentwicklung, Längenentwicklung, Kopfumfang, Zahnung, motorische Fähigkeiten seit der Geburt
- Ernährungsanamnese: gestilltes Kind, wenn ja wie lange
- Durchgemachte Erkrankungen: Kinderkrankheiten, häufige Erkältungskrankheiten, Traumen, Krämpfe

Tab. 15.3 Pränatale Infektionen und Auswirkungen auf das Kind (Merkhilfe: TORCHELL).

Erkrankung	Kindliche Symptome der pränatalen Infektion
Toxoplasmose	• Totgeburt (1. Trimenon) • Frühgeburt • Hydrozephalus, zerebrale Verkalkungen, geistige Retardierung • Chorioretinitis, Katarakt • Krampfanfälle
Röteln	• Embryopathie: **Gregg-Trias** mit Katarakt, Innenohrschwerhörigkeit, Herzschäden (Pulmonalstenose, persistierender Ductus Botalli) • Geistige Retardierung
Cytomegalie	• Hydrozephalus, intrazerebrale Verkalkungen • Hepatitis • Sepsis • Geistige und motorische Retardierung
Herpes simplex	Enzephalitis
Lues	• **Hutchinson-Trias:** Keratitis, Hörstörung, Zahnmissbildungen • Gedeihstörung, Entwicklungsverzögerung
Listeriose	• Fetopathie durch Infektion im letzten Trimenon • Granulomatosis infantiseptica (Hepatosplenomegalie, Meningoenzephalitis)

Tab. 15.4 Impfempfehlungen der STIKO (Ständige Impfkommission) für Säuglinge und Kinder bis 2 Jahren (Stand August 2012). * Grundimmunisierung mit 4 Teilimpfungen, ** Grundimmunisierung mit 2 Teilimpfungen.

Impfung	Alter in vollendeten Monaten				
	2	3	4	11–14	15–23
7-fach Impfstoff mit • Diphtherie • Tetanus • Pertussis • HiB • Polio • Hepatitis B • Pneumokokken	x*	x*	x*	x*	Nachholimpfung bei nichtgeimpften Kindern bzw. bei unvollständigem Impfschutz
Meningokokken				x (ab dem 12. Lebensmonat)	
4-fach Impfstoff mit • Mumps • Masern • Röteln • Varizellen				x**	x**

- Allergien oder Unverträglichkeiten: Glutenunverträglichkeit, Laktoseintoleranz
- Impfstatus: Wann sind welche Impfungen appliziert worden, Reaktionen auf die Impfung (➤ Tab. 15.4, ➤ Tab. 15.5)

15

Tab. 15.5 Impfempfehlungen der STIKO (Ständige Impfkommission) für Kinder ab 5 Jahren und Erwachsene (Stand August 2012).

Impfung	Alter in Jahren					
	2–3	5–6	9–11	12–17	ab 18	ab 60
Tetanus, Diphtherie, Pertussis	Nachholimpfung bei nichtgeimpften Kindern bzw. bei unvollständigem Impfschutz	x (Auffrischimpfung)	x (Auffrischimpfung)		x (Auffrischimpfung alle 10 Jahre)	
Polio			x (Auffrischimpfung)		x (ggf. Auffrischimpfung)	
Hepatitis B		Nachholimpfung für alle nicht geimpften Kinder				
Pneumokokken						x (Standardimpfung)
Meningokokken		Nachholimpfung für alle nicht geimpften Kinder				
Masern		Nachholimpfung für alle nicht geimpften Kinder			Einmalige Impfung für alle nach 1970 Geborenen mit unklarem Impfschutz	
Mumps, Röteln		Nachholimpfung für alle nicht geimpften Kinder				
Varizellen		Nachholimpfung für alle nicht geimpften Kinder				
Influenza						x (jährlich)
HPV			Grundimmunisierung in 3 Teilimpfungen für alle Mädchen			

15.6 Körperliche Untersuchung

15.6.1 Untersuchung des Kopfes

Untersuchung der Fontanellen

Bei der Untersuchung des Kopfes ist bei Neugeborenen Säuglingen die Palpation der Schädelnähte und der Fontanellen wichtig (➤ Abb. 15.1). Die große Fontanelle ist rautenförmig, befindet sich zwischen Stirn-, Pfeil- und Kranznaht und schließt sich bei 80 % der Kinder bis zum 2. Lebensjahr. Die kleine Fontanelle ist dreieckig, befindet sich zwischen der Pfeil- und Lambdanaht und schließt sich spätestens mit dem 5. Lebensmonat.

Durchführung

Den Kopf des Kindes in beide Hände nehmen und sanft palpieren. Der Bereich der Fontanellen ist sehr weich. Zu achten ist auf Vorwölbungen oder Einsenkungen.

Normalbefund

Offene, weiche, weitgehend im Knochenniveau liegende Fontanellen.

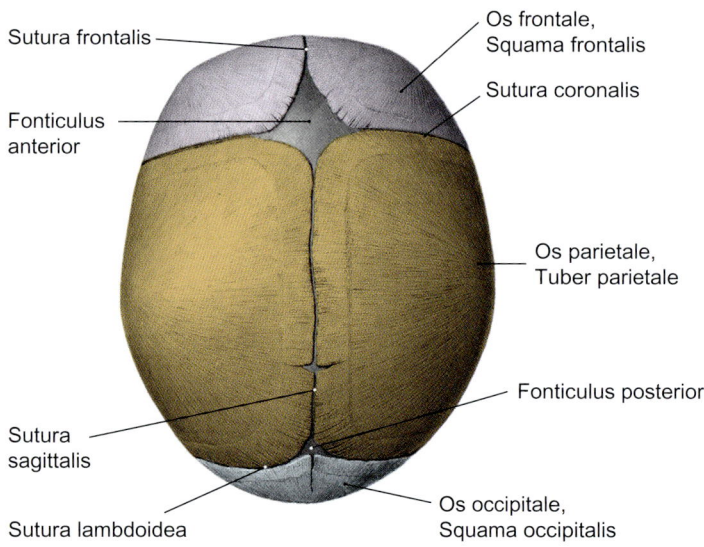

Sutura frontalis
Os frontale, Squama frontalis
Sutura coronalis
Fonticulus anterior
Os parietale, Tuber parietale
Fonticulus posterior
Sutura sagittalis
Sutura lambdoidea
Os occipitale, Squama occipitalis

Abb. 15.1 Schädel eines Neugeborenen mit Fontanellen. [S007-3-23]

Tab. 15.6 Differenzialdiagnostik von Exanthemen.

	Beginn	Exanthem	Besonderheiten
Masern	• Hohes, zweigipfliges Fieber • Husten • Halsentzündung	• Makulo-papulöses Exanthem • Konfluierend • Von oben nach unten ausbreitend • Hinter den Ohren beginnend	Koplik-Wangenflecken
Röteln	• Leichtes Fieber • Mäßiges Krankheitsgefühl	Schwaches, nicht-konfluierendes Exanthem v. a. am Stamm	Stark geschwollene nuchale und retroaurikuläre Lymphknoten
Varizellen	• Leichtes Fieber • Mäßiges Krankheitsgefühl	• Beginn überall in Schüben • Auch an Kopfhaut und Schleimhäuten, aber nicht an Handflächen und Fußsohlen • Entwickelt sich über einen Fleck zur Papel, zum Bläschen und zu Krusten = Heubner-Sternenhimmel	Starker Juckreiz
Scharlach	• Hohes Fieber • Angina tonsillaris	• Feinfleckiger Ausschlag • In Leisten und Achseln beginnend • Periorale Blässe	Himbeerzunge
Infektiöse Mononukleose	• Fieber • Angina • Krankheitsgefühl	Masernähnlich	• Petechiale Blutungen am Gaumen • Stark geschwollene Lymphknoten
Ringelröteln	• Leichtes Fieber • Krankheitsgefühl	• Schmetterlingsförmiges Exanthem im Gesicht • Girlandenförmiges Exanthem am Körper	

Pathologische Befunde

• Eingesunkene Fontanelle: bei Exsikkose
• Vorgewölbte Fontanelle: bei Hydrozephalus, Hirndruck, Meningitis

15.6.2 Lymphknotenuntersuchung

Die Erhebung des Lymphknotenstatus ist bei Kindern wegen der häufigen Erkältungs- und Kinderkrankheiten sehr wichtig. Zum Vorgehen ➤ 14.1.5.

15.6.3 Untersuchung des Rachens

Die Untersuchung des Rachens entspricht der allgemeinen Racheninspektion (➤ 8.1.4). Zur Differenzialdiagnostik von Rachenbefunden ➤ Tab. 8.1.

15.6.4 Untersuchung der Ohren

Die Untersuchung der Ohren entspricht der allgemeinen Ohruntersuchung (➤ 13.4, ➤ 13.5, ➤ 13.6).

15.6.5 Untersuchung der Haut

Die Untersuchung der Haut entspricht der allgemeinen Hautuntersuchung (➤ 11). Besonders wichtig ist die die differenzialdiagnostische Beurteilung der Exantheme (➤ Tab. 15.6).

15.6.6 Untersuchung der Lungen und des Herzens

Die Untersuchung der Lungen und des Herzens entspricht der allgemeinen Untersuchung (➤ 4, ➤ 6). Für Kinder gelten jedoch andere Normwerte für Blutdruck, Puls und Atemfrequenz (➤ Tab. 15.7).

15.6.7 Untersuchung des Abdomens

Die Untersuchung des Abdomens entspricht der allgemeinen abdominalen Untersuchung (➤ 8.2–8.9).

15.6.8 Untersuchung von Nieren, Urin und Genitale

Zur Untersuchung von Nieren und Urin ➤ 9.

Tab. 15.7 Normwerte für Kinder für Blutdruck, Puls und Atemfrequenz.

Alter	Blutdruck [mmHg]	Puls [Schläge/ Minute]	Atemfrequenz [pro Minute]
Neugeborene	80/45	100–180	40–60
1 Jahr	90/65	80–160	20–40
4 Jahre	95/55	60–150	20–40
6 Jahre	100/60	60–120	15–30
12 Jahre	115/60	50–100	15–26

Bei der Untersuchung des **Genitales** sind insbesondere die **Reifezeichen** von Bedeutung:

- Bei Mädchen sollten die großen **Labien** die kleinen zum Zeitpunkt der Geburt überdecken.
- Bei Jungen sollte der **Descensus testis** zum Zeitpunkt der Geburt erfolgt sein. Bei bis zu 3 % der männlichen Neugeborenen erfolgt der Descensus bis zum 1. Lebensjahr. Ein ausbleibender oder inkompletter Descensus kann wie folgt eingeteilt werden:
  - **Kryptorchismus:** Ausbleiben der Hodenwanderung in der Embryonalzeit.
  - **Leistenhoden:** Der Hoden ist bei der Wanderung im Leistenkanal stecken geblieben.
  - **Gleithoden:** Der Hoden befindet sich im äußeren Leistenring, lässt sich kurzzeitig unter manuellem Zug ins Skrotum verlagern, wandert aber wieder zurück.
  - **Pendelhoden:** Nicht behandlungsbedürftige Normvariante. Der Hoden liegt im Skrotum, kann aber unter dem Kremasterzug bis zum äußeren Leistenring wandern, wandert aber wieder spontan zurück.
- **Phimose:** Bis zum 3. Lebensjahr physiologisch. Die Vorhaut bis zu diesem Alter daher nicht reponieren.
- Ferner muss bei der Inspektion der Genitale auf **Missbrauchshinweise** geachtet werden, z. B. Hämatome, Blutungen, Fluor, Kondylome.

15.6.9 Untersuchung des Bewegungsapparates

Zur Untersuchung des Bewegungsapparates ➤ 3. Besonderes Augenmerk ist zu legen auf:

- Entwicklung der Füße bzw. Fußanomalien: Sichelfuß, Klumpfuß, Spitzfuß
- Skoliose
- Morbus Scheuermann
- Angeborenen Hüftgelenksdysplasie: typische Befunde sind
  - Asymmetrische Falten im Gesäßbereich und am Oberschenkel.
  - Ungleiche Beinlänge.
  - Das betroffene Beinchen wird deutlich weniger bewegt.
  - Positives Ortolani-Zeichen: Schnappen in der Hüfte bei Abduktion und Außenrotation im Hüftgelenk beim auf dem Rücken liegenden Kind. Diese Untersuchung sollte erfahrenen Pädiatern vorbehalten sein.

15.6.10 Neurologische Untersuchung

Die neurologische Untersuchung entspricht der im ➤ Kapitel 10 beschriebenen Untersuchung. Relevant ist die Erfassung der Primitivreflexe (➤ 15.2.2).

16 Psychopathologischer Befund

HINWEIS PRÜFUNG

Die einzelnen Aspekte des psychopathologischen Befundes sind prüfungsrelevant und sollten im Hinblick auf die Befunderhebung und Interpretation sicher beherrscht werden.

Die psychiatrische Exploration unterscheidet sich von allen anderen internistischen Untersuchungen. Während die internistische Befunderhebung weitgehend über die Anamnese und Untersuchung der Organe erfolgt, steht bei der psychiatrischen Exploration das **Gespräch** im Vordergrund. Wichtig ist, dass **organische Erkrankungen ausgeschlossen** werden müssen, bevor eine psychiatrische Erkrankung diagnostiziert wird. Jeder psychiatrischen Diagnose geht also eine internistische Untersuchung voraus.

16.1 Bewusstseinsstörungen

Bewusstseinsstörung ist der Oberbegriff für alle Veränderungen der Bewusstseinslage. Sie können eingeteilt werden in

- **Quantitative** Bewusstseinsstörungen: **Verminderung** des Bewusstseins
- **Qualitative** Bewusstseinsstörungen: **Veränderung** des Bewusstseins

16.1.1 Quantitiative Bewusstseinsstörung

Verbunden ist der Zustand der quantitativen Bewusstseinseinschränkung mit einer vitalen Gefährdung des Patienten. Es gibt verschiedene Abstufungen der verminderten Vigilanz:

- **Benommenheit:** Der Patient denkt zwar verlangsamt, reagiert aber adäquat. Die Informationsverarbeitung ist (z. T. stark) eingeschränkt.
- **Somnolenz:** Der Patient ist schläfrig, aber leicht erweckbar. Eine psychiatrische Exploration kann bereits stark eingeschränkt bis unmöglich sein.
- **Sopor:** Der Patient ist nur durch Schmerzreize erweckbar. Eine Erhebung des psychopathologischen Befundes ist nicht möglich.
- **Koma:** Der Patient ist nicht erweckbar, die Reflexe sind noch auslösbar, können aber auch fehlen. Im schweren Koma bestehen ausgeprägte vegetative Funktionsstörungen (Atmungs-, Temperatur-, Kreislaufregulation). Die Erhebung des psychopathologischen Befundes ist nicht möglich.

Vorkommen

Eine quantitative Bewusstseinsstörung kann Folge einer Meningitis, Enzephalitis oder anderer hirnorganischer Erkrankungen sein. Intoxikationen können ebenfalls die Vigilanz einschränken.

16.1.2 Qualitative Bewusstseinsstörung

Hauptkennzeichen der qualitativen Bewusstseinsstörung ist die Veränderung der Bewusstseinsklarheit.

Folgende Formen kommen vor:

- **Bewusstseinstrübung:** Mangelnde Klarheit im Erleben der eigenen Situation oder der Umwelt. Sie kann als Ablenkbarkeit oder Verwirrtheit imponieren.
- **Bewusstseinseinengung:** Der Patient richtet die Aufmerksamkeit auf wenige bzw. bestimmte Dinge, ohne die Gesamtsituation zu erfassen. Eine Empfänglichkeit hinsichtlich äußerer Reize, z. B. Türenschließen oder Türenknallen, ist deutlich reduziert und ruft keine Reaktion hervor.
- **Bewusstseinsverschiebung:** Die wahrgenommen Reize werden in ihrer Intensität gesteigert wahrgenommen, z. B. besonders hell oder leuchtend oder besonders farbintensiv.

Vorkommen

Ursachen können u. a. psychotische Erkrankungen, Drogeneinnahme und hirnorganische Psychosyndrome sein.

16.2 Orientierungsstörungen

Orientierungsstörungen können unterschiedliche Qualitäten betreffen: Zeit, Ort, die Situation, in der man sich befindet, und die Orientierung zur Person. Dabei geht die Orientierung meist in der Reihenfolge zeitlich, örtlich, situativ und schlussendlich zur Person verloren. Die Orientierung kann dabei unsicher, mangelhaft oder gänzlich aufgehoben sein.

Die Prüfung der Orientierung ist einfach: Man befragt den Patienten nach Tageszeit, Jahreszeit, aktuellem Aufenthaltsort, Grund des Besuches und persönlichen Daten, z. B. Geburtsdatum, Geburtsort, Name der Eltern oder Geschwister.

Man unterscheidet:

- **Zeitliche Desorientierung:** Der Patient kann das aktuelle Datum, Jahr oder die Tageszeit nicht richtig benennen.
- **Örtliche Desorientierung:** Der Patient weiß nicht, wo er sich aktuell befindet.
- **Situative Desorientierung:** Der Patient erfasst die Situation nicht, in der er sich befindet, und kann auch meist nicht zuordnen, dass er sich beim Heilpraktiker oder Arzt aufhält.
- **Desorientierung zur Person:** Der Patient weiß den eigenen Namen oder andere wichtige persönliche Lebensdaten nicht mehr.

Vorkommen

Orientierungsstörungen sind das Leitsymptom der Demenzen.

16.3 Störungen der Auffassung und Konzentration

16.3.1 Auffassungsstörung

Die Fähigkeit, Wahrnehmungen in ihrer Bedeutung zu erfassen, sinnvoll miteinander zu verbinden oder auch in den bestehenden Erfahrungsbereich einzubauen, ist gestört. Die Wahrnehmungen können zu langsam, falsch oder gar nicht erfasst werden und zu Fehlhandlungen und u. U. eine Eigen- oder Fremdgefährdung zur Folge haben.

16.3.2 Konzentrationsstörung

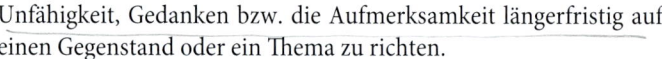

Unfähigkeit, Gedanken bzw. die Aufmerksamkeit längerfristig auf einen Gegenstand oder ein Thema zu richten.

Die Konzentrationsprüfung kann z. B. durch fortlaufendes Substrahieren von Zahlen erfolgen, z. B. 100 − 8, 92 − 8 usw., oder Buchstabieren von längeren und komplizierteren Wörtern.

Vorkommen

Die Konzentrationsstörung ist eines der Kennzeichen des Aufmerksamkeit-Defizit-Hyperaktivitätssyndroms. Ferner kann diese Störung bei hirnorganischen Erkrankungen, chronischen Intoxikationen oder psychotischen Erkrankungen auftreten.

16.4 Gedächtnisstörungen

Charakteristisch für Gedächtnisstörungen ist die fehlende bzw. veränderte Wiedergabe von in der Vergangenheit erlebten Ereignissen.

Es werden unterschieden:

- **Störungen der Merkfähigkeit (Kurzzeitgedächtnis):** Neu Erlerntes kann sofort oder nach kurzer Zeit (10 Minuten) nicht wiedergegeben werden. Die Prüfung der Merkfähigkeit erfolgt über zunächst Benennung von 3–5 Wörtern (z. B. Schnee, Wald, Kröte, Uhr, Sandalen) oder einer Zahlenkombination. Nach z. B. 7 Minuten werden die vorher genannten Gegenstände abgefragt.
- **Störung des Gedächtnisses (Langzeitgedächtnis):** Sie fällt meist dadurch auf, dass weit zurückliegende Ereignisse nicht erinnert werden können, z. B. Ort des Schul- und Berufsabschlusses, Zeitpunkt und Umstände während der Verheiratung. Das Prüfen des Langzeitgedächtnisses kann im laufenden Gespräch erfolgen, indem man sich über die Biografie des Patienten erzählen lässt.

Zu den Gedächtnisstörungen zählen außerdem:

- **Amnesien:** Erinnerungslücken, die meist zeitlich und/oder inhaltlich begrenzt sind. Unterschieden werden retrograde von anterograden Amnesien. **Retrograde** Amnesien beinhalten Gedächtnislücken für den Zeitraum vor dem Eintreten des schädigenden Einflusses. **Anterograde** Amnesien sind Gedächtnislücken, die nach einem schädigenden Ereignis eintreten.
- **Konfabulationen:** Erinnerungslücken, die mit spontanen Einfällen gefüllt werden, wobei der Patient die Einfälle als Erinnerung beurteilt.

Vorkommen

- Die Merkfähigkeit ist z. B. bei organischen Hirnerkrankungen, v. a. der Demenz, deutlich beeinträchtigt und eines der Hauptmerkmale.
- Amnesien können nach einem Schädel-Hirn-Trauma auftreten.
- Typisch sind Konfabulationen bei der Korsakow-Psychose.

16.5 Störung der Intelligenz

Intelligenz ist die Fähigkeit, sich an neue, veränderte und ungewohnte Lebensbedingungen anzupassen durch z. B. Erfassung der Zusammenhänge und Interaktionen oder eine Denkleistung.

Intelligenzstörungen können angeboren sein und werden **Oligophrenie** genannt. Häufiger sind sie erworben und werden **Demenz** genannt.

Die Intelligenz kann mit standardisierten Tests erfolgen (IQ-Test). Am häufigsten werden der HAWIE (Hamburg-Wechsler-Intelligenztest für Erwachsene) bzw. HAWIK (Hamburg-Wechsler-Intelligenztest für Kinder) eingesetzt. Normalwerte bewegen sich zwischen 85 und 115, Standardabweichung eingerechnet.

Vorkommen

- Bei Kindern und Jugendlichen: durch gestörte Embryonalentwicklung, Sauerstoffmangel bei der Geburt oder genetische Defekte, z. B. Down-Syndrom
- Bei Erwachsenen: durch organische Erkrankungen, z. B. Alzheimer-Demenz oder Wernicke-Korsakow-Syndrom

16.6 Formale Denkstörungen

Die formalen Denkstörungen sind **Störung des Denkablaufs**, der Klarheit, Zielhaftigkeit und Struktur. Häufig sind formale Denkstörungen im Gespräch wahrnehmbar, sie können aber auch subjektiver Natur sein.

Einige Formen und deren Vorkommen sind:
- **Denkverlangsamung:** Der Gedankengang ist schleppend, mühsam und zäh. Der Patient erlebt den Denkvorgang als gebremst oder stockend und ist nicht in der Lage, diesen zu beheben (Denkhemmung). Sie ist ein typisches Symptom der Depression.
- **Umständliches Denken:** Der Patient kann nicht das Wesentliche vom Nebensächlichen trennen. Er verliert sich in Einzelheiten, ohne vom Ziel abzukommen. Dieses Symptom kann u. a. bei der Depression und Schizophrenie auftreten.
- **Grübeln:** Der Patient ist unablässig beschäftigt mit meist unangenehmen Gedanken, die häufig mit der aktuellen Lage des Patienten im Zusammenhang stehen. Grübeln ist ein typisches Symptom der Depression, kann aber auch bei Gesunden im Rahmen einschneidender Lebensereignisse auftreten.
- **Perseverationen:** Der Patient wiederholt ständig gleiche Denkinhalte, die mit der momentanen Themabearbeitung im Gespräch nicht sinnvoll und wenig zielführend sind. Die Perseveration ist ein häufiges Symptom der Schizophrenie.
- **Ideenflucht:** Sie ist ein besonders einfallsreicher Gedankengang. Patienten kommen vom Hundertsten ins Tausendste und häufig wird der Ursprungsgedanke nicht zu Ende geführt. Die Ideenflucht ist ein typisches Symptom der Manie.
- **Vorbeireden:** Der Patient geht auf die Frage nicht ein, obwohl er den Sinn der Frage verstanden hat.
- **Denkzerfahrenheit, Inkohärenz:** Der Gedankengang ist ungeordnet, sprunghaft und für den Zuhörer unlogisch. Meist kann man den Ausführungen nicht oder nur schwer folgen. Die Maximalvariante ist der „Wortsalat". Hier werden Wörter oder nur Silben ohne erkennbaren Sinn aneinandergereiht. Die Denkzerfahrenheit ist ein typisches Symptom der Schizophrenie.
- **Neologismen:** Wortneubildungen, die häufig für den Zuhörer bezüglich ihrer Sinnhaftigkeit nicht verständlich sind. Neologismen können bei der Schizophrenie auftreten.
- **Gedankenabreißen:** Ohne erkennbaren Grund reißt der bis dahin flüssige Gedankengang ab. Gedankenabreißen kann bei der Depression auftreten, aber auch bei gesunden Menschen, die z. B. erschöpft sind.

16.7 Inhaltliche Denkstörungen

Inhaltliche Denkstörungen betreffen den **Inhalt des Gedachten**, es geht also darum, was der Patient denkt. Der **Wahn** stellt die wichtigste inhaltliche Denkstörung dar. Er ist eine **unkorrigierbar** falsche Einschätzung und Wahrnehmung der Realität. Wahnphänomene können in unterschiedlicher Form und mit unterschiedlichem Inhalt auftreten. Zu den anderen inhaltlichen Denkstörungen zählen u. a. **Phobien**, **Zwänge** und **hypochondrische Befürchtungen**.

Man kann den Wahn in verschiedene **Wahnformen** einteilen:
- **Wahneinfall:** Urplötzliches Auftreten von wahnhaften Vorstellungen bzw. Überzeugungen.
- **Wahnwahrnehmung:** Wahnhafte Interpretation einer richtigen Wahrnehmung.
- **Wahnstimmung:** Stimmung des Unheimlichen, Vieldeutigen und Unbestimmten. Die Patienten haben häufig den Eindruck, dass irgendetwas naht oder irgendetwas in der Luft liegt.

Typische **Wahnthemen** sind:
- **Beziehungswahn:** Der Patient bezieht diverse Ereignisse und Erlebnisse auf die eigene Person. Es können Plakatslogans, der Inhalt von Radio- oder Fernsehnachrichten oder zufällig gehörte Worte von Fremden auf die eigene Person bezogen werden.
- **Beeinträchtigungs- und Verfolgungswahn:** Beim Beeinträchtigungswahn werden Ereignisse auf die eigene Person bezogen, wobei das Gefühl der Bedrohung häufig im Vordergrund steht. Der Verfolgungswahn kann als dessen Steigerung gesehen werden. Hier fühlt sich der Patient körperlich und geistig bedroht und verfolgt. Häufig kann der Aggressor nicht definiert werden oder Geheimdienste, fremde Mächte usw. werden benannt.
- **Eifersuchtswahn:** Der Patient ist unkorrigierbar davon überzeugt, dass er betrogen wird.

- **Liebeswahn:** Der Patient ist unkorrigierbar davon überzeugt, von einer anderen, häufig fremden Person geliebt zu werden.
- **Verarmungswahn:** Der Patient ist überzeugt, nichts zu besitzen oder alles verloren zu haben. Häufig berichtet der Patient, keine Hilfe in Anspruch nehmen zu können, weil er Therapeuten nicht bezahlen kann.
- **Nihilistischer Wahn:** Der Patient ist unkorrigierbar überzeugt, nichts wert zu sein, nichtig zu sein. Ferner werden der eigene physische Körper und die Umgebung als nicht existent deklariert.
- **Größenwahn:** Patient hält sich für besonders machtvoll, intelligent und omnipotent. Häufig findet eine Identifizierung mit berühmten historischen Personen statt, u. a. Napoleon, Kleopatra.
- **Schuldwahn:** Unkorrigierbare Überzeugung des Patienten, Schuld auf sich geladen zu haben.

Vorkommen

Wahn kann bei der Schizophrenie (Beziehungs- oder Verfolgungswahn), Manie (Größenwahn), Depression (Verarmungswahn), chronischen Alkoholismus (Eifersuchtswahn) oder bei hirnorganischen Erkrankungen auftreten.

16.8 Halluzinationen

Halluzinationen sind Wahrnehmungserlebnisse ohne entsprechende Reizquelle, die aber für wirkliche Sinneseindrücke gehalten werden. Je nach Sinneswahrnehmung unterscheidet man:

- **Akustische Halluzinationen:** Sinnestäuschungen im akustischen Bereich, die von elementaren Lauten (Akoasmen) bis hin zu komplexen akustischen Phänomenen (z. B. Stimmenhören) reichen. Im Rahmen der akustischen Halluzinationen können folgende Stimmen gehört werden:
  - **Dialogische Stimmen:** Der Patient hört meist mehrerer Stimmen, die sich untereinander unterhalten.
  - **Kommentierende Stimmen:** Die vom Patienten gehörte/n Stimme/n kommentieren alles, was der Patient tut.
  - **Imperative Stimmen** haben einen Befehlscharakter.
- **Optische Halluzinationen:** Sinnestäuschungen im optischen Bereich, die von Lichtblitzen (Photomen) bis hin zu komplexen Bildern reichen.
- **Olfaktorische Halluzinationen:** Sinnestäuschung im Geruchsbereich. Patienten berichten, z. B. Strom oder den Stromfluss riechen zu können.
- **Zönästhesien:** Abstruse Leibeserlebnisse, die als nicht von „außen gemacht" erlebt werden. Organe oder Organteile können als verzogen, beweglich, besonders schwer oder besonders starr empfunden werden.

Vorkommen

Akustische Halluzinationen sind ein typisches Symptom der Schizophrenie. Optische Halluzinationen können bei organischen Psychosen, besonders im Rahmen des Delirium tremens als graue Schatten, Ungeziefer, huschende Mäuse, auftreten. Olfaktorische Halluzinationen sind typisch für die Schizophrenie.

16.9 Ich-Störungen

Ich-Störungen erzeugen das Gefühl des von außen Gemachten. Der Patient fühlt sich in seinen Gedanken oder in seiner körperlich-seelischen Integrität beeinflusst.

Formen der Ich-Störungen sind:

- **Gedankenausbreitung:** Die Gedanken gehören nicht mehr dem Patienten alleine, andere wissen, was er denkt. Die Gedanken können von anderen Menschen gelesen werden.
- **Gedankenentzug:** Dem Patienten werden die Gedanken von anderen Menschen, Mächten oder Institutionen weggenommen oder „abgezogen".
- **Gedankeneingebung:** Gedanken und Vorstellungen werden als von außen her beeinflusst, gemacht, gelenkt, gesteuert, eingegeben oder aufgedrängt empfunden.
- **Depersonalisation:** Störung des Einheitserlebens. Die Person kommt sich selbst fremd, unwirklich, unmittelbar verändert, als oder wie ein anderer oder uneinheitlich vor.
- **Derealisation:** Personen, Gegenstände und Umgebung erscheinen unwirklich, fremdartig oder auch räumlich verändert. Dadurch wirkt die Umwelt z. B. unvertraut, sonderbar oder gespenstisch.
- **Fremdbeeinflussungserlebnisse:** Der Patient fühlt sich von außen in Taten, Denken, Absichten usw. gelenkt, manipuliert und gesteuert.

Vorkommen

Ich-Störungen sind typische Symptome der Schizophrenie. Depersonalisationen und Derealisationen können im Rahmen von Angststörungen oder bei sonst gesunden Menschen bei Erschöpfungszuständen auftreten.

16.10 Störungen der Affektivität

Die Affektivität umfasst kurzzeitige Gefühlsregungen (Affekte) und längerfristige Gefühlslagen (Stimmungen). Affektivitätsstörungen zeigen sich als:

- **Affektlabilität:** Im Vordergrund stehen ein sehr schneller Stimmungs- und Affektwechsel. Bei einer bipolaren Störung können sich z. B. Traurigkeit, Verzweiflung und Fröhlichkeit einander abwechseln.
- **Affektarmut:** Der Patient zeigt sehr wenige Gefühle, wobei er häufig gleichgültig und reserviert erscheint.
- **Affektinkontinenz:** Affekte und Stimmungen können nicht kontrolliert werden und werden ohne Rücksicht z. B. auf soziale Normen und Regeln ausgelebt.
- **Gefühl der Gefühllosigkeit:** Mangel an affektiven Regungen. Der Patient beschreibt den Zustand als innere Leere, wobei weder positive noch negative Stimmungen vorhanden sind.

- **Innere Unruhe:** Der Patient fühlt sich innerseelisch unter Spannung, ist nervös.
- **Gereiztheit:** Bei der Gereiztheit besteht eine labile Stimmung mit der Tendenz zu aggressiven Ausbrüchen.
- **Läppischer Affekt:** Der Patient macht z. B. alberne, unreife Äußerungen oder kichert über alles.
- **Parathymie:** Gesagtes bzw. Affekt oder Verhalten und Anlass stimmen nicht überein, z. B. berichtet der Patient amüsiert und lachend über das Unglück naher Angehöriger.

Vorkommen

Bei folgenden Erkrankungen finden sich Störungen der Affektivität:
- Depression: Affektarmut, Gefühl der Gefühllosigkeit, innere Unruhe
- Manie: Affektinkontinenz
- Bipolare Störung: Affektlabilität
- Schizophrenie: Affektinkontinenz, läppische Affekt (v. a. bei der hebephrenen Schizophrenie), Parathymie, innere Unruhe
- Angststörung: innere Unruhe
- Gereiztheit kann bei allen psychiatrischen Erkrankungen auftreten, aber auch bei sonst gesunden Personen

16.11 Störung des Antriebs und der Psychomotorik

Folgende Störungen des körperlichen Antriebs und der Psychomotorik können auftreten:
- **Antriebsarmut:** Sie ist durch reduzierte bzw. mangelnde spontane Bewegungen gekennzeichnet.
- **Antriebshemmung:** Dabei wird die körperliche Energie subjektiv von Patienten als gebremst oder verzögert erlebt.
- **Antriebssteigerung:** Zunahme an Energie, Initiative und Anteilnahme. Der Patient hat meist einen starken Bewegungs- und Tatendrang.
- **Stupor:** Der Patient ist bewegungslos bei erhaltenem Bewusstsein.
- **Mutismus:** Nichtsprechen bei gesundem Sprechapparat.
- **Logorrhö:** Sprechen ohne Punkt und Komma. Meist sprechen die Patienten auch sehr laut und sind im Redefluss kaum zu unterbrechen.
- **Motorische Unruhe:** Gesteigerte und ungerichtete motorische Aktivität. Die Bewegungen und Aktionen sind meist ziellos und unproduktiv.
- **Automatismen:** Sich ständig wiederholende, z. T. komplexe Bewegungsabläufe.
- **Sozialer Rückzug, soziale Umtriebigkeit:** Verminderung bzw. Erweiterung sozialer Kontakte.
- **Stereotypien:** Äußerungen auf sprachlichem und motorischem Gebiet, die stereotyp, also in immer derselben Form wiederholt werden. Meist erscheinen sie sinnlos.
- **Tics:** Gleichförmige, wiederkehrende, rasche Muskelzuckungen an unterschiedlichen Muskelpartien. Häufig finden sich Muskel-zuckungen im Gesicht, an den Armen und der Schultermuskulatur. Neben muskulären Tics gibt es auch vokale Tics.

Vorkommen

Bei folgenden Erkrankungen finden sich Störungen des Antriebs und der Psychomotorik:
- Depression: Antriebsarmut, Antriebshemmung, motorische Unruhe, sozialer Rückzug
- Manie: Antriebssteigerung, Logorrhö, motorische Unruhe, soziale Umtriebigkeit
- Schizophrenie: Stupor, Mutismus, motorische Unruhe, Automatismen, sozialer Rückzug oder soziale Umtriebigkeit
- Bipolare Störungen: soziale Umtriebigkeit
- Tourette-Krankheit: Tics
- Nach traumatischen Ereignissen: Mutismus

16.12 Suizidalität

Bei jeder psychiatrischen Exploration sollte die Suizidalität erfragt werden, zumal die Hälfte aller Suizide von Menschen verübt werden, die an einer psychiatrischen Erkrankung leiden. Die Annahme, man könnte durch Nachfragen eine latente Suizidalität aktivieren oder die Patienten in ihren suizidalen Absichten bestärken, trifft nicht zu. In der Regel reagieren die Patienten mit einer seelischen Erleichterung und teilen sich auch zumeist offen mit.

Nach Pöldinger können 10 initiale Fragen an den Patienten zur Einschätzung der Suizidalität gestellt werden:
1. Denken Sie daran sich das Leben zu nehmen? Häufig?
2. Sind diese Gedanken wie ein Zwang?
3. Haben Sie konkrete Ideen, wie Sie vorgehen würden?
4. Haben Sie schon Vorbereitungen getroffen?
5. Haben Sie schon einmal einen Versuch unternommen?
6. Ist in Ihrer Familie oder im Umkreis so etwas schon passiert?
7. Sehen Sie die Situation als aussichtslos für sich an?
8. Haben Ihre Kontakte zu Freunden bzw. Verwandten abgenommen?
9. Wohnen Sie allein?
10. Fühlen Sie sich familiär, beruflich, religiös oder weltanschaulich nicht mehr eingebunden?

ACHTUNG
Bei akuter Suizidgefahr müssen die Patienten in ein psychiatrisches Krankenhaus gebracht werden. Eine Einweisung von Seiten des Heilpraktikers ist nicht möglich, in dem Fall ist aber eine Unterbringung nach den länderspezifischen Unterbringungsgesetzen oder Psychisch-Kranken-Gesetzen auch gegen den Willen des Patienten möglich. Die Inhalte und Vorgehensweise der länderspezifischen Regelungen müssen im Hinblick auf die Prüfung, aber auch im Praxisalltag präsent sein.

Register